余 亮 主编

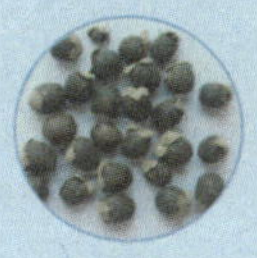

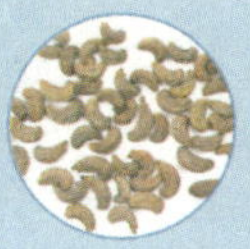

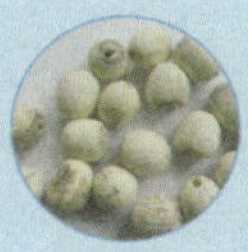

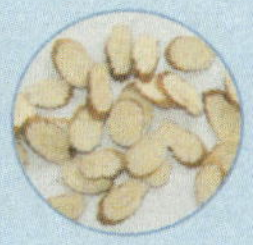

神农本草经

彩图版

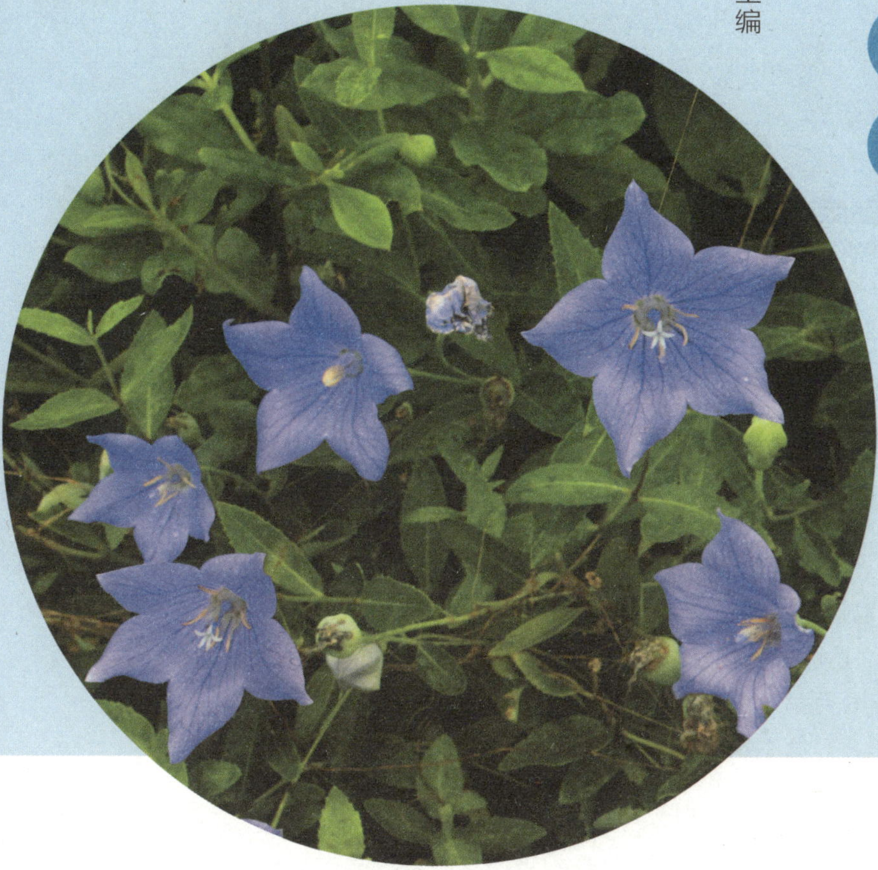

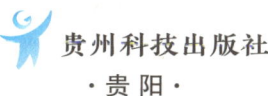

贵州科技出版社
·贵阳·

图书在版编目（CIP）数据

神农本草经：彩图版 / 余亮主编. -- 贵阳：贵州科技出版社，2024.8. -- ISBN 978-7-5532-1341-5

Ⅰ．R281.2

中国国家版本馆 CIP 数据核字第 2024X87E13 号

神农本草经　彩图版
SHENNONG BENCAOJING CAITUBAN

出版发行	贵州科技出版社
地　　址	贵阳市中天会展城会展东路 A 座（邮政编码：550081）
网　　址	https://www.gzstph.com
出 版 人	王立红
责任编辑	鄢苴钰
封面设计	黄　辉
经　　销	全国各地新华书店
印　　刷	三河市兴达印务有限公司
版　　次	2024 年 8 月第 1 版
印　　次	2024 年 8 月第 1 次
字　　数	209 千字
印　　张	12
开　　本	787 mm×1092 mm　1/16
书　　号	ISBN 978-7-5532-1341-5
定　　价	69.00 元

《神农本草经 彩图版》编委会

主　编　余　亮

副主编　李海霞　段艳梅　马晓丹　郭　号

编　委　裴　华　周　芳　吕凤涛　陈　竹　王丽梅
　　　　　徐　娜　张雪峰　戴　峰　朱　进　朱　宏
　　　　　邹智峰　卢立东　王郁松　刘超英　徐　萌
　　　　　董　萍　鞠玲霞　赵卓君　李俊勇　李　惠
　　　　　郑小玲　马　楠　赵梅红　黄　红　杨冬华
　　　　　程宜康　李建军　宋　伟　陈　艳　吴　晋

前言

《神农本草经》简称《本草经》《本经》，是我国现存最早的药物学专著，成书于东汉，并非出自一时、一人之手，而是秦汉时期众多医学家总结、搜集、整理当时药物学经验成果的专著，是我国历史上第一次对中草药性质的系统总结。

《神农本草经》全书共分三卷，收入药物365种，并将药物按照效用分为上、中、下三品。上品120种，主要是一些无毒药，以滋补营养为主，既能祛病又可长服强身延年。中品120种，一般无毒或有小毒，多数具补养和祛疾的双重功效，但不宜久服。下品125种，是以祛除病邪为主的药物，多数有毒或药性猛烈，容易克伐人体正气，使用时一般病愈即止，不可过量使用。另外，《神农本草经》依循《黄帝内经》提出的君臣佐使的组方原则，也将药物以朝中的君臣地位作比，来表明其主次关系和配伍法则。《神农本草经》对药物性味已有了详尽的描述，指出寒、热、温、凉四气和酸、苦、甘、辛、咸五味是药物的基本性情，可针对疾病的寒、热、湿、燥选择用药。寒病选热药，热病选寒药，湿病选温燥之品，燥病需凉润之流。医者只有对药物的归经、走势、升降、浮沉都很了解，并参考五行生克的关系，才能选药组方，配伍用药。

作为我国最早的一部药物学专著，《神农本草经》对药物性质及其采摘、炮制及使用方法等进行了论述。直到今天，这些内容仍是医药工作者的重要理论依据和操作规范。虽然由于历史条件的限制，书中掺杂了少数荒诞无稽之说，如朴消"炼饵服之、轻身神仙"，太一余粮久服"轻身，飞行千里，神仙"，泽泻久服"能行水上"，水银"久服神仙不死"，等等。但是书中对药物性质的定位和对药物功能、主治的描述总体上是十分准确的，其中大部分药物学理论和规定的配伍规则以及提出的"七情合和"原则在我国几千年的用药实践中发挥了巨大作用。因此，在很长一段历史时期内《神农本草经》都是医生和药师学习中药学的教科书，也是当今中医药工作者案头必备的工具书之一。

《神农本草经 彩图版》在忠实于《神农本草经》（清代顾观光的辑本）原著的基础上，以《中华人民共和国药典》（2020年版第一部）及《中药学》（第七版）为依据，以全新的视野和形式对原著进行深度挖掘（从《神农本草经》一书所载的各种药物中精选出 100 多种现今仍常用于中医临床的、药效明显的药物配以高清彩色药物照片的形式进行全新演绎），内容更加符合现代疾病特点及现代人养生保健习惯。书中对每种药物的原文、今释（含别名、来源、采收加工、性味归经、功效主治、用量用法、使用禁忌等）、配伍应用等都做了详细的说明，内容全面系统、图片精美清晰，具有较强的实用性和可操作性。

需要特别声明的是：广大读者朋友如果需要使用书中所列的药物，必须在专业医师的指导下使用，以免造成不必要的伤害！另外，本书收录的药材中有麝香、羚羊角、鹿茸等来源于国家法律法规明令禁止捕捉的野生动物，在临床使用时应以人工繁殖且获得入药许可的物种代替。编者衷心希望本书能为广大读者朋友进一步研究和传播《神农本草经》起到一定的作用。

本书适合广大医务工作者、医学研究机构的从业人员、相关院校的师生参考和阅读，还可供广大中医药爱好者及全国各种类型的图书馆收藏。

另外，由于书中需要考证的地方较多，加上编者知识水平所限，书中难免有错漏之处，请广大读者批评指正，以便我们在再版时及时修改，使本书更加完美！

本书编委会

2024 年春

目录

合欢……………………001	卷柏……………………024
赤箭……………………002	杜仲……………………025
龙眼……………………003	细辛……………………026
滑石……………………004	独活……………………027
五色石脂………………005	柴胡……………………028
禹余粮…………………006	酸枣……………………029
猪苓……………………007	槐实……………………030
茯苓……………………008	枸杞……………………031
柏实……………………009	薏苡仁…………………032
天门冬…………………010	车前子…………………033
麦门冬…………………011	蛇床子…………………034
白术……………………012	菟丝子…………………035
干地黄…………………013	地肤子…………………036
菖蒲……………………014	蒺藜子…………………037
远志……………………015	茜根……………………038
泽泻……………………016	茵陈蒿…………………039
薯蓣……………………017	漏芦……………………040
菊花……………………018	王不留行………………041
甘草……………………019	蒲黄……………………042
人参……………………020	肉苁蓉…………………043
石斛……………………021	徐长卿…………………044
龙胆……………………022	蔓荆实…………………045
牛膝……………………023	女贞实…………………046

桑上寄生	047
辛夷	048
阿胶	049
葡萄	050
蓬蘽	051
大枣	052
藕实茎	053
鸡头	054
白瓜子	055
冬葵子	056
胡麻	057
慈石	058
凝水石	059
石膏	060
防风	061
秦艽	062
黄芪	063
巴戟天	064
吴茱萸	065
黄连	066
五味子	067
决明子	068
芍药	069
桔梗	070
川芎	071
葛根	072
知母	073
贝母	074
栝楼	075
丹参	076
竹叶	077
玄参	078
沙参	079
苦参	080
续断	081
枳实	082
山茱萸	083
桑根白皮	084
狗脊	085
石韦	086
通草	087
瞿麦	088
秦皮	089
蜀椒	090
白芷	091
白薇	092
升麻	093
苍耳	094
茅根	095
百合	096
酸酱	097
淫羊藿	098
栀子	099
卫矛	100

凌霄花 …… 101	旋覆花 …… 128
紫草 …… 102	蚤休 …… 129
紫菀 …… 103	狼毒 …… 130
白鲜 …… 104	萹蓄 …… 131
五加皮 …… 105	商陆 …… 132
水萍 …… 106	乌头 …… 133
干姜 …… 107	附子 …… 134
木香 …… 108	射干 …… 135
麝香 …… 109	假苏 …… 136
羚羊角 …… 110	积雪草 …… 137
牛角 …… 111	皂荚 …… 138
牛黄 …… 112	麻黄 …… 139
鹿茸 …… 113	楝实 …… 140
露蜂房 …… 114	桐叶 …… 141
白僵蚕 …… 115	半夏 …… 142
桑螵蛸 …… 116	款冬 …… 143
海蛤 …… 117	牡丹皮 …… 144
龟甲 …… 118	防己 …… 145
鳖甲 …… 119	黄芩 …… 146
乌贼鱼骨 …… 120	地榆 …… 147
梅实 …… 121	蜀羊泉 …… 148
代赭石 …… 122	泽兰 …… 149
大黄 …… 123	紫参 …… 150
当归 …… 124	贯众 …… 151
蔓椒 …… 125	青葙子 …… 152
葶苈 …… 126	藜芦 …… 153
泽漆 …… 127	虎掌 …… 154

连翘··················155
白蔹··················156
白头翁················157
白及··················158
海藻··················159
败酱··················160
羊桃··················161
羊蹄··················162
陆英··················163
夏枯草················164
蛇蜕··················165
蜈蚣··················166
白颈蚯蚓··············167
蛞蝓··················168
斑蝥··················169
水蛭··················170
郁核··················171
杏核仁················172
桃核仁················173
瓜蒂··················174
苦瓠··················175

拼音顺序索引··········176
笔画顺序索引··········179

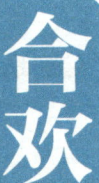

HE HUAN

原文

味甘,平。主安五脏,利心志,令人欢乐无忧。久服轻身,明目,得所欲。生山谷。

今释

别　　名: 夜台皮、合昏皮、合欢木皮。
来　　源: 本品为豆科植物合欢的干燥树皮。
采收加工: 夏、秋二季剥取,晒干。
性味归经: 甘,平。归心、肝、肺经。
功效主治: 解郁安神,活血消肿。主治心神不安、忧郁失眠、肺痈、疮肿、跌扑伤痛。
用量用法: 6～12克,煎服。外用:适量,研末调敷。
使用禁忌: 合欢的花或花蕾,阴虚津伤者慎用。

配伍应用

愤怒忧郁、烦躁失眠、心神不宁等: 可单用或与酸枣仁、柏子仁、首乌藤等配伍应用。

跌打扑伤、损筋折骨: 与桃仁、乳香、红花、没药、骨碎补等配伍同用。

肺痈、胸痛、咳吐脓血: 单用有效,如黄昏汤(《千金方》);也可与冬瓜仁、鱼腥草、桃仁、芦根等同用。

疮痈、肿毒: 常与蒲公英、连翘、紫花地丁、野菊花等同用。

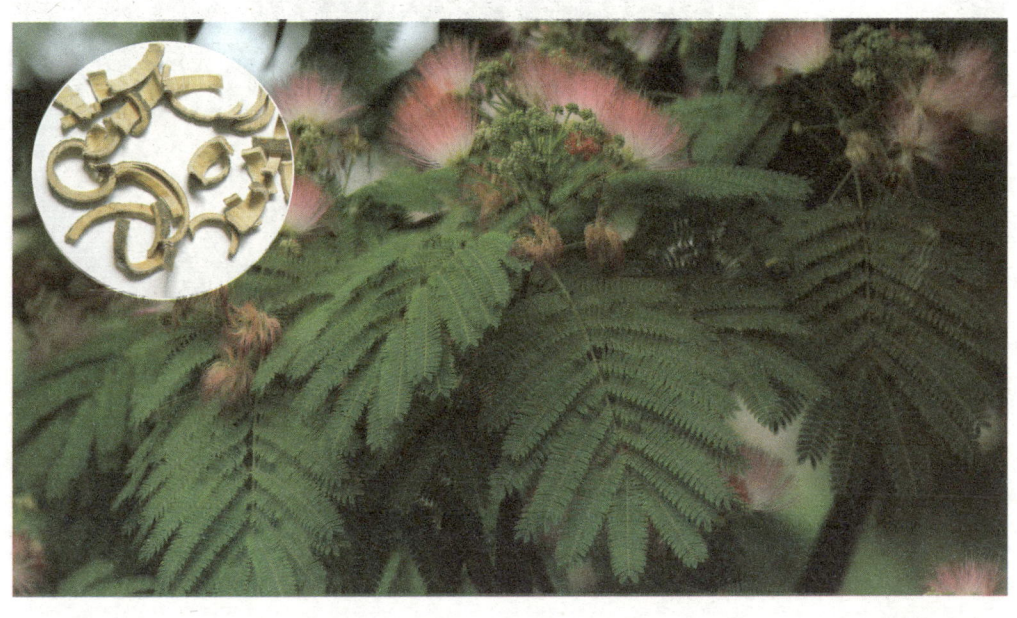

赤箭

CHI JIAN

原文

味辛，温。主杀鬼精物、蛊毒恶气。久服益气力，长服肥健，轻身增年。一名离母，一名鬼督邮。生川谷。

今释

别　　名： 神草、离母、赤箭芝、合离草、鬼督邮、明天麻、定风草、白龙皮。
来　　源： 本品为兰科植物天麻的干燥块茎。
采收加工： 立冬后至次年清明前采挖，立即洗净，蒸透，敞开低温干燥。
性味归经： 甘，平。归肝经。
功效主治： 息风止痉，平抑肝阳，祛风通络。主治小儿惊风、癫痫抽搐、破伤风、头痛眩晕、手足不遂、肢体麻木、风湿痹痛。
用量用法： 3～10克，煎服；每次1～1.5克，研末冲服。
使用禁忌： 气虚甚者慎服。

配伍应用

小儿急惊风： 常与羚羊角、钩藤、全蝎等同用，如钩藤饮（《医宗金鉴》）。
小儿脾虚慢惊： 与人参、白术等配伍，如醒脾丸（《普济本事方》）。
小儿诸惊： 与全蝎、制南星、白僵蚕同用，如天麻丸（《魏氏家藏方》）。

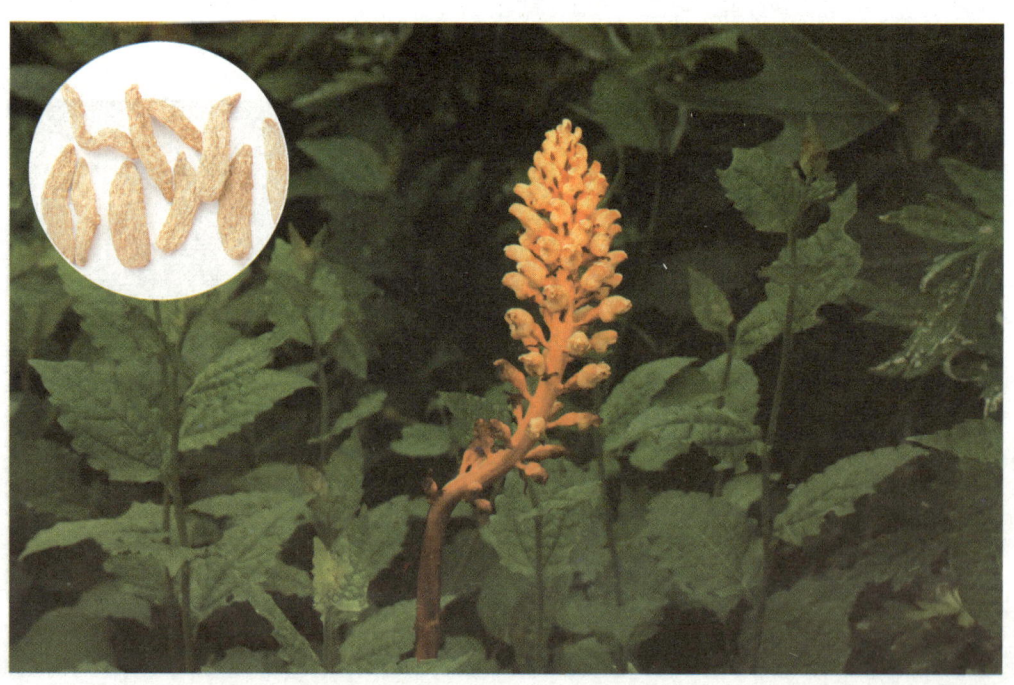

龙眼

LONG YAN

原文
味甘，平。主五脏邪气，安志，厌食。久服强魂聪明，轻身不老，通神明。一名益智。生山谷。

今释
别　　名： 桂圆肉、亚荔枝。
来　　源： 本品为无患子科植物龙眼的假种皮。
采收加工： 夏、秋二季采收成熟果实，干燥，除去壳、核，晒至干爽不黏。
性味归经： 甘，温。归心、脾经。
功效主治： 补益心脾，养血安神。主治气血不足、心悸怔忡、健忘失眠、血虚萎黄。
用量用法： 10～25克，煎服；大剂量用30～60克。
使用禁忌： 有上火发炎症状者不宜食用，孕妇不宜过多食用。

配伍应用
思虑过度、劳伤心脾、惊悸怔忡、失眠健忘： 与人参、当归、酸枣仁等同用，如归脾汤（《济生方》）。

年老体衰，产后、大病之后气血亏虚： 可单服本品，如玉灵膏（一名代参膏）（《随息居饮食谱》），即单用本品加白糖蒸熟，开水冲服。

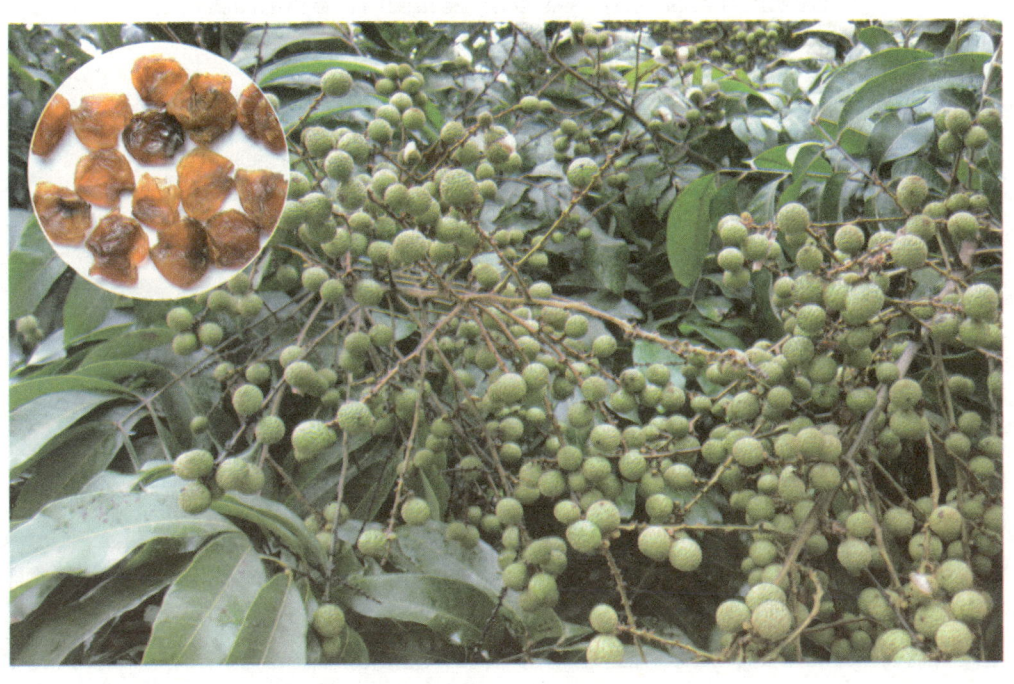

滑石

HUA SHI

味甘,寒。主身热泄澼,女子乳难,癃闭,利小便,荡胃中积聚寒热,益精气。久服轻身,耐饥长年。生山谷。

别　　名: 冷石、共石。
来　　源: 本品为硅酸盐类矿物滑石族滑石,主要成分为含水硅酸镁。
采收加工: 采挖后,除去泥沙及杂石。
性味归经: 甘、淡,寒。归膀胱、肺、胃经。
功效主治: 利尿通淋,清热解暑;外用祛湿敛疮。主治热淋、石淋、尿热涩痛、暑湿烦渴、湿热水泻,外治湿疹、湿疮、痱子。
用量用法: 10～20克,先煎。外用:适量。
使用禁忌: 脾胃虚弱,热病伤津或肾虚滑精者均禁用。孕妇慎服。

配伍应用

热淋(若湿热下注所致之小便不利及尿闭等): 常与车前子、瞿麦等同用,如八正散(《太平惠民和剂局方》)。
石淋: 与海金沙、金钱草等配用。
暑热烦渴、小便短赤: 可与甘草同用,即六一散(《伤寒直格》)。
湿温初起及暑温夹湿,头痛恶寒、身重胸闷、脉弦细而濡: 与薏以仁、白蔻仁、杏仁等配用,如三仁汤(《温病条辨》)。

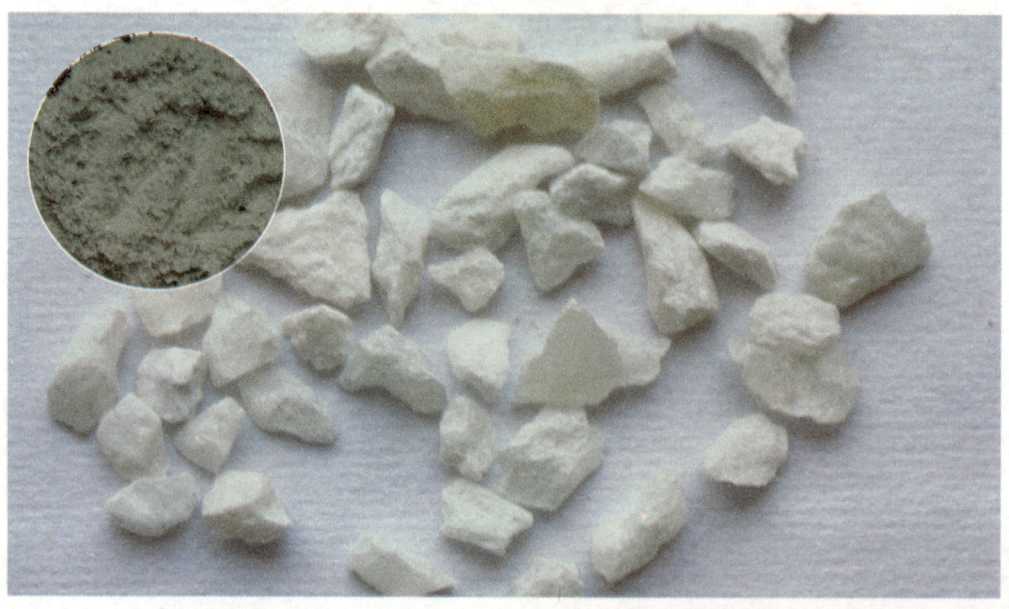

五色石脂

WU SE SHI ZHI

原文

味甘,平。主黄疸,泄痢,肠澼脓血,阴蚀,下血赤白,邪气痈肿,疽痔,恶疮,头疡,疥瘙。久服补髓益气,肥健不饥,轻身延年。五色石脂各随五色补五脏。生山谷中。

今释

别　　名： 赤石脂。
来　　源： 本品为单晶系的多水高岭土。主产于福建、河南、山东、山西等省。
采收加工： 全年均可采挖,挖出后,选择红色滑腻如脂的块状体,拣去杂石、泥土。
性味归经： 甘、酸、涩,温。归大肠、胃经。
功效主治： 涩肠,止血,生肌敛疮。主治久泻久痢、大便出血、崩漏带下,外用治疮疡久溃不敛、湿疹脓水浸淫。
用量用法： 9~12克,先煎。外用:适量,研末敷患处。
使用禁忌： 不宜与肉桂同用。

配伍应用

烧心吐酸： 与乌贼鱼骨同用,共研细末,用温水冲服。
泻痢日久、滑脱不禁、脱肛等： 常与禹余粮相须为用,如赤石脂禹余粮汤(《伤寒论》)。

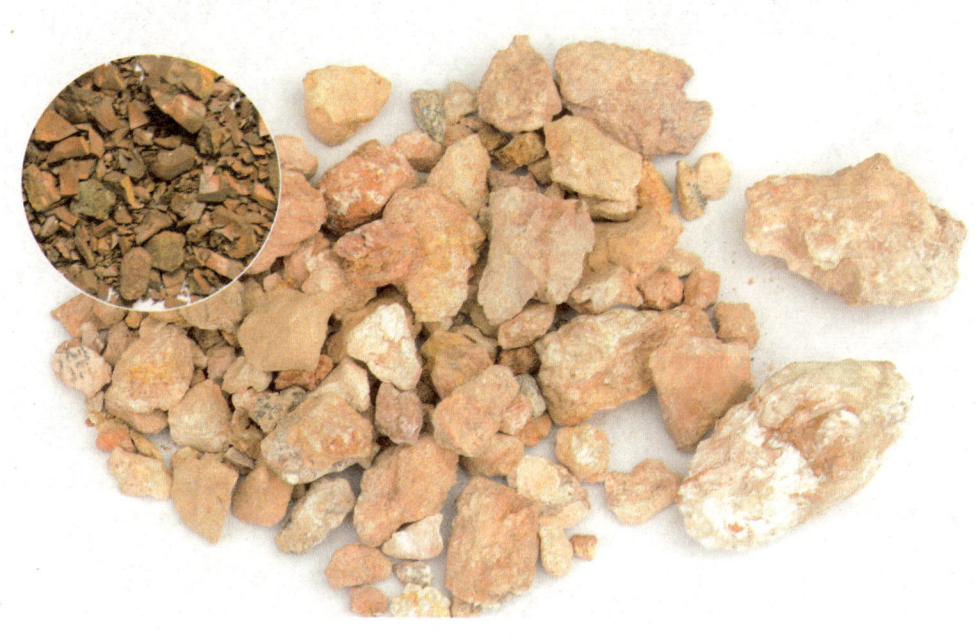

禹余粮

YU YU LIANG

原文

味甘，寒。主咳逆，寒热烦满，下痢赤白，血闭症瘕，大热，炼饵服之。不饥轻身延年。生池泽及山岛中。

今释

别　　名：禹粮石。
来　　源：本品为氢氧化物类矿物褐铁矿，主要成分为碱式氧化铁。
采收加工：采挖后，除去杂石。
性味归经：甘、涩，微寒。归胃、大肠经。
功效主治：涩肠止泻，收敛止血。主治久泻久痢、大便出血、崩漏带下。
用量用法：9～15克，先煎；或入丸散。
使用禁忌：孕妇慎用。

配伍应用

久泻、久痢：常与赤石脂相须为用，如赤石脂禹余粮汤（《伤寒论》）。
崩漏：常与乌贼鱼骨、赤石脂、龙骨等同用。
气虚失摄所致之便血：配人参、白术、棕榈炭等。
肾虚带脉不固所致之带下清稀：常与乌贼鱼骨、煅牡蛎、白果等药同用。

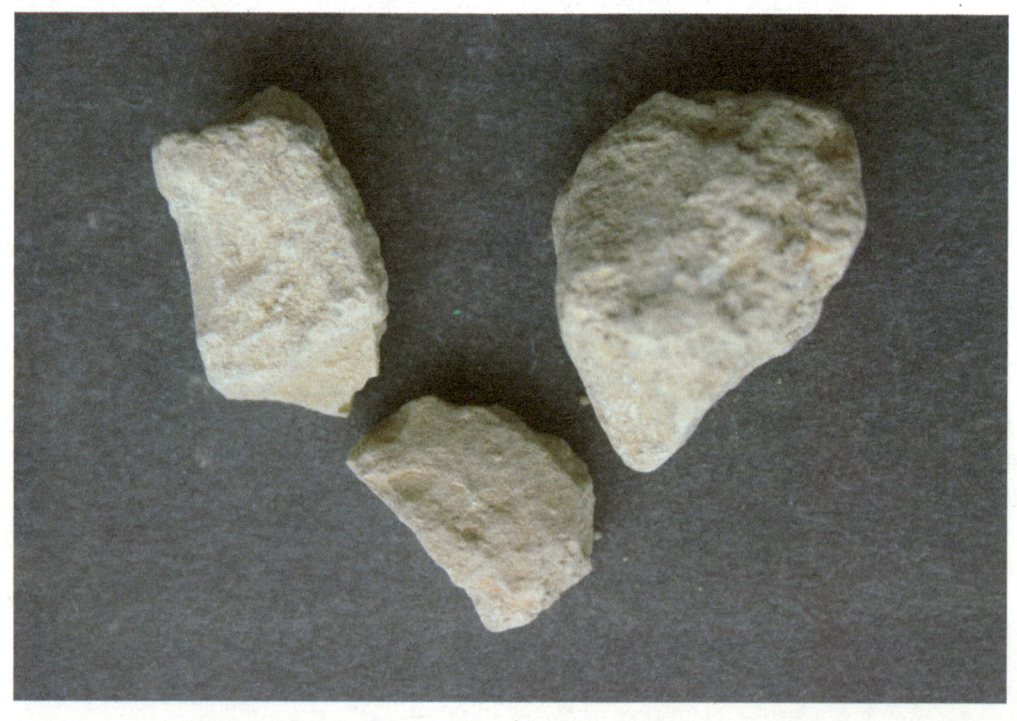

猪苓

ZHU LING

原文

味甘，平。主痎疟，解毒，蛊疰不祥，利水道。久服轻身，耐老。一名猳猪屎。生山谷。

今释

别　　名：野猪食、猪屎苓、地乌桃。
来　　源：本品为多孔菌科真菌猪苓的干燥菌核。
采收加工：春、秋二季采挖，除去泥沙，干燥。
性味归经：甘、淡，平。归肾、膀胱经。
功效主治：利水渗湿。主治小便不利、水肿、泄泻、淋浊、带下。
用量用法：6～12克，煎服。
使用禁忌：无水湿者忌服。

配伍应用

通身肿满、小便不利： 单用一味猪苓为末，热水调服。

水湿内停所致之水肿、小便不利： 常与泽泻、茯苓、白术等同用，如四苓散（《明医指掌》）。

肠胃寒湿、濡泻无度： 常与肉豆蔻、黄柏同用，如猪苓丸（《圣济总录》）。

热淋、小便不通、淋沥涩痛： 本品配生地黄、滑石、木通等，如十味导赤汤（《医宗金鉴》）。

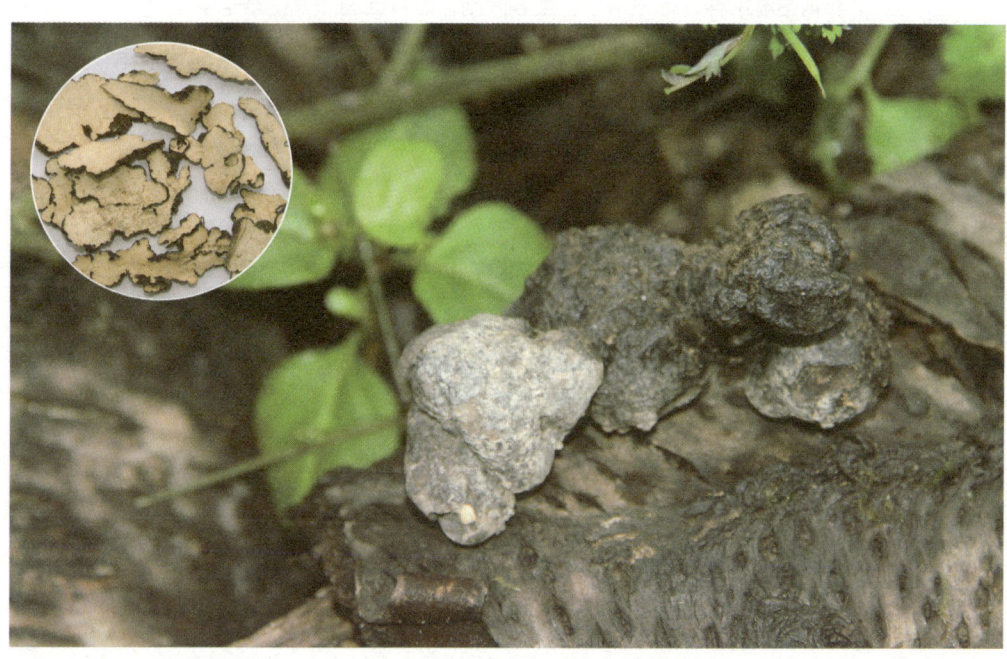

茯苓

FU LING

原文

味甘，平。主胸胁逆气，忧恚，惊邪恐悸，心下结痛，寒热烦满，咳逆，口焦舌干，利小便。久服安魂养神，不饥延年。一名茯菟。生山谷。

今释

别　　名： 茯菟、茯灵。
来　　源： 本品为多孔菌科真菌茯苓的干燥菌核。
采收加工： 多于7—9月采挖，挖出后除去泥沙，堆置"发汗"后，摊开晾至表面干燥，再"发汗"，反复数次至现皱纹、内部水分大部散失后，阴干。
性味归经： 甘、淡，平。归心、肺、脾、肾经。
功效主治： 利水渗湿，健脾，宁心。主治水肿尿少、痰饮眩悸、脾虚食少、便溏泄泻、心神不安、惊悸失眠。
用量用法： 10～15克，煎服。
使用禁忌： 虚寒精滑或气虚下陷者忌服。

配伍应用

斑秃： 茯苓粉，每日2次，每次6克或临睡前10克吞服，或用茯苓煎水内服。
水湿内停所致之水肿、小便不利： 常与泽泻、猪苓、白术、桂枝等同用，如五苓散（《伤寒论》）。
脾肾阳虚水肿： 可与附子、生姜同用，如真武汤（《伤寒论》）。

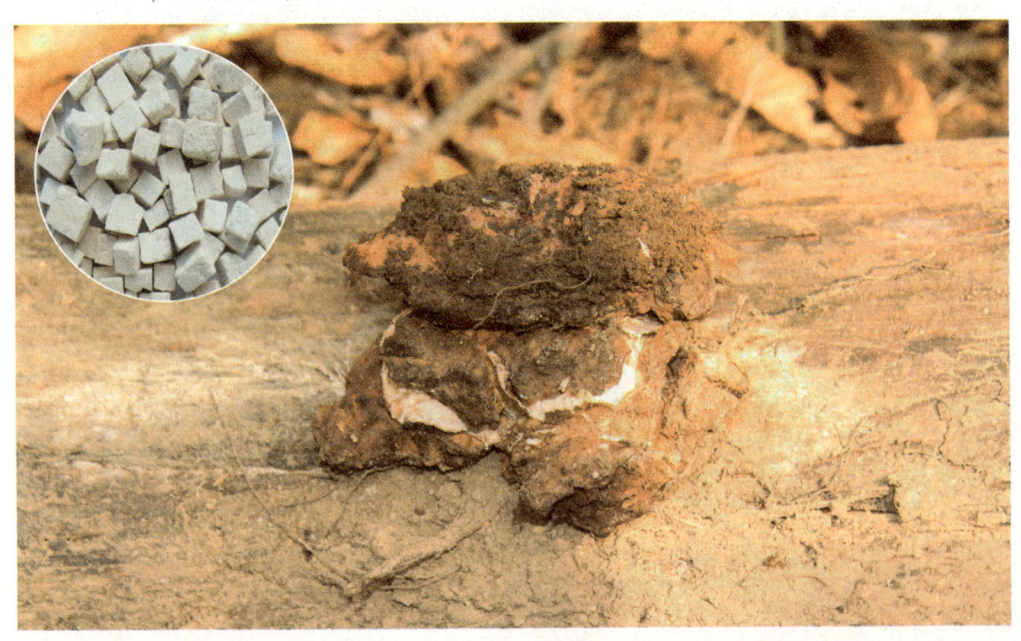

柏实 BAI SHI

原文
味甘,平。主惊悸,安五脏,益气,除湿痹。久服令人润泽美色,耳目聪明,不饥不老,轻身延年。生山谷。

今释
别　　名: 侧柏仁。
来　　源: 本品为柏科植物侧柏的干燥成熟种仁。
采收加工: 秋、冬二季采收成熟种子,晒干,除去种皮,收集种仁。
性味归经: 甘,平。归心、肾、大肠经。
功效主治: 养心安神,润肠通便,止汗。主治阴血不足、虚烦失眠、心悸怔忡、肠燥便秘、阴虚盗汗。
用量用法: 3～10克,煎服,大便溏者宜用柏子仁霜代替柏子仁。
使用禁忌: 便溏及痰多者慎服。

配伍应用
心阴不足、心血亏虚、心神失养所致之心悸怔忡、虚烦不眠、头晕健忘等: 常与人参、五味子、白术等配伍,如柏子仁丸(《普济本事方》);也可与酸枣仁、当归、茯神等同用,如养心汤(《校注妇人良方》)。

心肾不交所致之心悸不宁、心烦少寐、梦遗健忘: 常与麦门冬、熟地黄、石菖蒲等同用,如柏子养心丸(《体仁汇编》)。

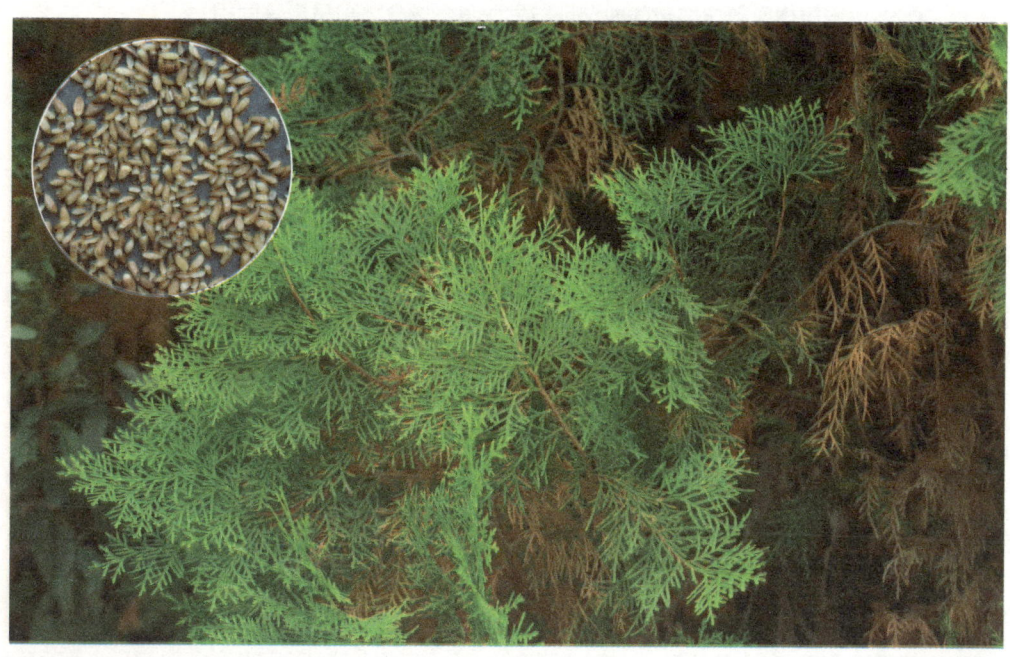

天门冬

TIAN MEN DONG

原文
味苦，平。主诸暴风湿偏痹，强骨髓，杀三虫，去伏尸。久服轻身，益气延年。一名颠勒。生山谷。

今释
别　　名：天冬、武竹。
来　　源：本品为百合科植物天门冬的干燥块根。
采收加工：秋、冬二季采挖，洗净，除去茎基和须根。置沸水中煮或蒸至透心，趁热除去外皮，洗净，干燥。
性味归经：甘、苦，寒。归肺、肾经。
功效主治：养阴润燥，清肺生津。主治肺燥干咳、顿咳痰黏、腰膝酸痛、骨蒸潮热、内热消渴、热病津伤、咽干口渴、肠燥便秘。
用量用法：6～12克，煎服。
使用禁忌：虚寒泄泻及外感风寒致嗽者忌服。

配伍应用
肺阴不足、燥热内盛：常与麦门冬、沙参、川贝母等同用。
肾阴亏虚、眩晕耳鸣、腰膝酸痛：常与熟地黄、枸杞子、牛膝等同用。
阴虚火旺、骨蒸潮热：宜与生地黄、麦冬、知母、黄柏等同用。
肾阴久亏、内热消渴：可与生地黄、薯蓣、女贞子等同用。
肾阴虚所致之咳嗽咯血：可与生地黄、玄参、川贝母等同用。

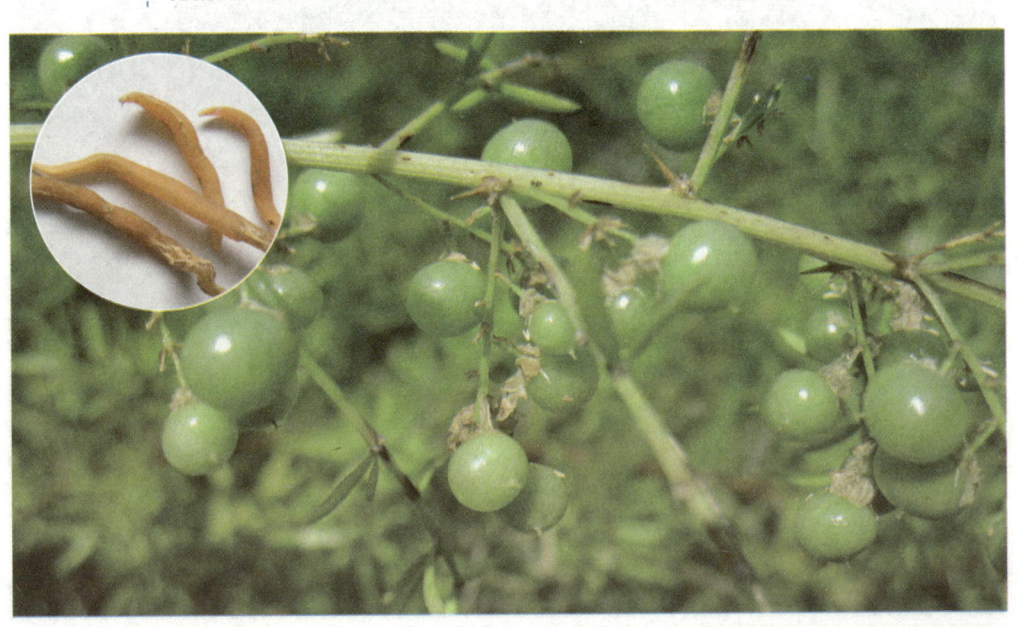

麦门冬

MAI MEN DONG

🔵 原文

味甘，平。主心腹结气，伤中伤饱，胃络脉绝，羸瘦短气。久服轻身，不老不饥。生川谷及堤阪。

🔵 今释

别　　名：麦冬、沿阶草。
来　　源：本品为百合科植物麦门冬的干燥块根。
采收加工：拣净杂质，用水浸泡，捞出，润透后抽去心，再洗净晒干。
性味归经：甘、微苦，微寒。归心、肺、胃经。
功效主治：养阴生津，润肺清心。主治肺燥干咳、阴虚痨嗽、喉痹咽痛、津伤口渴、内热消渴、心烦失眠、肠燥便秘。
用量用法：6～12克，煎服。
使用禁忌：与款冬、苦瓠、苦参、青蘘相克。

🔵 配伍应用

热伤胃阴、口干舌燥：常与生地黄、玉竹、沙参等同用。
消渴：与天花粉、乌梅等同用。
胃阴不足所致之气逆呕吐：与半夏、人参等同用，如麦门冬汤（《金匮要略》）。
热邪伤津所致之便秘：与生地黄、玄参同用，如增液汤（《温病条辨》）。

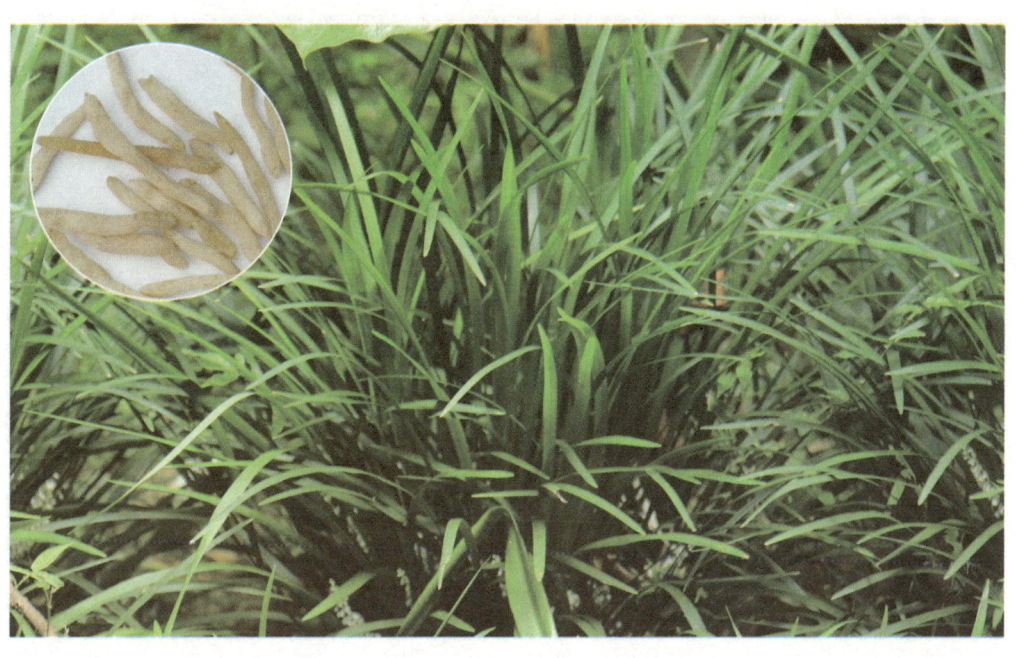

白术 BAI ZHU

原文
味苦，温。主风寒湿痹死肌，痉疸，止汗，除热，消食，作煎饵。久服轻身延年，不饥。一名山蓟。生山谷。

今释
别　　名： 山蓟、山芥、日蓟、山姜、山精、山连、冬白术。
来　　源： 本品为菊科植物白术的干燥根茎。
采收加工： 冬季下部叶枯黄、上部叶变脆时采挖，除去泥沙，烘干或晒干，再除去须根。
性味归经： 苦、甘，温。归脾、胃经。
功效主治： 健脾益气，燥湿利水，止汗，安胎。主治脾虚食少、腹胀泄泻、痰饮眩悸、水肿、自汗、胎动不安。
用量用法： 6～12克，煎服，炒用可增强补气健脾止泻作用。
使用禁忌： 阴虚燥渴、气滞胀闷者忌服。

配伍应用
脾虚有湿、食少便溏或泄泻： 常与人参、茯苓等同用，如四君子汤（《太平惠民和剂局方》）。
脾虚中阳不振、痰饮内停： 宜与温阳化气、利水渗湿之品配伍，如苓桂术甘汤（《金匮要略》）。

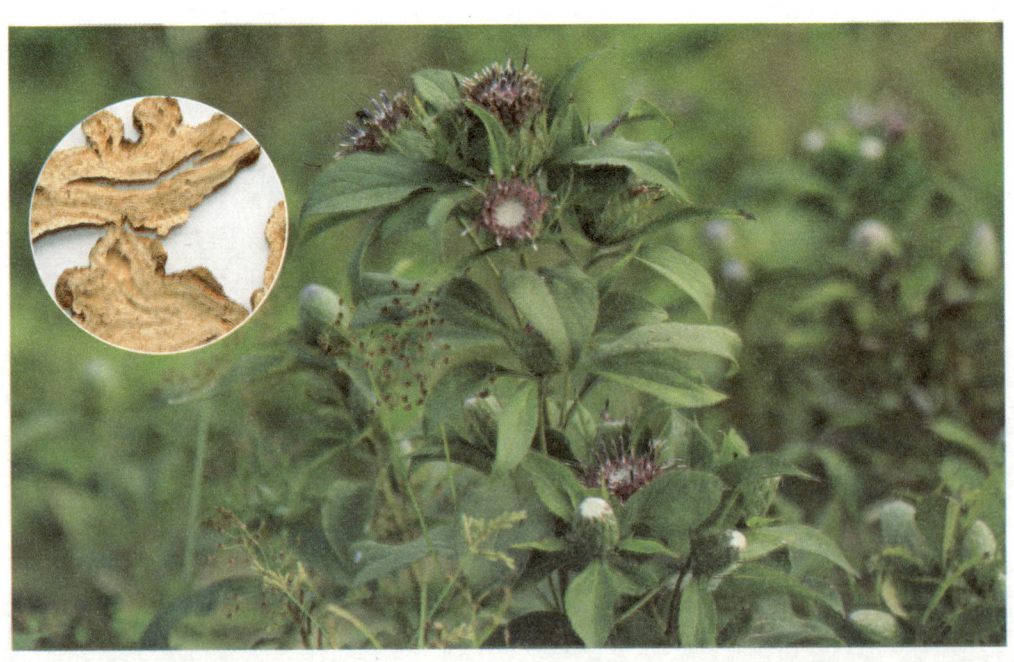

干地黄

GAN DI HUANG

原文

味甘，寒。主折跌绝筋，伤中，逐血痹，填骨髓，长肌肉，作汤除寒热积聚，除痹，生者尤良。久服轻身不老。一名地髓。生川泽。

今释

别　　名：山烟、酒壶花、山白菜。
来　　源：本品为玄参科植物地黄的新鲜或干燥块根。
采收加工：秋季采挖，除去芦头、须根及泥沙，鲜用或缓缓烘焙至约八成干。前者习称"鲜地黄"，后者习称"生地黄"。
性味归经：甘、苦，寒。归心、肝、肾经。
功效主治：鲜地黄清热生津，凉血，止血。主治热病伤阴、舌绛烦渴、温毒发斑、吐血、衄血、咽喉肿痛。生地黄清热凉血，养阴生津。主治热入营血、温毒发斑、吐血衄血、热病伤阴、舌绛烦渴、津伤便秘、阴虚发热、骨蒸劳热、内热消渴。
用量用法：鲜地黄12～30克。生地黄10～15克。
使用禁忌：地黄性凉，脾虚腹泻、胃虚食少者忌食。

配伍应用

血虚血瘀、贫血、月经不调：与当归、芍药、川芎同用，如四物汤（《太平惠民和剂局方》）。

胃火牙痛、咽喉肿痛、口舌生疮：常与玄参、升麻、生石膏等配伍，如清胃散（《脾胃论》）。

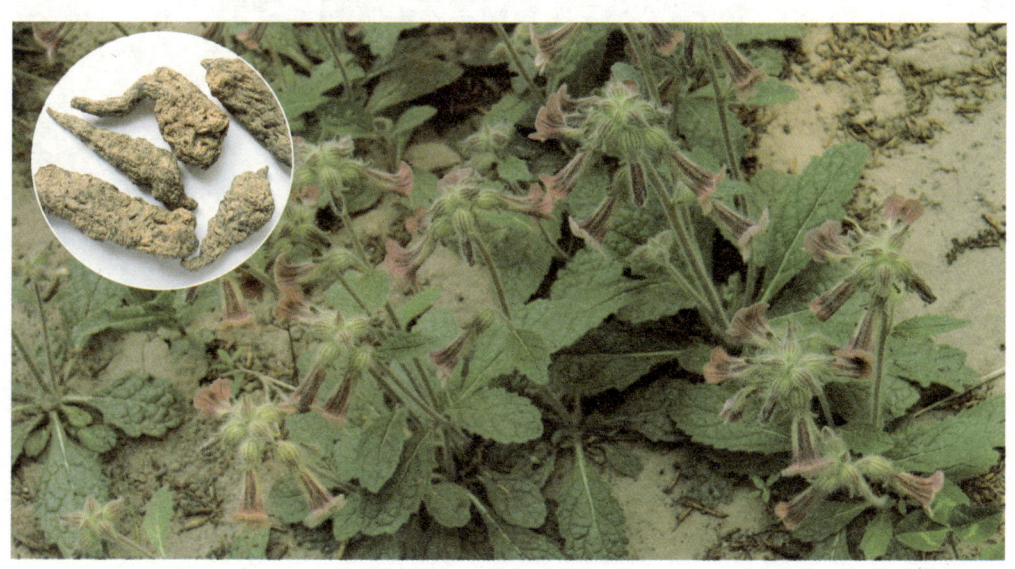

菖蒲

CHANG PU

原文

味辛，温。主风寒湿痹，咳逆上气，开心孔，补五脏，通九窍，明耳目，出声音。久服轻身，不忘，不迷惑，延年。一名昌阳。生池泽。

今释

别　　名： 山菖蒲、药菖蒲、金钱蒲、菖蒲叶、水剑草、香菖蒲。
来　　源： 本品为天南星科植物石菖蒲的干燥根茎。
采收加工： 秋、冬二季采挖，除去须根及泥沙，晒干。
性味归经： 辛、苦，温。归心、胃经。
功效主治： 开窍豁痰，醒神益智，化湿开胃。主治神昏癫痫、健忘失眠、耳鸣耳聋、脘痞不饥、噤口下痢。
用量用法： 3～10克，煎服；鲜品加倍。
使用禁忌： 阴虚阳亢者，汗多、精滑者慎服。

配伍应用

中风痰迷心窍、神志昏乱、舌强不能语： 常与半夏、天南星、橘红等合用，如涤痰汤（《奇效良方》）。

痰热蒙蔽、高热、神昏谵语者： 常与郁金、半夏、竹沥等配伍，如菖蒲郁金汤（《温病全书》）。

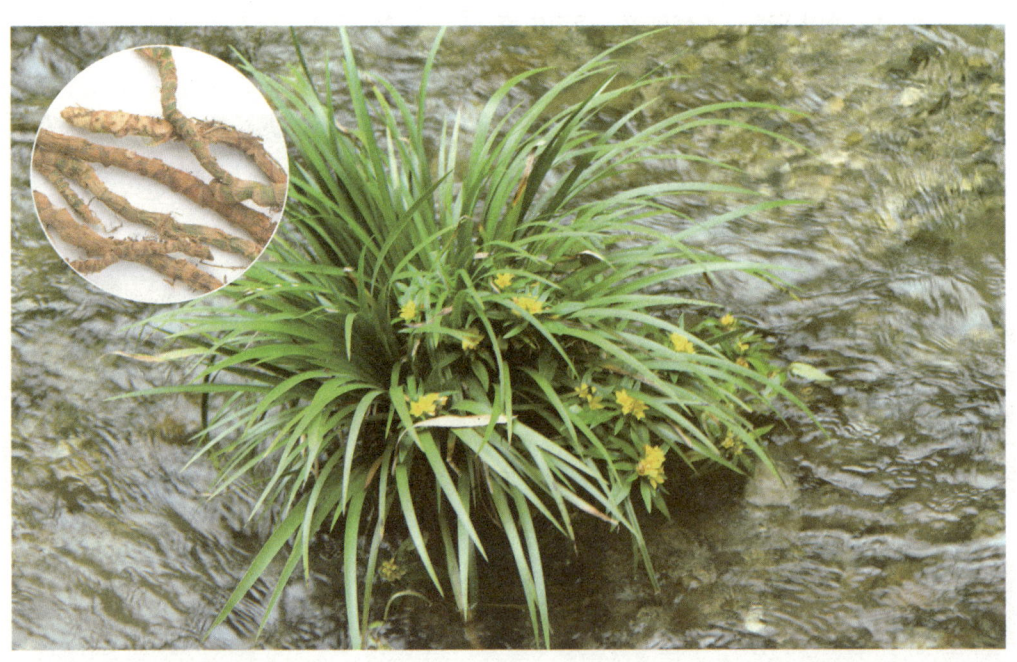

远志

YUAN ZHI

原文

味苦，温。主咳逆伤中，补不足，除邪气，利九窍，益智慧，耳目聪明，不忘，强志，倍力。久服轻身不老。叶，名小草。一名棘菀，一名葽绕，一名细草。生川谷。

今释

别　　名： 棘菀、细草、小鸡腿、小鸡眼、小草根。
来　　源： 本品为远志科植物远志或卵叶远志的干燥根。
采收加工： 春、秋二季采挖，除去须根及泥沙，晒干。
性味归经： 苦、辛，温。归心、肾、肺经。
功效主治： 安神益智，交通心肾，祛痰，消肿。主治心肾不交引起的失眠多梦、健忘惊悸、神志恍惚，咳痰不爽，疮疡肿毒，乳房肿痛。
用量用法： 3～10克，煎服。外用：适量。化痰止咳宜炙用。
使用禁忌： 阴虚火旺、脾胃虚弱者以及孕妇慎服。用量不宜过大。

配伍应用

心肾不交所致之心神不宁、失眠、惊悸等症： 常与茯神、龙齿、朱砂等同用，如远志丸（《张氏医通》）。

健忘： 常与人参、茯苓、菖蒲同用，如开心散（《千金方》），若方中再加茯神，即不忘散（《证治准绳》）。

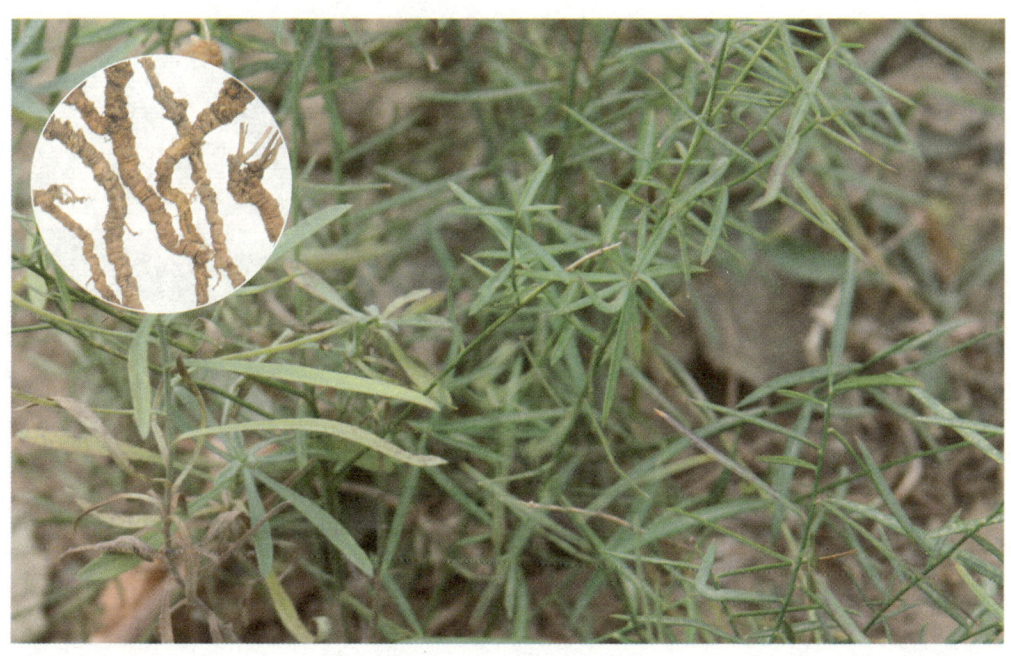

泽泻

ZE XIE

原文

味甘,寒。主风寒湿痹,乳难,消水,养五脏,益气力,肥健。久服耳目聪明,不饥,延年,轻身,面生光,能行水上。一名水泻,一名芒芋,一名鹄泻。生池泽。

今释

别　　名: 水泽、日鹅蛋、一枝花、如意花。
来　　源: 本品为泽泻科植物泽泻的干燥块茎。
采收加工: 冬季茎叶开始枯萎时采挖,洗净,干燥,除去须根及粗皮。
性味归经: 甘、淡,寒。归肾、膀胱经。
功效主治: 利水渗湿,泄热,化浊降脂。主治小便不利、水肿胀满、泄泻尿少、痰饮眩晕、热淋涩痛、高脂血症。
用量用法: 6～10克,煎服。
使用禁忌: 无湿热者及肾虚精滑者忌服。

配伍应用

水湿停蓄所致之水肿、小便不利: 常和茯苓、猪苓、桂枝配用,如五苓散(《伤寒论》)。
脾胃伤冷、水谷不分、泄泻不止: 与厚朴、苍术、陈皮配用,如胃苓汤(《丹溪心法》)。

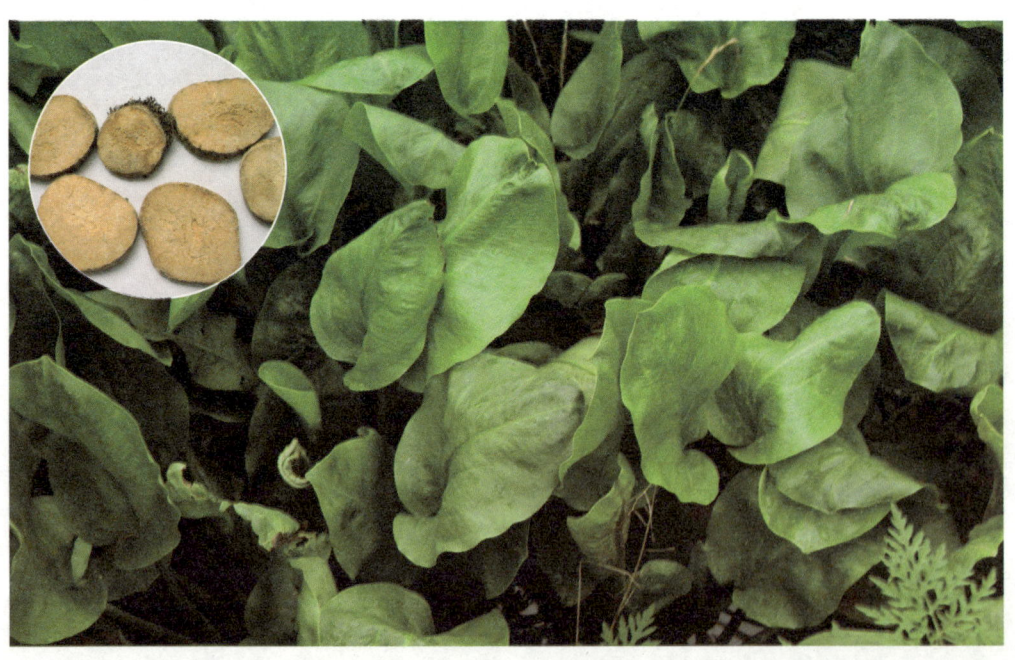

薯蓣

SHU YU

原文

味甘，温。主伤中，补虚羸，除寒热邪气。补中，益气力，长肌肉。久服耳目聪明，轻身，不饥，延年。一名山芋。生山谷。

今释

别　　名： 山药、土薯、山薯、山芋、玉延。
来　　源： 本品为薯蓣科植物薯蓣的干燥根茎。
采收加工： 冬季茎叶枯萎后采挖，切去根头，洗净，除去外皮及须根，干燥，习称"毛山药"；也有选择肥大顺直的干燥山药，置清水中，浸至无干心，闷透，切齐两端，用木板搓成圆柱状，晒干，打光，习称"光山药"。
性味归经： 甘，平。归脾、肺、肾经。
功效主治： 补脾养胃，生津益肺，补肾涩精。主治脾虚食少、久泻不止、肺虚喘咳、肾虚遗精、带下、尿频、虚热消渴。
用量用法： 15～30克，煎服，麸炒可增强补脾止泻作用。
使用禁忌： 不可与甘遂同食用；也不可与碱性药物同服。

配伍应用

肾虚小便不利、尿频、遗尿、腰膝冷痛： 与熟地黄、山茱萸、熟附子、肉桂等配伍使用。
脾虚带下： 常与人参、白术等药同用，如完带汤（《傅青主女科》）。
肺虚咳喘： 可与太子参、南沙参等同用。

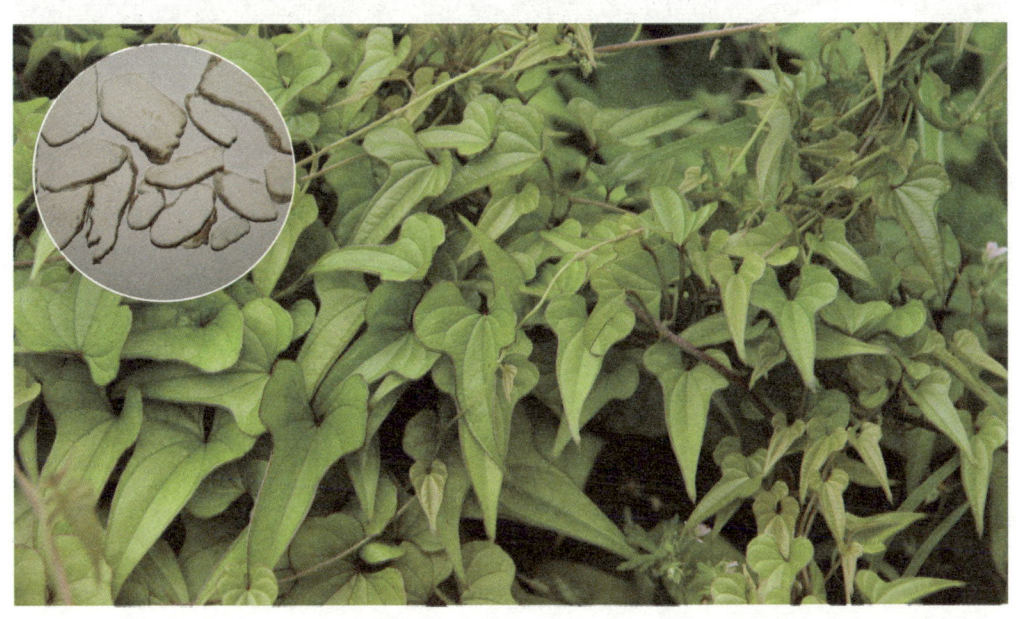

菊花

JU HUA

 原文

味苦,平。主风,头眩,肿痛,目欲脱,泪出,皮肤死肌,恶风湿痹。久服利血气,轻身耐老,延年。一名节华。生川泽及田野。

 今释

别　　名: 菊华、秋菊、日精、九华、节花、鞠、金蕊、甘菊。
来　　源: 本品为菊科植物菊的干燥头状花序。
采收加工: 秋末冬初花盛开时采收。各产区都有传统的加工方法:亳菊先将花枝摘下,阴干后再剪花头;滁菊剪下花头后,用硫黄熏蒸,再晒至半干;贡菊直接由新鲜花头烘干;杭菊摘取花头后,上笼蒸3~5分钟后再取出晒干。
性味归经: 甘、苦,微寒。归肺、肝经。
功效主治: 散风清热,平肝明目,清热解毒。主治风热感冒、头痛眩晕、目赤肿痛、眼目昏花、疮痈肿毒。
用量用法: 5~10克,煎服。疏散风热宜用黄菊花,平肝、清肝明目宜用白菊花。
使用禁忌: 气虚胃寒、食少泄泻者慎服。

 **配伍应用**

风热感冒或温病初起,温邪犯肺,发热、头痛、咳嗽等: 常配连翘、薄荷、桔梗等,如桑菊饮(《温病条辨》)。
肝阳上亢,头痛眩晕: 每与石决明、珍珠母、芍药等同用。

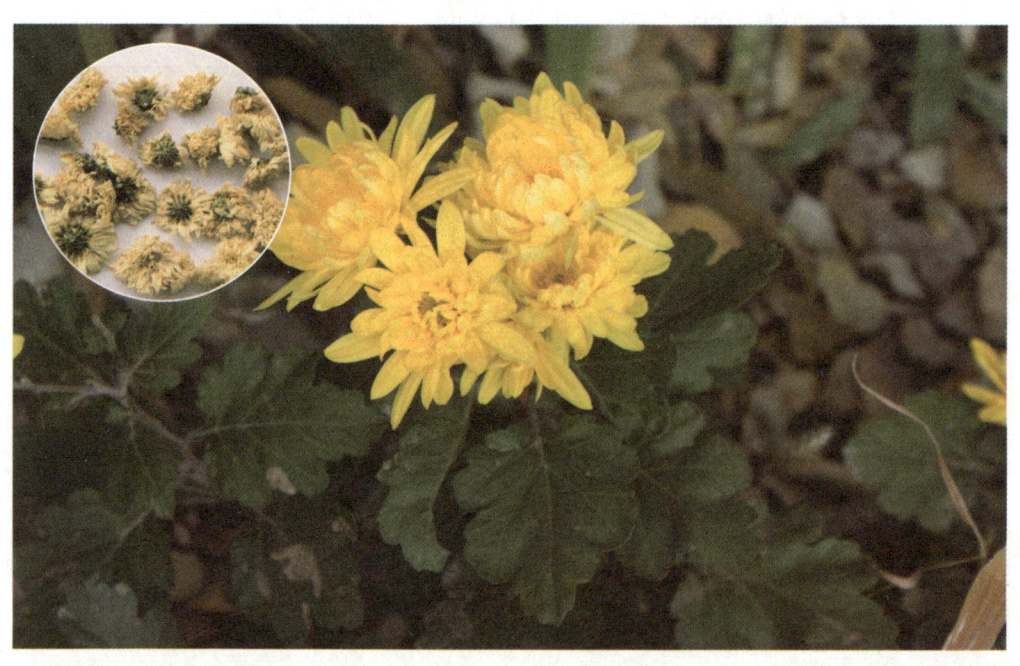

甘草

GAN CAO

原文
味甘，平。主五脏六腑寒热邪气，坚筋骨，长肌肉，倍力，金疮㾴，解毒。久服轻身延年。生川谷。

今释
别　　名： 密草、国老、棒草、甜草根、粉甘草、红甘草、甜根子。
来　　源： 本品为豆科植物甘草、胀果甘草或光果甘草的干燥根。
采收加工： 春、秋二季采挖，除去须根，晒干。
性味归经： 甘，平。归心、肺、脾、胃经。
功效主治： 补脾益气，清热解毒，祛痰止咳，缓急止痛，调和诸药。主治脾胃虚弱，倦怠乏力，心悸气短，咳嗽痰多，脘腹、四肢挛急疼痛，痈肿疮毒等。
用量用法： 2～10克，煎服。生用性微寒，可清热解毒；蜜炙药性微温，并可增强补益心脾之气和润肺止咳作用。
使用禁忌： 不宜与海藻、京大戟、红大戟、甘遂、芫花同用。

配伍应用
伤寒耗伤心气所致之心悸、脉结代（若属气血两虚）： 宜与人参、阿胶、生地黄等品同用，如炙甘草汤（《伤寒论》）。
脘腹、四肢挛急疼痛： 与芍药同用，即芍药甘草汤（《伤寒论》）。

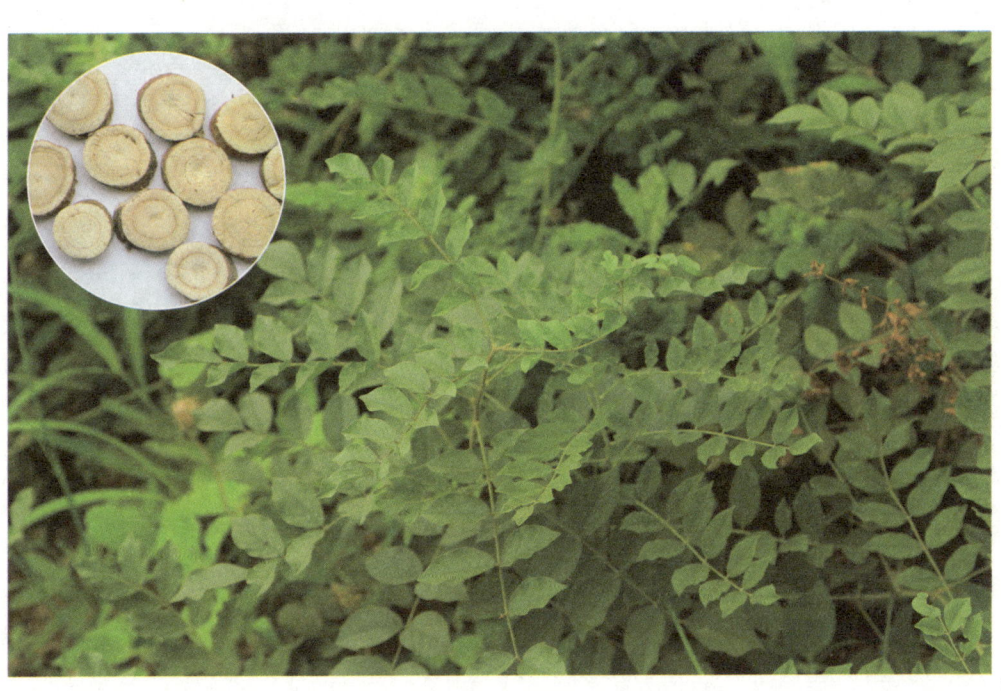

人参

REN SHEN

原文

味甘，微寒。主补五脏，安精神，定魂魄，止惊悸，除邪气，明目，开心益智。久服轻身延年。一名人衔，一名鬼盖。生山谷。

今释

别　　名：棒槌、山参、园参。
来　　源：本品为五加科植物人参的干燥根及根茎。
采收加工：多于秋季采挖，洗净经晒干或烘干。栽培的又称"园参"；播种在山林野生状态下自然生长的又称"林下参"，习称"籽海"。
性味归经：甘、微苦，微温。归脾、肺、心、肾经。
功效主治：大补元气，复脉固脱，补脾益肺，生津养血，安神益智。主治体虚欲脱、肢冷脉微、脾虚食少、肺虚喘咳、津伤口渴、内热消渴、气血亏虚、久病虚羸、惊悸失眠、阳痿宫冷。
用量用法：3～9克，另煎兑服；也可研粉吞服，每次2克，每日2次。
使用禁忌：不宜与藜芦、五灵脂同用。

配伍应用

肺气咳喘、痰多：常与五味子、紫苏子、杏仁等同用，如补肺汤（《千金方》）。
脾虚不运常兼湿滞：常与白术、茯苓等配伍，如四君子汤（《太平惠民和剂局方》）。

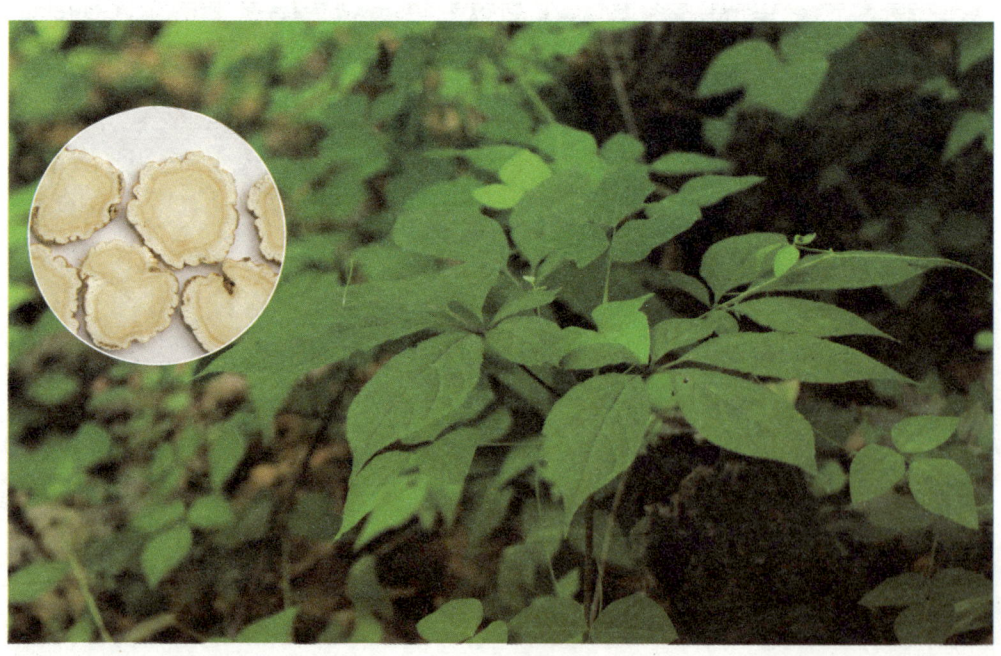

石斛

SHI HU

原文

味甘,平。主伤中,除痹,下气,补五脏虚劳羸瘦,强阴。久服厚肠胃,轻身延年。一名林兰。生山谷。

今释

别　　名：石兰、吊兰花。
来　　源：本品为兰科植物金钗石斛、铁皮石斛或马鞭石斛及其近似种的新鲜或干燥茎。
采收加工：全年均可采收,鲜用者除去根及泥沙;干用者除去杂质,用开水略烫或烘软,再边搓边烘晒,至叶鞘搓净,干燥。
性味归经：甘,微寒。归胃、肾经。
功效主治：益胃生津,滋阴清热。主治热病津伤、口干烦渴、胃阴不足、食少干呕、病后虚热不退、阴虚火旺、骨蒸劳热、目暗不明、筋骨痿软。
用量用法：6~12克,煎服;鲜品15~30克。
使用禁忌：热病早期阴未伤者、湿温病未化燥者、脾胃虚寒者均禁服。

配伍应用

热病伤津、烦渴、舌干苔黑：常与天花粉、鲜生地黄、麦门冬等同用。
胃热阴虚所致之胃脘疼痛、牙龈肿痛、口舌生疮：可与生地黄、麦门冬、黄芩等同用。
肾阴亏虚、目暗不明：常与枸杞子、熟地黄、菟丝子等同用,如石斛夜光丸(《原机启微》)。

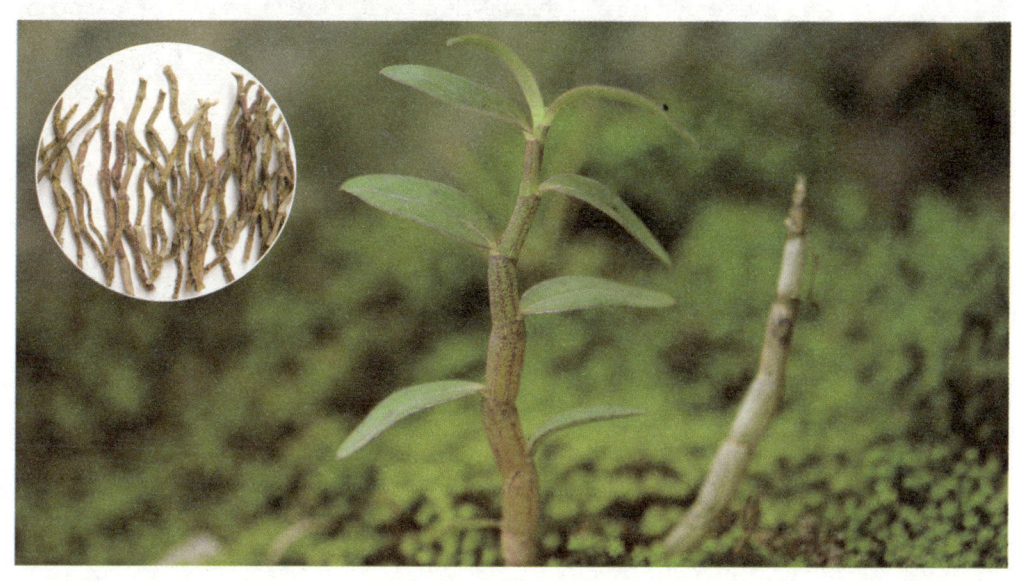

龙胆

LONG DAN

原文
味苦、涩。主骨间寒热，惊痫邪气，续绝伤，定五脏，杀蛊毒。久服，益智不忘，轻身耐老。一名陵游，生山谷。

今释
别　　名：陵游。
来　　源：本品为龙胆科植物条叶龙胆、龙胆、三花龙胆或坚龙胆的干燥根和根茎。
采收加工：春、秋二季采挖，洗净，干燥。
性味归经：苦，寒。归肝、胆经。
功效主治：清热燥湿，泻肝胆火。主治湿热黄疸、阴肿阴痒、带下、湿疹瘙痒、肝火目赤、耳鸣耳聋、胁痛口苦、强中、惊风抽搐。
用量用法：3～6克，煎服。
使用禁忌：脾胃虚寒者不宜用。阴虚津伤者慎用。

配伍应用
湿热黄疸：可配苦参用，如苦参丸（《杂病源流犀烛》）；或配栀子、大黄、白茅根等用，如龙胆散（《太平圣惠方》）。

湿热下注、阴肿阴痒、湿疹瘙痒、带下黄臭：常配泽泻、木通、车前子等用，如龙胆泻肝汤（《兰室秘藏》）。

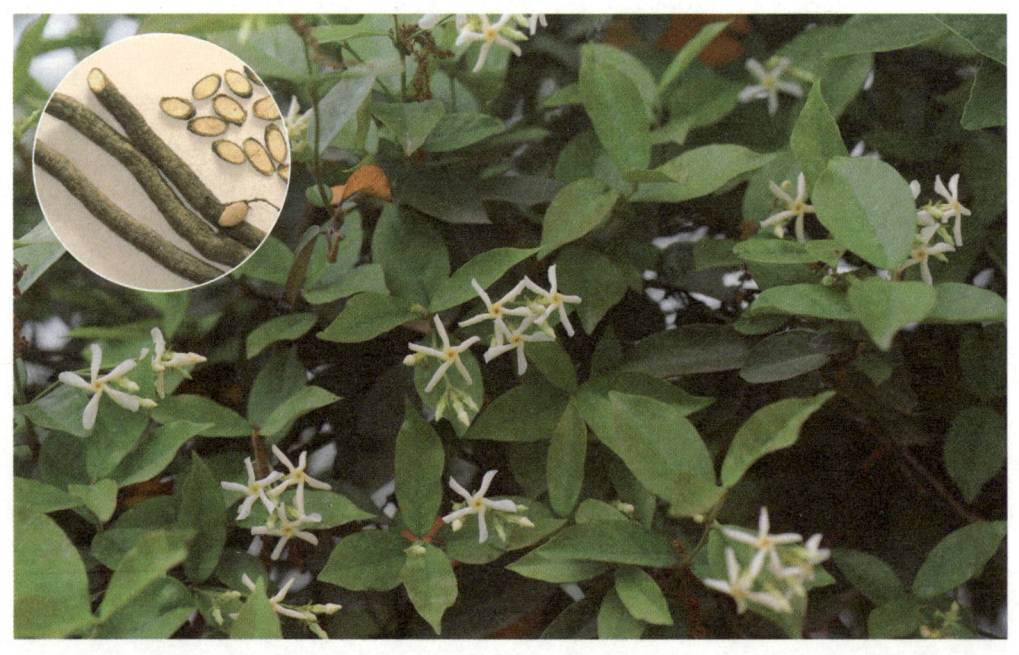

牛膝 NIU XI

原文

味苦、酸。主寒湿痿痹，四肢拘挛，膝痛不可屈伸，逐血气，伤热，火烂，堕胎。久服轻身耐老。一名百倍。生川谷。

今释

别　　名： 甜川牛膝、甜牛膝、大牛膝、白牛膝、拐牛膝。
来　　源： 本品为苋科植物川牛膝的干燥根。
采收加工： 秋、冬二季采挖，除去芦头、须根及泥沙，烘或晒至半干，堆放回润，再烘干或晒干。
性味归经： 苦、甘、酸，平。归肝、肾经。
功效主治： 逐瘀通经，补肝肾，强筋骨，利尿通淋，引血下行。主治经闭、痛经、腰膝酸痛、筋骨无力、水肿、头痛、眩晕、牙痛、口疮、吐血、衄血。
用量用法： 5～12克，煎服。活血通经、利尿通淋、引血（火）下行宜生用，补肝肾、强筋骨宜酒炙用。
使用禁忌： 孕妇慎用。

配伍应用

瘀阻经闭、痛经、月经不调、产后腹痛： 常配当归、桃仁、红花，如血府逐瘀汤（《医林改错》）。
胞衣不下： 可与当归、瞿麦、冬葵子等同用，如牛膝汤（《千金方》）。

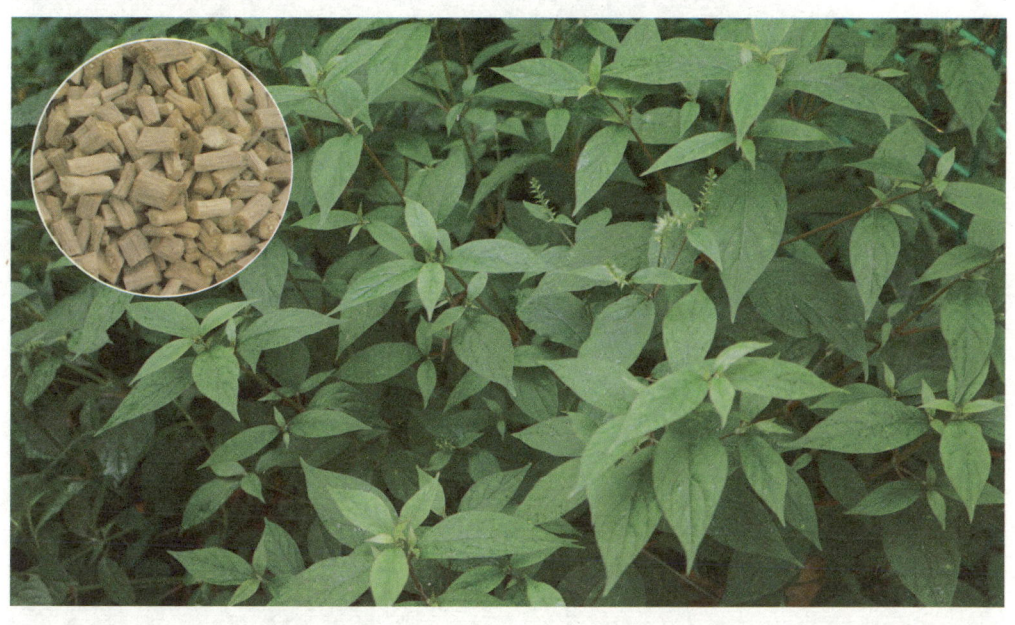

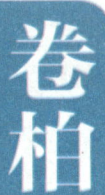

卷柏 JUAN BAI

 原文

味辛,温。主五脏邪气,女子阴中寒热痛,症瘕,血闭,绝子。久服轻身,和颜色。一名万岁。生山谷石间。

今释

别　　名: 一把抓、老虎爪、长生草、万年松、九死还魂草。
来　　源: 本品为卷柏科植物卷柏或垫状卷柏的干燥全草。
采收加工: 全年均可采收,除去须根及泥沙,晒干。
性味归经: 辛,平。归肝、心经。
功效主治: 活血通经。主治经闭痛经、症瘕痞块、跌扑损伤。卷柏炭化瘀止血。主治吐血、崩漏、便血、脱肛。
用量用法: 5～10克,煎服。
使用禁忌: 孕妇慎用。

 配伍应用

咳血、崩漏、内痔便血: 单用或与地榆配伍使用。
烫伤: 卷柏研末,茶油调涂。

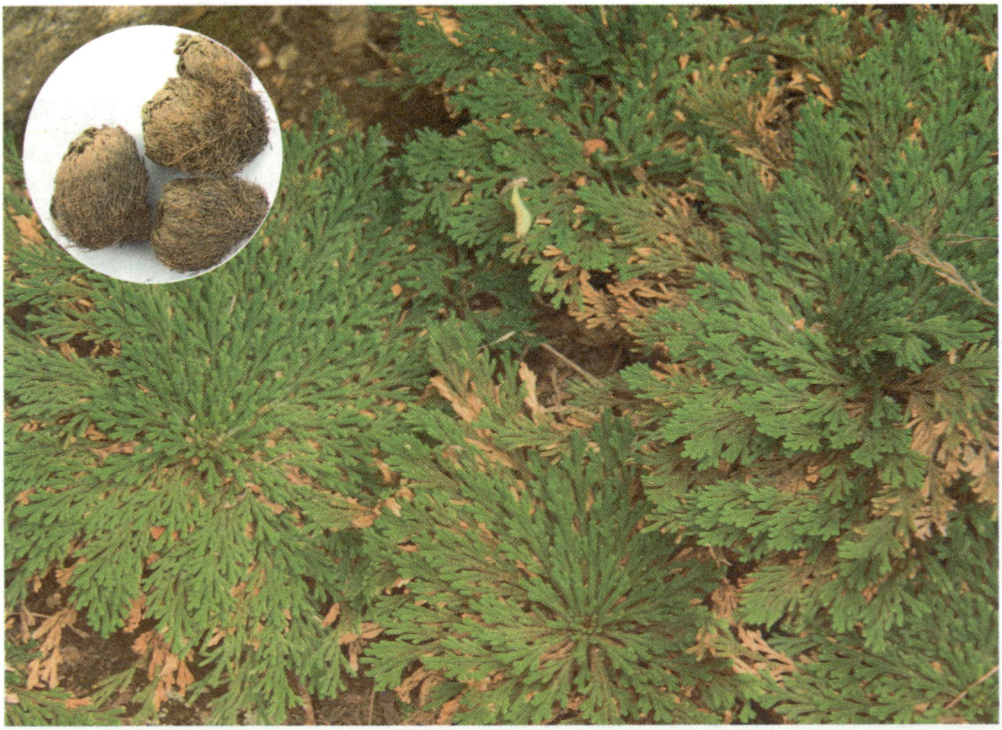

杜仲

DU ZHONG

原文

味辛，平。主腰脊痛，补中益精气，坚筋骨，强志，除阴下痒湿，小便余沥。久服轻身，耐老。一名思仙。生山谷。

今释

别　　名：思仙、木绵、思仲、丝连皮、玉丝皮、扯丝片、丝楝树皮。
来　　源：本品为杜仲科植物杜仲的干燥树皮。
采收加工：4—6月剥取，刮去粗皮，堆置"发汗"至内皮呈紫褐色，晒干。
性味归经：甘，温。归肝、肾经。
功效主治：补肝肾，强筋骨，安胎。主治肝肾不足、腰膝酸痛、筋骨无力、头晕目眩、妊娠漏血、胎动不安。
用量用法：6～10克，煎服。
使用禁忌：阴虚火旺者慎服。

配伍应用

肾虚腰痛及各种腰痛：常与胡桃肉、补骨脂同用，如青娥丸（《太平惠民和剂局方》）。
风湿腰痛冷重：与独活、桑上寄生、细辛等同用，如独活寄生汤（《千金方》）。
外伤腰痛：与川芎、桂心、丹参等同用，如杜仲散（《太平圣惠方》）。

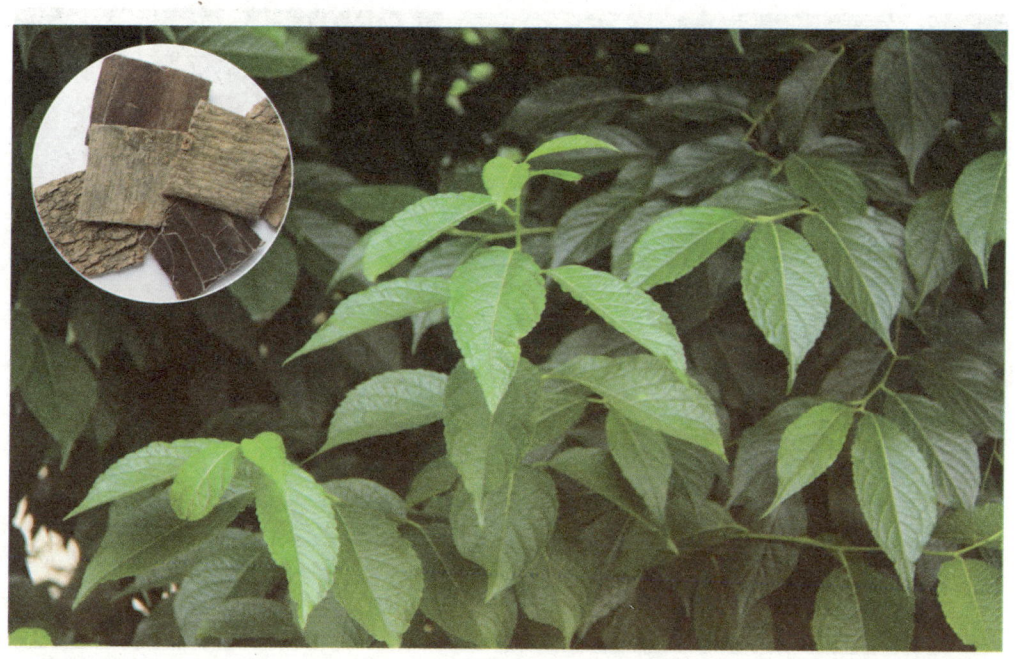

细辛

XI XIN

原文

味辛，温。主咳逆，头痛脑动，百节拘挛，风湿痹痛，死肌。久服明目，利九窍，轻身长年。一名小辛。生川谷。

今释

别　　名：小辛、细草、少辛、独叶草、金盆草、山人参。

来　　源：本品为马兜铃科植物北细辛、汉城细辛或华细辛的根及根茎。前二种习称"辽细辛"。

采收加工：夏季果熟期或初秋采挖，除净地上部分和泥沙，阴干。

性味归经：辛，温。归心、肺、肾经。

功效主治：祛风散寒，祛风止痛，通窍，温肺化饮。主治风寒感冒、头痛、牙痛、鼻塞流涕、鼻衄、鼻渊、风湿痹痛、痰饮喘咳。

用量用法：1~3克，煎服；散剂每次服0.5~1克。外用：适量。

使用禁忌：不宜与藜芦同用。

配伍应用

外感风寒、头身疼痛较甚者：常与羌活、防风、白芷等同用，如九味羌活汤（《此事难知》）。

风寒感冒而见鼻塞流涕者：常与白芷、苍耳子等同用。

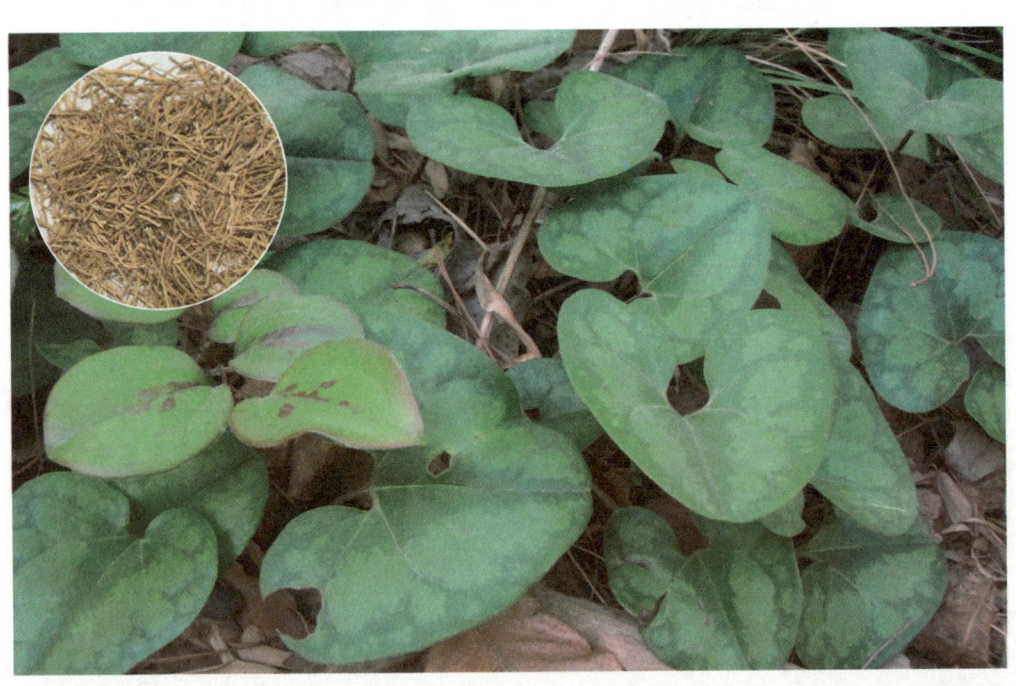

独活

DU HUO

 原文

味苦,平。主风寒所击,金疮止痛,贲豚,痫痓,女子疝瘕。久服轻身耐老。一名羌活,一名羌青,一名护羌使者。生川谷。

 今释

别　　名：大活、山独活、香独活、川独活、肉独活、巴东独活。
来　　源：本品为伞形科植物重齿毛当归的干燥根。
采收加工：春初苗刚发芽或秋末茎叶枯萎时采挖,除去须根及泥沙,烘至半干,堆置2~3日,发软后再烘至全干。
性味归经：辛,苦,微温。归肾、膀胱经。
功效主治：祛风除湿,通痹止痛。主治风寒湿痹、腰膝疼痛、少阴伏风头痛、风寒夹湿头痛。
用量用法：3~10克,煎服。外用：适量。
使用禁忌：阴虚血燥者慎服。

 **配伍应用**

外感风寒湿邪的风寒湿痹,肌肉、腰背、手足疼痛：常与当归、白术、牛膝等同用,如独活汤(《活幼心书》)。
痹证日久正虚、腰膝酸软、关节屈伸不利者：与桑上寄生、杜仲、人参等配伍,如独活寄生汤(《千金方》)。

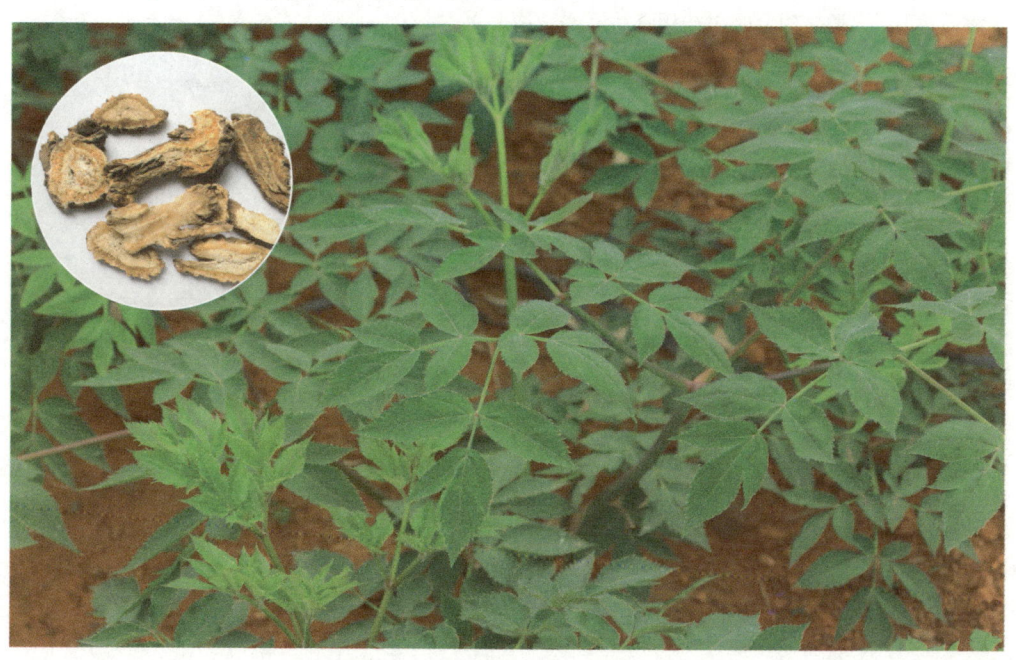

柴胡 CHAI HU

原文

味苦，平。主心腹，去肠胃中结气，饮食积聚，寒热邪气，推陈致新。久服轻身明目，益精。一名地薰。

今释

别　　名： 地薰、芷胡、山菜、菇草、柴草。
来　　源： 本品为伞形科植物柴胡或狭叶柴胡的干燥根。按性状不同，分别习称"北柴胡"及"南柴胡"。
采收加工： 春、秋二季采挖，除去茎叶及泥沙，干燥。
性味归经： 辛、苦，微寒。归肝、胆、肺经。
功效主治： 疏散退热，疏肝解郁，升举阳气。主治感冒发热、寒热往来、胸胁胀痛、月经不调、子宫脱垂、脱肛。
用量用法： 3~10克，煎服。解表退热宜生用，且用量宜稍重；疏肝解郁宜醋炙，升阳可生用或酒炙，其用量均宜稍轻。
使用禁忌： 肝阳上亢、肝风内动、阴虚火旺及气机上逆者忌用或慎用。

配伍应用

风寒感冒，恶寒发热、头身疼痛： 常与防风、生姜等配伍，如正柴胡饮（《景岳全书》）。
胸胁苦满、口苦咽干、目眩： 常与黄芩同用，以清半表半里之热，共收和解少阳之功，如小柴胡汤（《伤寒论》）。

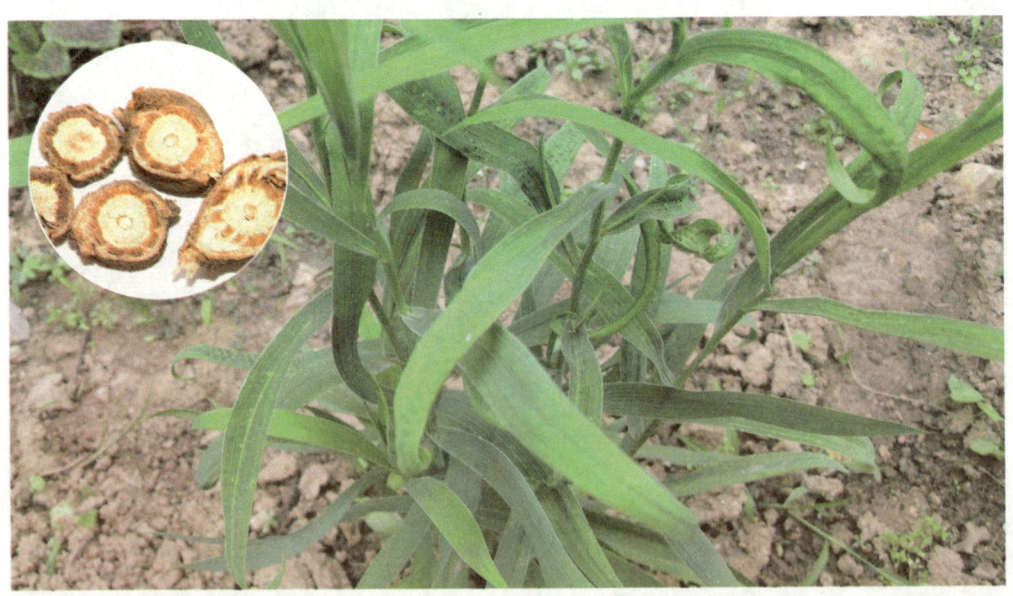

酸枣 SUAN ZAO

原文
味酸,平。主心腹寒热,邪结气聚,四肢酸疼,湿痹。久服安五脏,轻身延年。生川泽。

今释
别　　名： 刺枣、山枣。
来　　源： 本品为鼠李科植物酸枣的干燥成熟种子。
采收加工： 秋末冬初采收成熟果实,除去果肉及核壳,收集种子,晒干。
性味归经： 甘、酸,平。归肝、胆、心经。
功效主治： 养心补肝,宁心安神,敛汗,生津。主治虚烦不眠、惊悸多梦、体虚多汗、津伤口渴。
用量用法： 10～15克,煎服;研末吞服,每次1.5～2克。本品炒后质脆易碎,便于煎出有效成分,可增强疗效。
使用禁忌： 凡有实邪郁火及患有滑泄症者慎服。

配伍应用
心肝阴血亏虚、心失所养、神不守舍所致之心悸、怔忡、健忘、失眠、多梦、眩晕等： 常与当归、芍药、何首乌、龙眼肉等药配伍。
肝虚有热所致之虚烦不眠： 常与知母、茯苓、川芎等同用,如酸枣仁汤(《金匮要略》)。
心脾气血亏虚、惊悸不安、体倦失眠： 与黄芪、当归、党参等配伍应用,如归脾汤(《校注妇人良方》)。

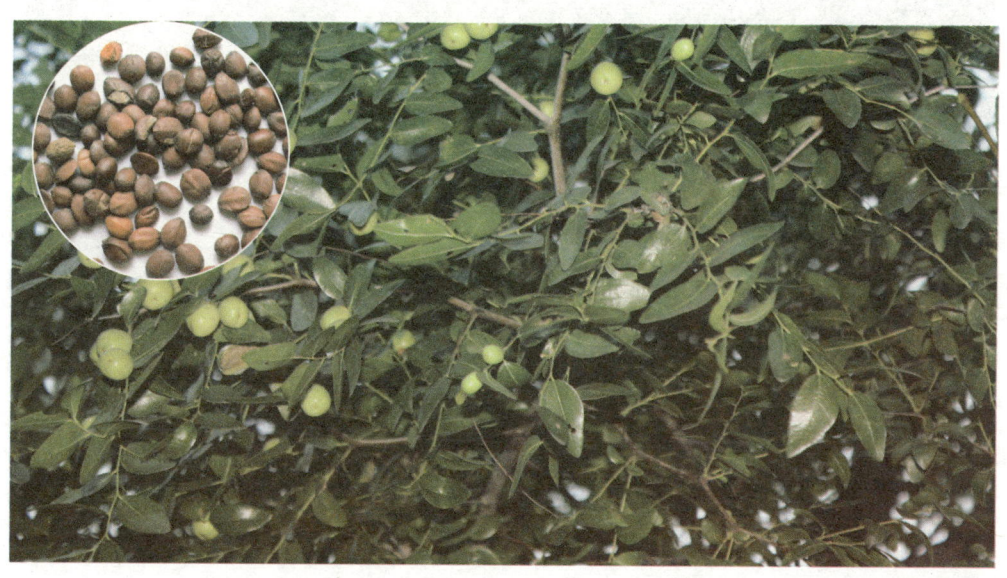

槐实

HUAI SHI

原文
味苦，寒。主五内邪气热，止涎唾，补绝伤，五痔，火疮，妇人乳瘕，子脏急痛。生平泽。

今释
别　　名：槐角、槐豆、槐子、槐连灯、槐连豆、九连灯。
来　　源：本品为豆科植物槐的干燥成熟果实。
采收加工：冬季采收，除去杂质，干燥。
性味归经：苦，寒。归肝、大肠经。
功效主治：清热泻火，凉血止血。主治肠热便血、痔肿出血、肝热头痛、眩晕目赤。
用量用法：6～9克，煎服；或入丸、散。
使用禁忌：脾胃虚寒及孕妇忌服。

配伍应用
新久痔血： 常与黄连、地榆等配伍，如榆槐脏连丸（《成方便读》）。
便血属血热甚者： 常与栀子配伍，如槐花散（《普济本事方》）。
目赤、头胀头痛及眩晕等： 可用单味煎汤代茶饮，或配夏枯草、菊花等同用。

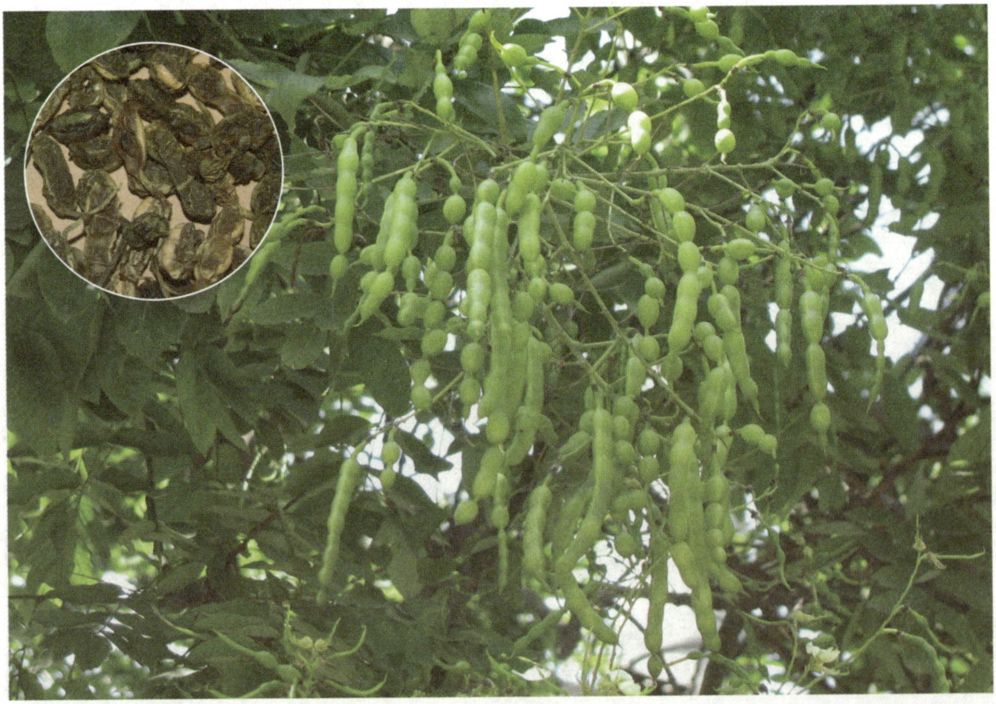

枸杞

GOU QI

原文
味苦，寒。主五内邪气，热中消渴，周痹。久服坚筋骨，轻身耐老。一名杞根，一名地骨，一名枸忌，一名地辅。生平泽。

今释
别　　名： 西枸杞、白刺、山枸杞、白疙针。
来　　源： 本品为茄科植物宁夏枸杞的果实。
采收加工： 夏、秋季果实呈橙红色时采收，晾至皮皱后，再曝晒至外皮干硬、果肉柔软，除去果梗。
性味归经： 甘，平。归肝、肾经。
功效主治： 滋补肝肾，益精明目。主治虚劳精亏、腰膝酸痛、眩晕耳鸣、阳痿遗精、内热消渴、血虚萎黄、目昏不明。
用量用法： 6～12克，煎服。
使用禁忌： 外邪实热、脾虚有湿及泄泻者忌服。

配伍应用
精血不足所致之视力减退、内障目昏、头晕目眩、腰膝酸软、遗精滑泄、耳聋、牙齿松动、须发早白、失眠多梦以及肝肾阴虚、潮热盗汗、消渴等： 可单用本品熬膏服，或与补肝肾、益精补血之品配伍。
肝肾阴虚或精亏血虚所致之两目干涩、内障目昏： 常与熟地黄、山茱萸、薯蓣、菊花等同用，如杞菊地黄丸（《医级》）。

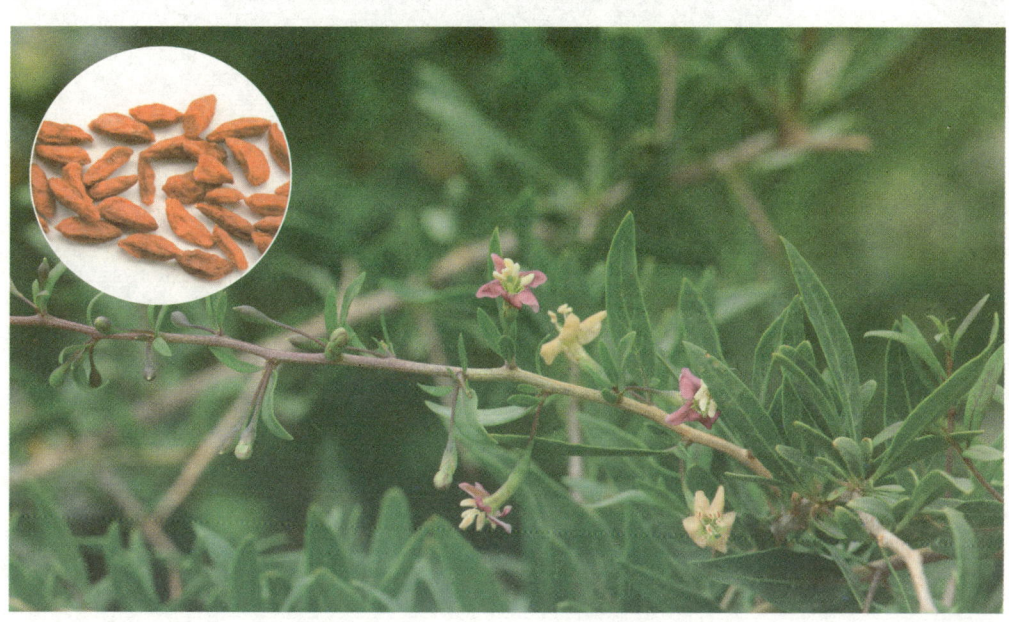

薏苡仁

YI YI REN

原文

味甘，微寒。主筋急拘挛，不可屈伸，风湿痹，下气。久服轻身益气。其根，下三虫。一名解蠡。生平泽及田野。

今释

别　　名：苡米、薏米、苡仁、米仁、土玉米、回回米、六谷子、薏珠子。
来　　源：本品为禾本科植物薏苡的干燥成熟种仁。
采收加工：秋季果实成熟时采割植株，晒干，打下果实，再晒干，除去外壳、黄褐色种皮及杂质，收集种仁。
性味归经：甘、淡，凉。归脾、胃、肺经。
功效主治：利水渗湿，健脾止泻，除痹，排脓，解毒散结。主治水肿、脚气、小便不利、脾虚泄泻、湿痹拘挛、肺痈、肠痈、赘疣、癌肿。
用量用法：9～30克，煎服。清利湿热宜生用，健脾止泻宜炒用。
使用禁忌：孕妇慎用。

配伍应用

脾虚湿盛所致之水肿腹胀、小便不利：多与茯苓、白术、黄芪等同用；或与郁李仁汁煮饭服食，如薏苡仁粥（《独行方》）。
脚气浮肿：可与防己、木瓜、苍术同用。

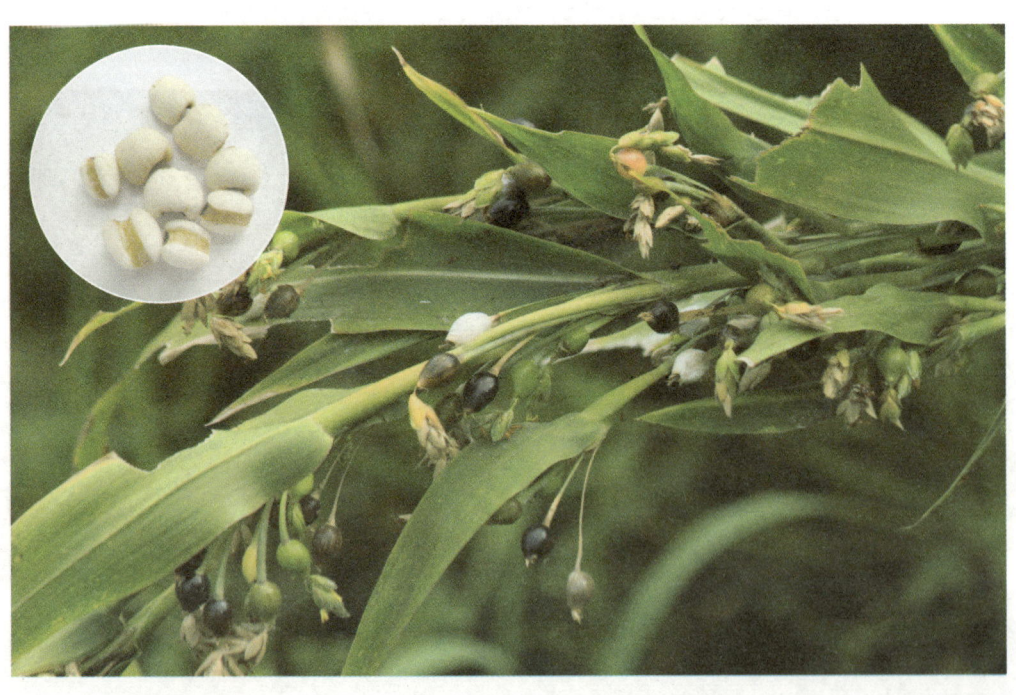

车前子

CHE QIAN ZI

原文
味甘,寒。主气癃,止痛,利水道小便,除湿痹。久服轻身耐老。一名当道。生平泽。

今释
别　　名： 车前实、虾蟆衣子、猪耳朵穗子、凤眼前仁。
来　　源： 本品为车前科植物车前或平车前的干燥成熟种子。
采收加工： 夏、秋二季种子成熟时采收果穗,晒干,搓出种子,除去杂质。
性味归经： 甘,寒。归肝、肾、肺、小肠经。
功效主治： 清热利尿通淋,渗湿止泻,明目,祛痰。主治热淋涩痛、水肿胀满、暑湿泄泻、目赤肿痛、痰热咳嗽。
用量用法： 9~15克,煎服,宜包煎。
使用禁忌： 凡内伤劳倦,阳气下陷,肾虚精滑及内无湿热者,慎服。

配伍应用
湿热下注于膀胱而致小便淋沥涩痛者： 常与木通、滑石、瞿麦等同用,如八正散(《太平惠民和剂局方》)。
病久肾虚、腰重脚肿： 可与牛膝、熟地黄、山茱萸、肉桂等同用,如济生肾气丸(《济生方》)。

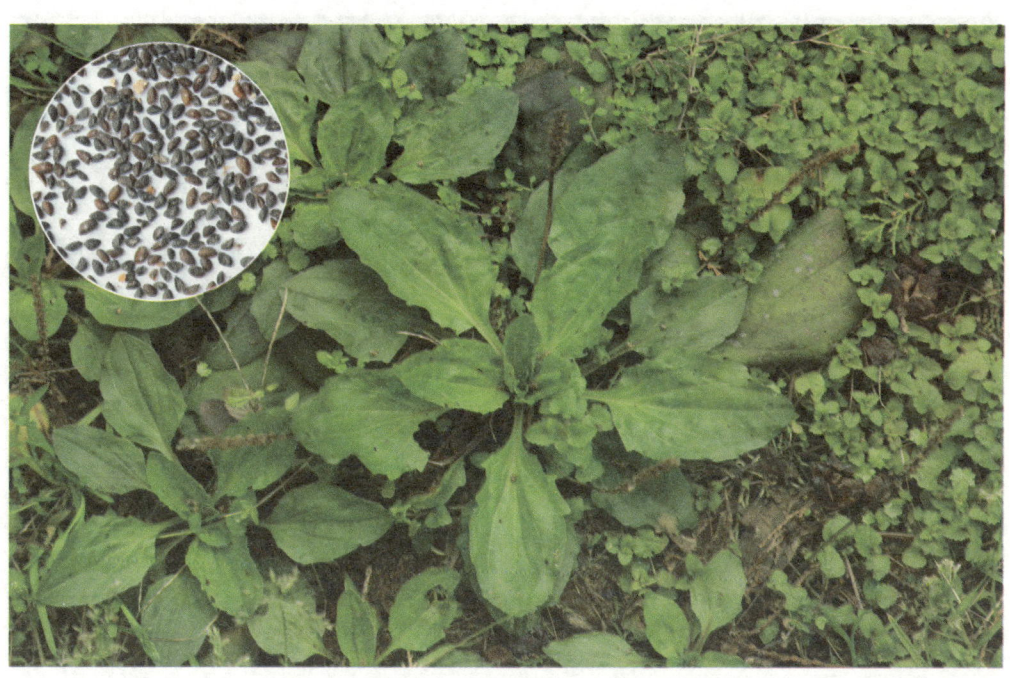

蛇床子

原文

味苦，平。主妇人阴中肿痛，男子阴痿，湿痒，除痹气，利关节，癫痫，恶疮。久服轻身。一名蛇米。生川谷及田野。

今释

别　　名：蛇米、蛇栗、野茴香、野胡萝卜子。
来　　源：本品为伞形科植物蛇床的干燥成熟果实。
采收加工：夏、秋二季果实成熟时采收，除去杂质，晒干。
性味归经：辛、苦，温；有小毒。归肾经。
功效主治：燥湿祛风，杀虫止痒，温肾壮阳。主治阴痒带下、湿疹瘙痒、湿痹腰痛、肾虚阳痿、宫冷不孕。
用量用法：3～10克，内服。外用：适量，多煎汤熏洗或研末调敷。
使用禁忌：下焦有湿热，或肾阴不足、相火易动以及精关不固者忌服。

配伍应用

阴部湿痒、湿疹、疥癣： 常与苦参、黄柏、白矾等配伍同用。
带下腰痛，尤宜于寒湿兼肾虚所致者： 常与薯蓣、杜仲、牛膝等同用。
肾虚阳痿、宫冷不孕： 常与当归、枸杞、淫羊藿、肉苁蓉等配伍，如赞育丹（《景岳全书》）。

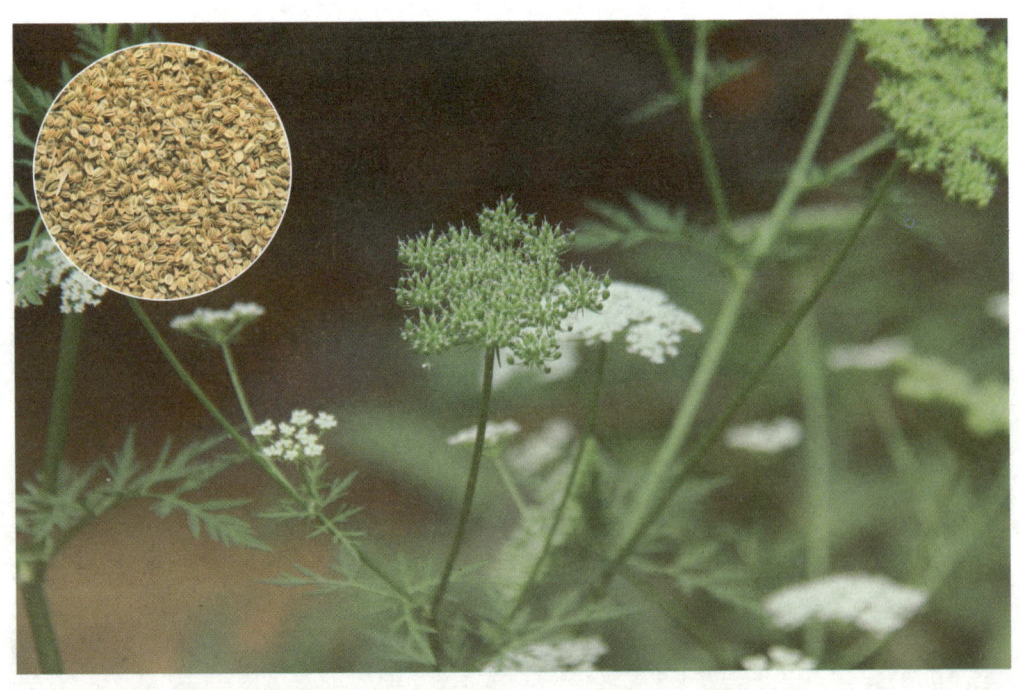

菟丝子

TU SI ZI

原文

味辛,平。主续绝伤,补不足,益气力,肥健。汁,去面皯。久服明目,轻身延年。一名菟芦。生川泽。

今释

别　　名： 黄丝、豆寄生、金黄丝子、马冷丝、巴钱天、黄鳝藤。
来　　源： 本品为旋花科植物菟丝子的干燥成熟种子。
采收加工： 秋季果实成熟时采收植株,晒干,打下种子,除去杂质。
性味归经： 辛、甘、平。归肝、肾、脾经。
功效主治： 补益肝肾,固精缩尿,安胎,明目,止泻;外用消风祛斑。主治肝肾不足、腰膝酸软、阳痿遗精、遗尿尿频、肾虚胎漏、胎动不安、目昏耳鸣、脾肾虚泻,外用可治白癜风。
用量用法： 6~12克,煎服。外用：适量。
使用禁忌： 阴虚火旺者忌用。

配伍应用

阳痿遗精： 与枸杞子、覆盆子、车前子同用,如五子衍宗丸(《丹溪心法》)。

小便过多或失禁： 与桑螵蛸、肉苁蓉、鹿茸等同用,如菟丝子丸(《世医得效方》)。

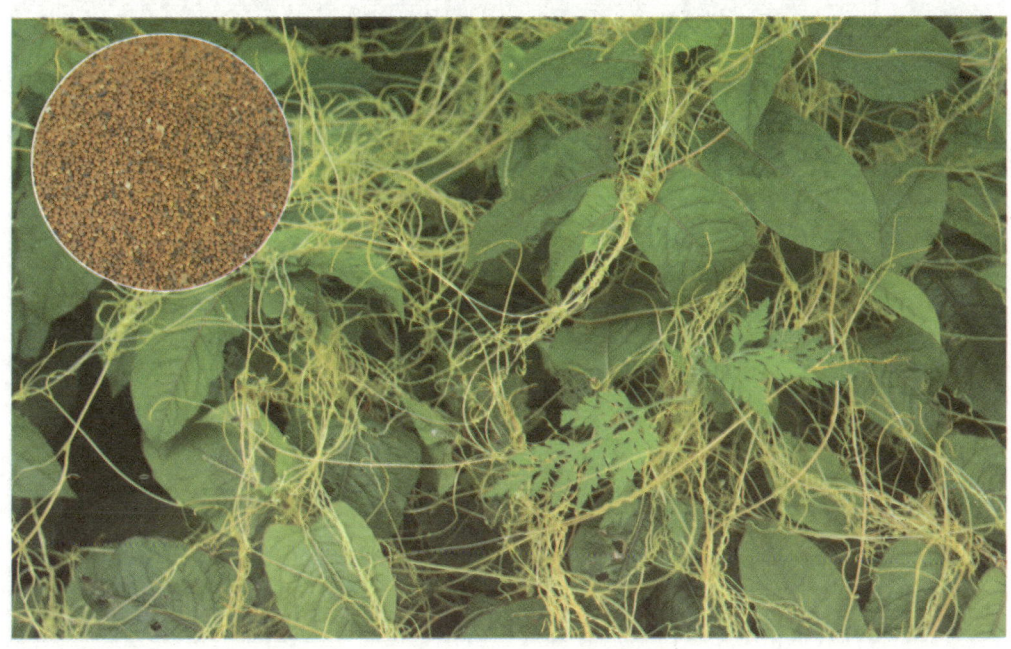

地肤子

DI FU ZI

原文

味苦，寒。主膀胱热，利小便，补中益精气。久服耳目聪明，轻身耐老。一名地葵。生平泽及田野。

今释

别　　名：地葵、扫帚子、扫帚菜子。
来　　源：本品为藜科植物地肤的果实。
采收加工：秋季果实成熟时采收植株，晒干，打下果实。
性味归经：辛、苦，寒。归肾、膀胱经。
功效主治：清热利湿，祛风止痒。主治小便涩痛、阴痒带下、风疹、湿疹、皮肤瘙痒。
用量用法：9～15克，煎服，鲜者加倍。外用：适量，煎汤熏洗。
使用禁忌：恶螵蛸，脾虚者慎用。

配伍应用

膀胱湿热、小便不利、淋沥涩痛：常与木通、瞿麦、冬葵子等同用，如地肤子汤（《济生方》）。
风疹、湿疹：常与白鲜、蝉蜕、黄柏等同用。
下焦湿热、外阴湿痒：可与苦参、龙胆、白矾等煎汤，外洗患处。

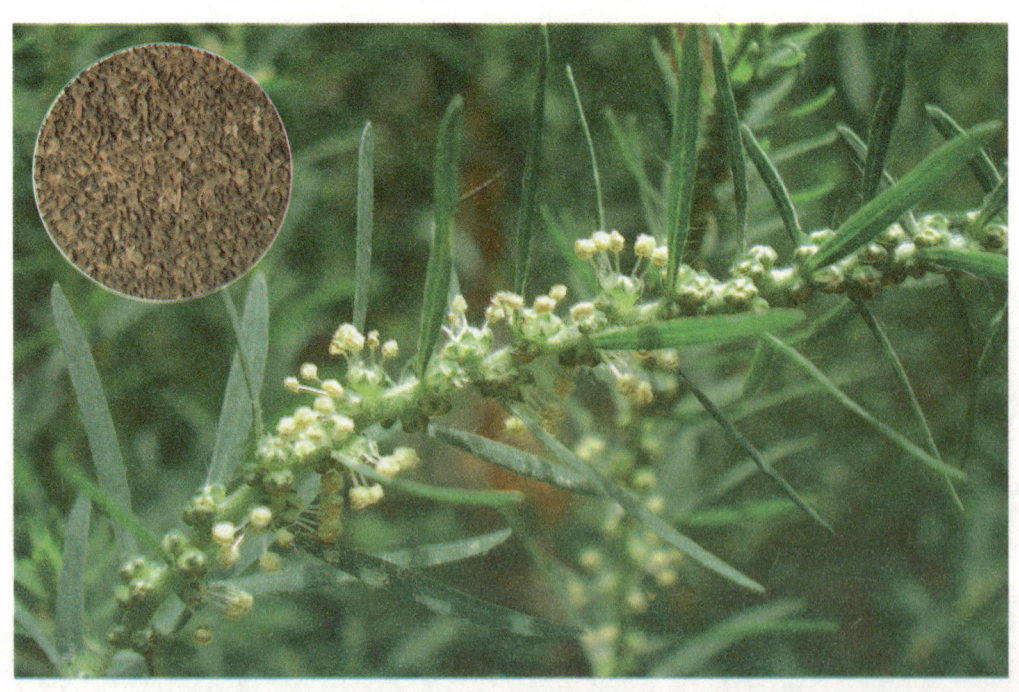

蒺藜子 JILIZI

原文
味苦，温。主恶血，破症结积聚，喉痹，乳难。久服长肌肉，明目，轻身。一名旁通，一名屈人，一名止行，一名豺羽，一名升推。生平泽，或道旁。

今释
别　　名：蒺藜、七厘子。
来　　源：本品为蒺藜科植物蒺藜的干燥成熟果实。
采收加工：秋季果实成熟时采割植株，晒干。打下果实，除去杂质。
性味归经：辛、苦，微温；有小毒。归肝经。
功效主治：平肝解郁，活血祛风，明目，止痒。主治头痛眩晕、胸胁胀痛、乳闭乳痈、目赤翳障、风疹瘙痒。
用量用法：6～10克，煎服。
使用禁忌：血虚气弱者及孕妇慎服。

配伍应用
头痛眩晕，目赤肿痛：配决明子、青葙子等同用。
风疹瘙痒：配菊花、地肤子、苦参同用。

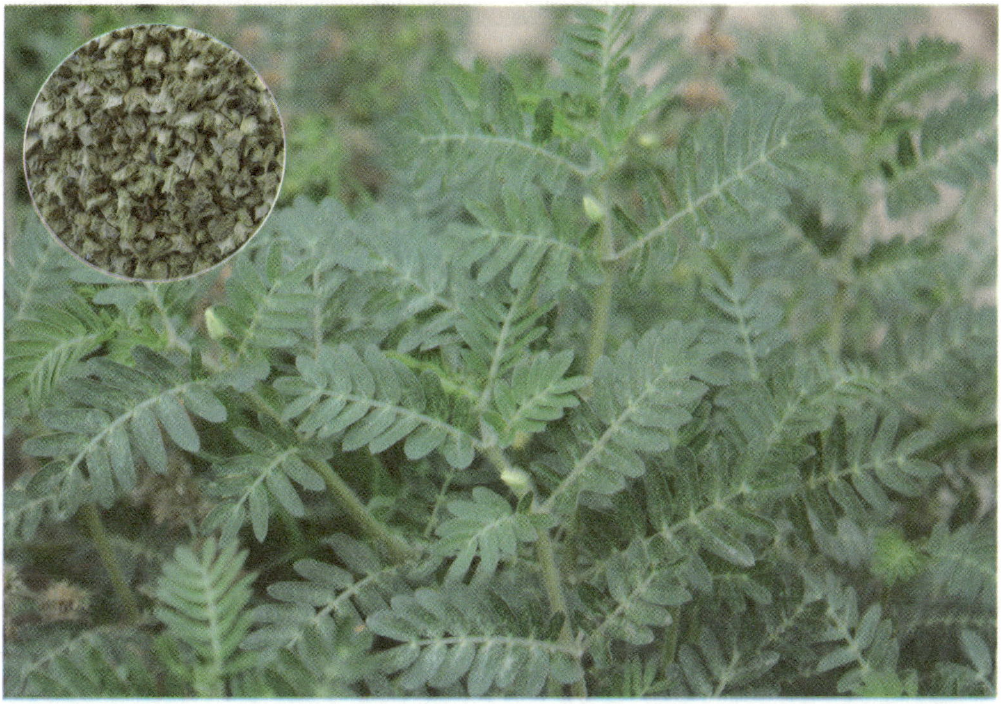

茜根

QIAN GEN

原文
味苦，寒。主寒湿风痹，黄疸，补中。生川谷。

今释
别　　名： 金草、地血、四轮草、小活血、血见愁、过山藤、红根仔草。
来　　源： 本品为茜草科植物茜草的干燥根及根茎。
采收加工： 春、秋二季采挖，除去泥沙，干燥。
性味归经： 苦，寒。归肝经。
功效主治： 凉血，祛瘀，止血，通经。主治吐血、衄血、崩漏、外伤出血、瘀阻经闭、关节痹痛、跌扑肿痛。
用量用法： 6～10克，煎服，大剂量可用至30克。也入丸、散。止血炒炭用，活血通经生用或酒炒用。
使用禁忌： 血少者忌用。

配伍应用
衄血： 可与艾叶、乌梅同用，如茜梅丸（《普济本事方》）。
血热崩漏： 常与生地黄、生蒲黄、侧柏叶等同用。
尿血： 常与白术、龙骨等同用，如固冲汤（《医学衷中参西录》）。
经闭、跌打损伤、风湿痹痛等： 单用本品酒煎服；或配桃仁、红花、当归等同用，如茜草丸（《经验广集》）治血滞经闭。

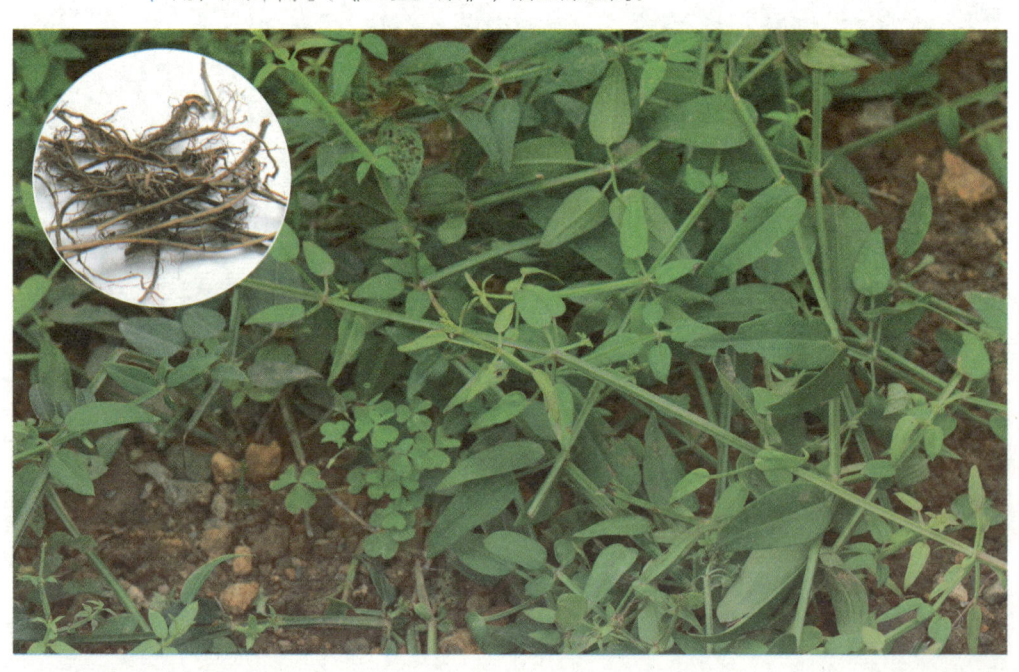

茵陈蒿

YIN CHEN HAO

原文

味苦，平。主风湿寒热邪气，热结黄疸。久服轻身益气，耐老。生丘陵阪岸上。

今释

别　　名：臭蒿、茵陈、婆婆蒿。
来　　源：本品为菊科植物滨蒿或茵陈蒿的干燥地上部分。
采收加工：春季幼苗高6～10厘米时采收或秋季花蕾长成时采割，除去杂质及老茎，晒干。春季采收的习称"绵茵陈"，秋季采割的称"茵陈蒿"。
性味归经：苦、辛，微寒。归脾、胃、肝、胆经。
功效主治：清利湿热，利胆退黄。主治黄疸尿少、湿温暑湿、湿疮瘙痒。
用量用法：6～15克，煎服。外用：适量，煎汤熏洗。
使用禁忌：非因湿热引起的发黄忌服，蓄血发黄者及血虚萎黄者慎用。

配伍应用

黄疸：常与栀子、黄柏、大黄同用，如茵陈蒿汤（《伤寒论》）。
湿热内蕴所致之风痒瘾疹、湿疮瘙痒：可单味煎汤外洗，也可与黄柏、苦参、地肤子等同用。

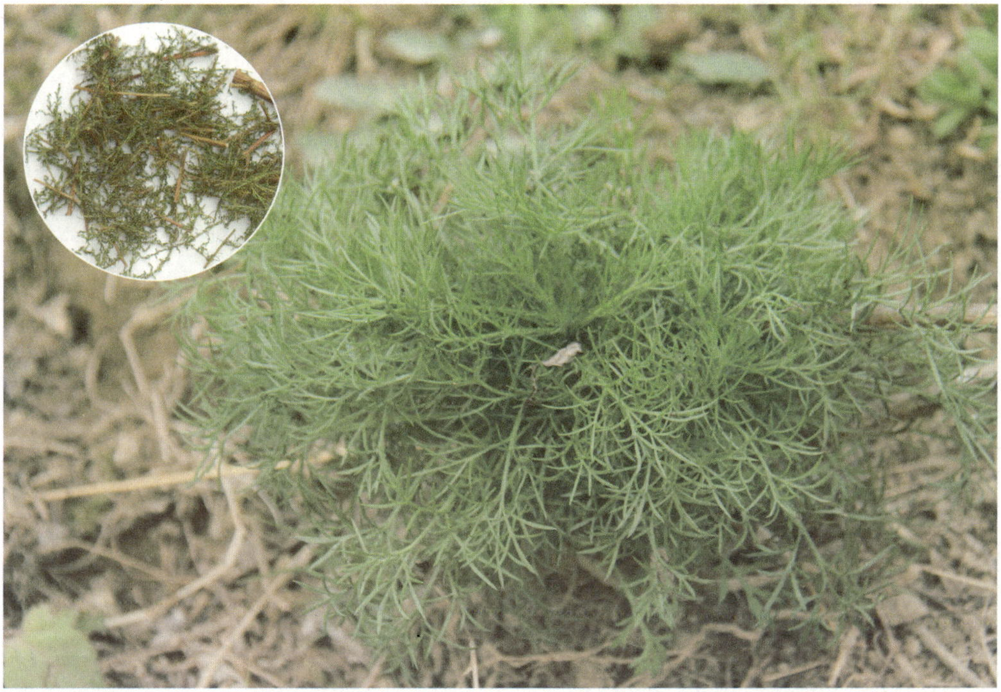

漏芦

LOU LU

原文

味苦、咸，寒。主皮肤热，恶疮，疽痔，湿痹，下乳汁。久服轻身益气，耳目聪明，不老延年。一名野兰。生山谷。

今释

别　　名： 野兰、狼头花、和尚头、华州漏芦、禹州漏芦、独花山牛蒡。
来　　源： 本品为菊科植物祁州漏芦的干燥根。
采收加工： 春、秋二季采挖。除去须根及泥沙，晒干。
性味归经： 苦，寒。归胃经。
功效主治： 清热解毒，消痈，下乳，舒筋通脉。主治乳痈肿痛、痈疽发背、瘰疬疮毒、乳汁不通、湿痹拘挛。
用量用法： 5～9克，煎服。外用：研末调敷或煎水洗。
使用禁忌： 孕妇慎用。

配伍应用

乳痈肿痛： 常与栝楼、蛇蜕同用，如漏芦散（《太平惠民和剂局方》）。
热毒壅聚、痈肿疮毒： 常与大黄、白及、黄芩等同用，如漏芦汤（《千金方》）。
痰火郁结、瘰疬欲破： 可与秦艽、玄参、白术等同用，如漏芦丸（《圣济总录》）。

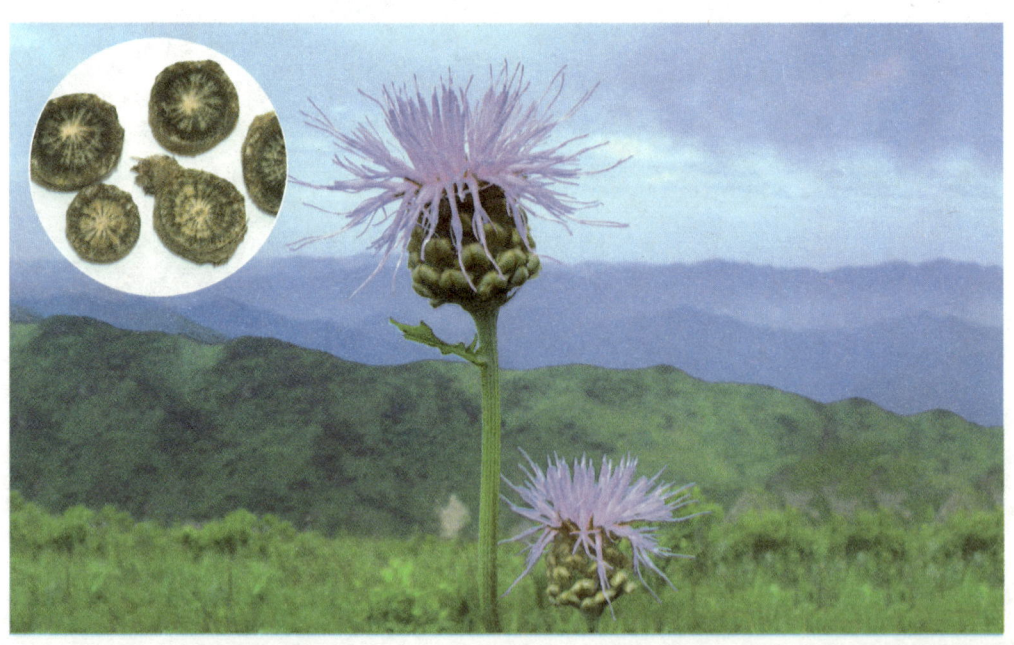

王不留行

原文
味苦，平。主金疮止血，逐痛出刺，除风痹内寒。久服轻身耐老，增寿。生山谷。

今释
别　　名：奶米、不母留、大麦牛、王母牛。
来　　源：本品为石竹科植物麦蓝菜的干燥成熟种子。
采收加工：夏季果实成熟、果皮尚未开裂时采割植株，晒干，打下种子，除去杂质，再晒干。
性味归经：苦，平。归肝、胃经。
功效主治：活血通经，下乳消肿，利尿通淋。主治经闭、痛经、乳汁不下、乳痈肿痛、淋证涩痛。
用量用法：5～10克，煎服。外用：适量。
使用禁忌：孕妇慎用。

配伍应用
妇人难产，或胎死腹中：常与酸浆草、五灵脂、刘寄奴等同用，如胜金散（《普济方》）。
产后乳汁不下：常与穿山甲等同用，如涌泉散（《卫生宝鉴》）。
产后气血亏虚，乳汁稀少：与黄芪、当归或当归、猪蹄同用。
乳痈肿痛：可配蒲公英、夏枯草、栝楼等，如王不留行散（《本草汇言》）。

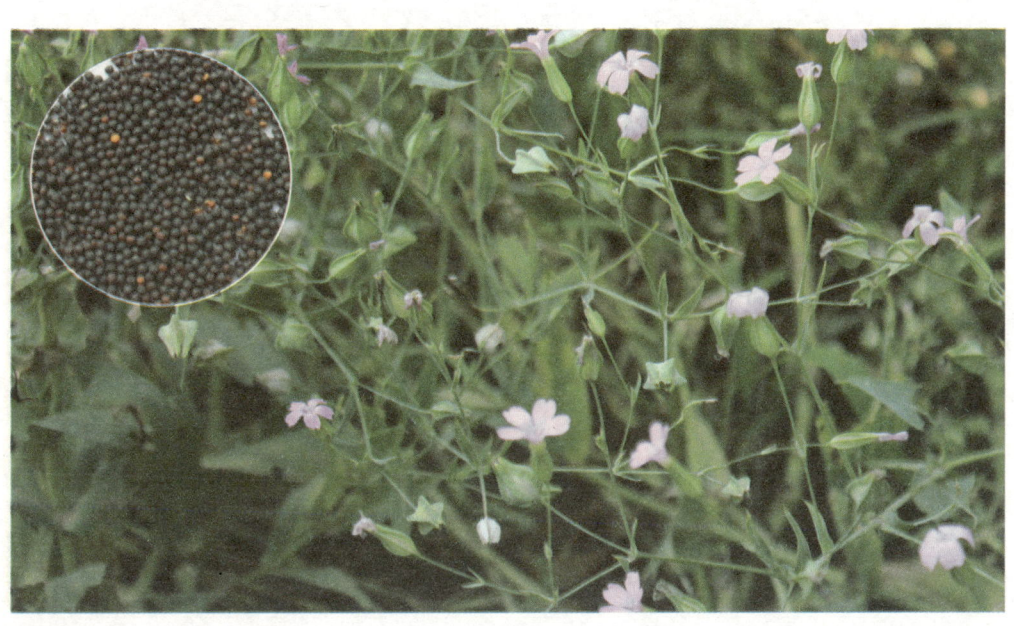

蒲黄 PU HUANG

原文
味甘,平。主心、腹、膀胱寒热,利小便,止血,消瘀血。久服轻身,益气力,延年神仙。生池泽。

今释
别　　名: 蒲棒、水蜡烛、毛蜡烛。
来　　源: 本品为香蒲科植物水烛香蒲、东方香蒲或同属植物的干燥花粉。
采收加工: 夏季采收蒲棒上部的黄色雄花序,晒干后碾轧,筛取花粉。剪取雄花后,晒干,成为带有雄花的花粉,即为草蒲黄。
性味归经: 甘,平。归肝、心包经。
功效主治: 止血,化瘀,通淋。主治吐血、衄血、咯血、崩漏、外伤出血、经闭痛经、胸腹刺痛、跌扑肿痛、血淋涩痛。
用量用法: 5～10克,煎服,包煎。外用:适量,研末外掺或敷患处。止血多炒炭用,化瘀、利尿多生用。
使用禁忌: 孕妇慎用。

配伍应用
吐血、衄血、咯血、尿血、崩漏等: 可单用冲服,亦可配伍其他止血药同用,如蒲黄散(《太平圣惠方》)。
鼻衄经久不止: 与石榴花同用,和研为散服。
月经过多、漏下不止: 可配龙骨、艾叶同用,如蒲黄丸(《圣济总录》)。

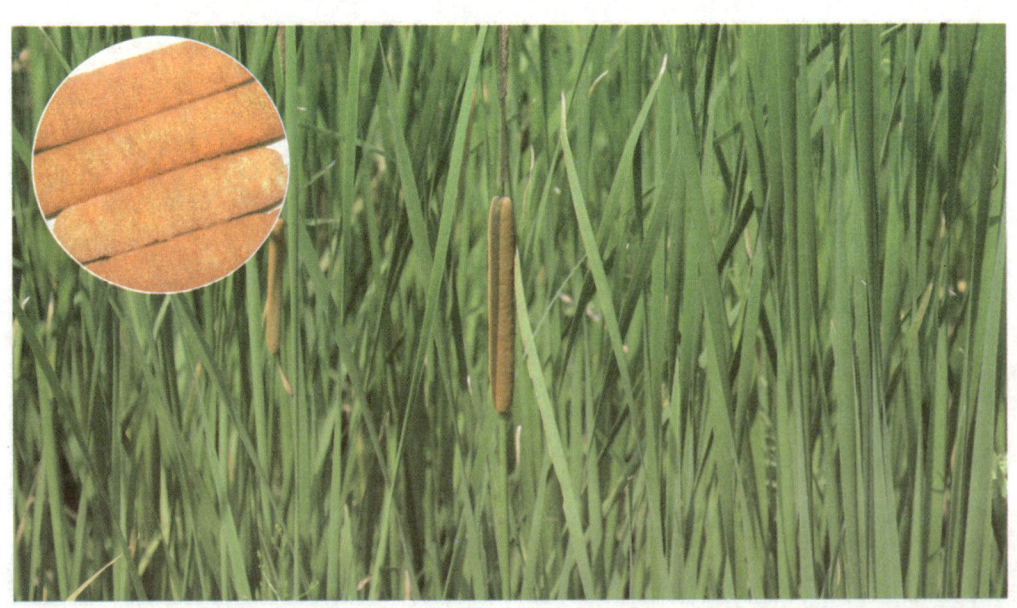

肉苁蓉

原文

味甘，微温。主五劳七伤补中，除茎中寒热痛，养五脏，强阴，益精气，多子，妇人症瘕。久服轻身。生山谷。

今释

别　　名：寸芸、苁蓉、地精。
来　　源：本品为列当科植物肉苁蓉或管花肉苁蓉的干燥带鳞叶的肉质茎。
采收加工：多于春季苗未出土或刚出土时采挖，除去花序，切段，晒干。
性味归经：甘、咸，温。归肾、大肠经。
功效主治：补肾阳，益精血，润肠通便。主治肾阳不足、精血亏虚、阳痿不孕、腰膝酸软、筋骨无力、肠燥便秘。
用量用法：6～10克，煎服。
使用禁忌：相火偏旺、胃弱便溏、实热便结者禁服。

配伍应用

男子五劳七伤、阳痿不起、小便余沥：常配菟丝子、续断、杜仲同用，如肉苁蓉丸（《医心方》）。
肾虚骨痿、不能起动：亦可与杜仲、巴戟天、紫河车等同用，如金刚丸（《张氏医通》）。

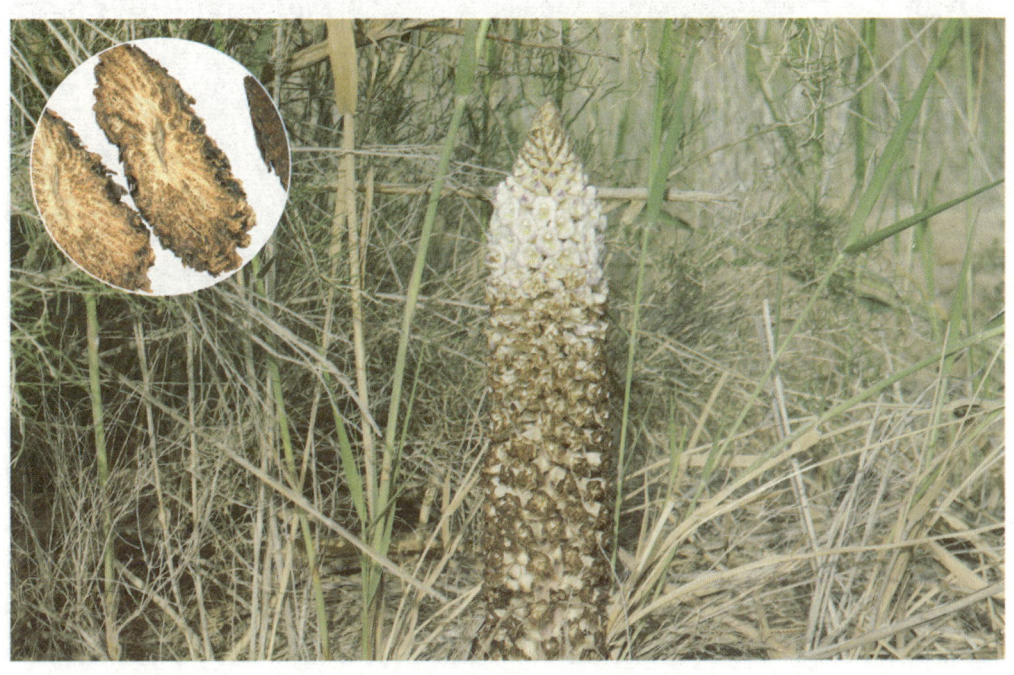

徐长卿

XU CHANG QING

原文

味辛,温。主鬼物百精蛊毒,疫疾邪恶气,温疟。久服强悍轻身。一名鬼督邮。生山谷。

今释

别　　名：督邮、徐长卿。
来　　源：本品为萝藦科植物徐长卿的干燥根及根茎。
采收加工：秋季采挖,除去杂质,阴干。
性味归经：辛,温。归肝、胃经。
功效主治：祛风,化湿,止痛,止痒。主治风湿痹痛、胃痛胀满、牙痛、腰痛、跌扑伤痛、风疹、湿疹。
用量用法：3～12克,煎服,后下。
使用禁忌：体弱者慎用。

配伍应用

风湿疼痛：常与威灵仙、石见穿等同用。
皮肤瘙痒：可配白鲜、地肤子等用。
跌打肿痛、接骨：鲜徐长卿适量,捣烂敷患处。

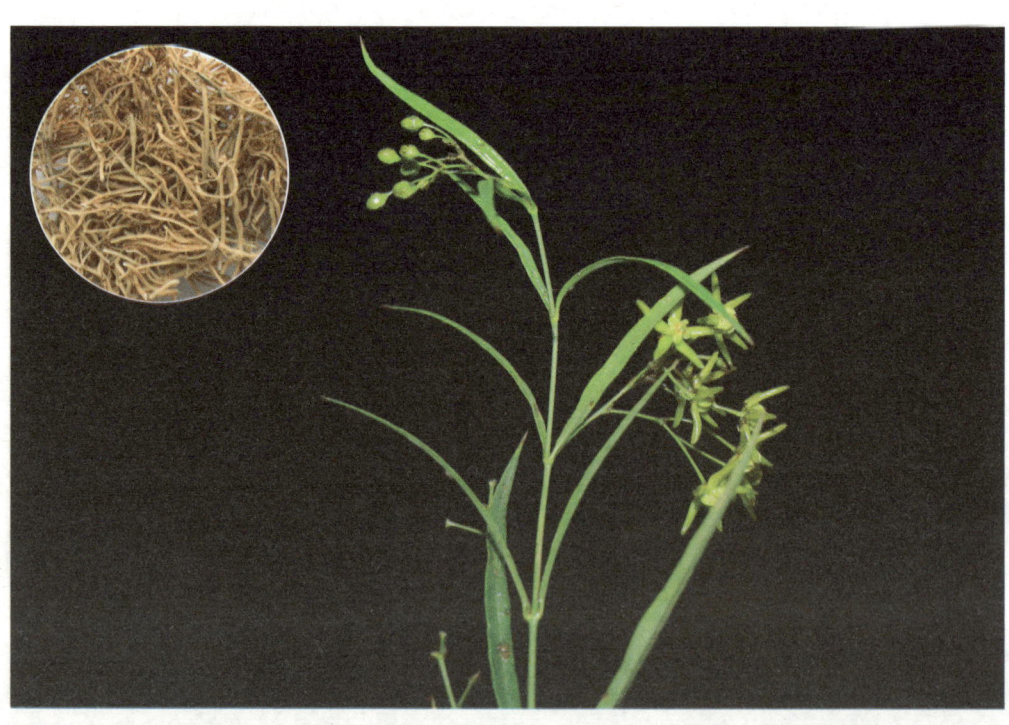

蔓荆实

MAN JING SHI

原文
味苦，微寒。主筋骨间寒热痹，拘挛，明目坚齿，利九窍，去白虫。久服轻身耐老。小荆实亦等。生山谷。

今释
别　　名：京子、荆条子、白布荆。
来　　源：本品为马鞭草科植物单叶蔓荆或蔓荆的干燥成熟果实。
采收加工：秋季果实成熟时采收，除去杂质，晒干。
性味归经：辛、苦，微寒。归膀胱、肝、胃经。
功效主治：疏散风热，清利头目。主治风热感冒头痛、齿龈肿痛、目赤多泪、目暗不明、头晕目眩。
用量用法：5～10克，煎服。
使用禁忌：胃虚者慎服。

配伍应用
风热感冒而头昏头痛者：常与薄荷、菊花等同用。
风邪上攻所致之偏头痛：常配川芎、白芷、细辛等。
风热上攻、目赤肿痛、目昏多泪：常与菊花、蝉蜕、蒺藜等同用。
中气不足、清阳不升、耳鸣耳聋：与黄芪、人参、升麻、葛根等同用，如益气聪明汤（《证治准绳》）。

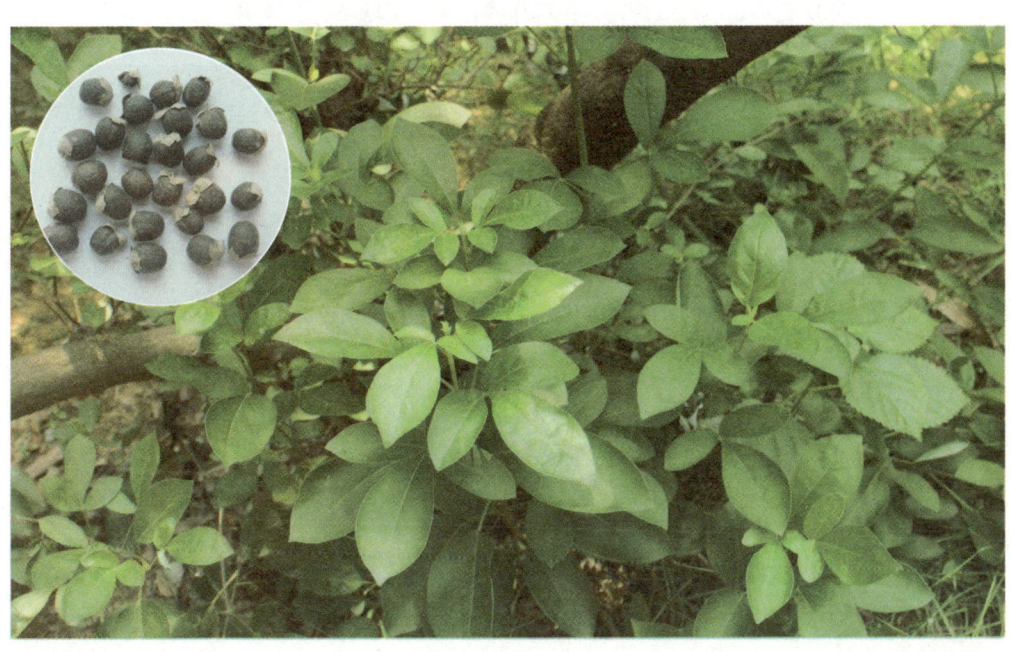

女贞实

NÜ ZHEN SHI

原文

味苦,平。主补中,安五脏,养精神,除百疾。久服肥健,轻身不老。生山谷。

今释

别　　名： 女贞子、冬青子、爆格蚤、白蜡树子、鼠梓子。
来　　源： 本品为木犀科植物女贞的干燥成熟果实。
采收加工： 冬季果实成熟时采收,除去枝叶,稍蒸或置沸水中略烫后,干燥;或直接干燥。
性味归经： 甘、苦,凉。归肝、肾经。
功效主治： 滋补肝肾,明目乌发。主治肝肾阴虚、眩晕耳鸣、腰膝酸软、须发早白、目暗不明、内热消渴、骨蒸潮热。
用量用法： 6～12克,煎服,因主要成分齐墩果酸不易溶于水,故以入丸剂为佳。本品以黄酒拌后蒸制,可增强滋补肝肾作用,并使苦寒之性减弱,避免滑肠。
使用禁忌： 本品虽补而不腻,但性凉。故脾胃虚寒泄泻及肾阳虚者慎用。

配伍应用

肝肾阴虚所致之目暗不明、视力减退、须发早白、眩晕耳鸣、失眠多梦、腰膝酸软、遗精等： 常与墨旱莲配伍,如二至丸(《医方集解》)。

阴虚有热、目微红羞明、眼珠作痛： 宜与生地黄、石决明、谷精草等同用。

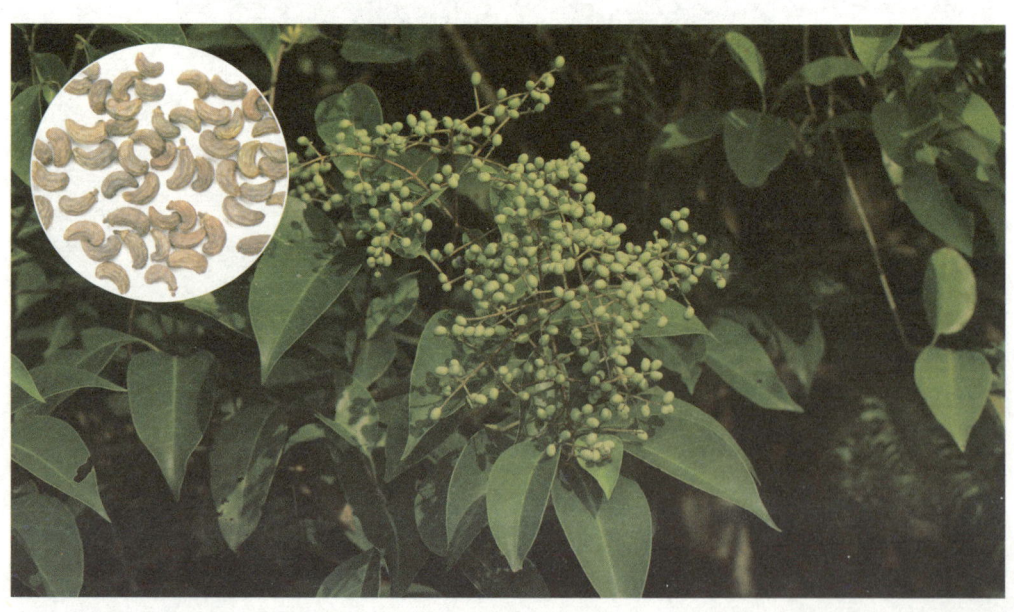

桑上寄生

味苦，平。主腰痛，小儿背强，痈肿，安胎，充肌肤，坚发齿，长须眉。其实，明目，轻身通神。一名寄屑，一名寓木，一名宛童。生川谷。

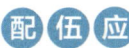

别　　名： 寄生、桑寄生。
来　　源： 本品为桑寄生科植物桑寄生的干燥带叶茎枝。
采收加工： 冬季至次春采割，除去粗茎，切段，干燥，或蒸后干燥。
性味归经： 苦、甘，平。归肝、肾经。
功效主治： 祛风湿，补肝肾，强筋骨，安胎元。主治风湿痹痛、腰膝酸软、筋骨无力、崩漏经多、妊娠漏血、胎动不安、头晕目眩。
用量用法： 9~15克，煎服。
使用禁忌： 忌火。

配伍应用

腰膝酸软、筋骨无力： 常与独活、杜仲、牛膝、桂心等同用，如独活寄生汤（《千金方》）。

肝肾亏虚、月经过多、崩漏、妊娠下血、胎动不安： 每与阿胶、续断、当归、香附等配伍，如桑寄生散（《证治准绳》）；或配阿胶、续断、菟丝子，如寿胎丸（《医学衷中参西录》）。

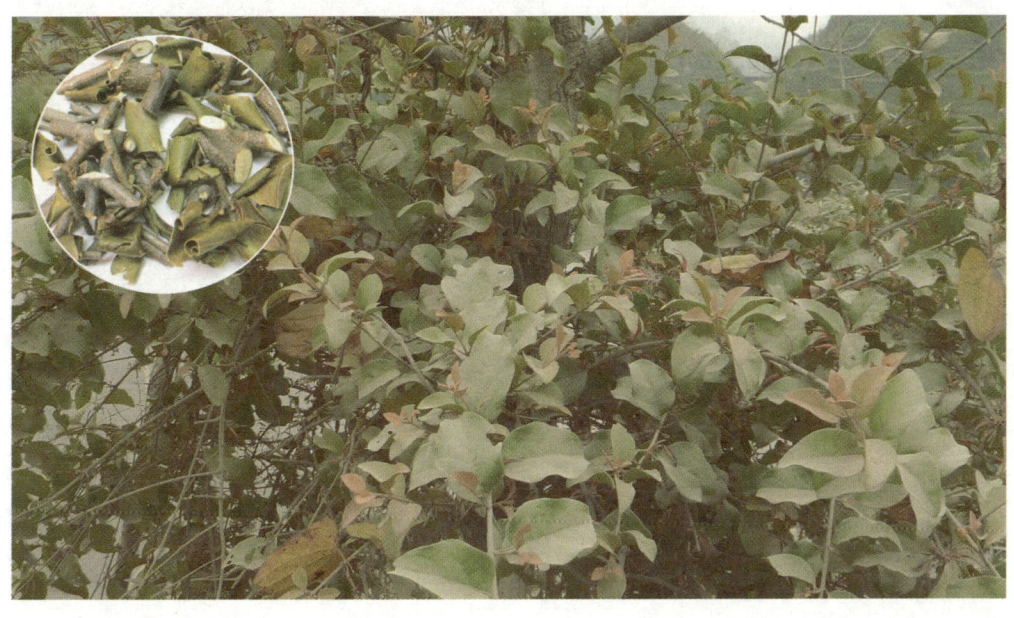

辛夷

XIN YI

 原文

味辛,温。主五脏、身体寒风,头脑痛,面䵟。久服下气,轻身,明目,增年耐老。一名辛矧,一名侯桃,一名房木。生山谷。

 今释

别　　名： 木兰、春花、木笔花、望春花、紫玉兰、白玉兰、二月花、广玉兰。
来　　源： 本品为木兰科植物望春花、玉兰或武当玉兰的干燥花蕾。
采收加工： 冬末春初花未开放时采收,除去枝梗,阴干。
性味归经： 辛,温。归肺、胃经。
功效主治： 散风寒,通鼻窍。主治风寒头痛、鼻塞流涕、鼻衄、鼻渊。
用量用法： 3～10克,煎服,宜包煎。外用:适量。
使用禁忌： 阴虚火旺者忌服。

配伍应用

外感风寒,肺窍郁闭,恶寒发热、头痛鼻塞： 可配防风、白芷、细辛等。
鼻渊头痛、鼻塞流涕： 常与白芷、细辛、苍耳子等同用,如苍耳子散(《济生方》)。
偏风热： 多与薄荷、连翘、黄芩等同用。

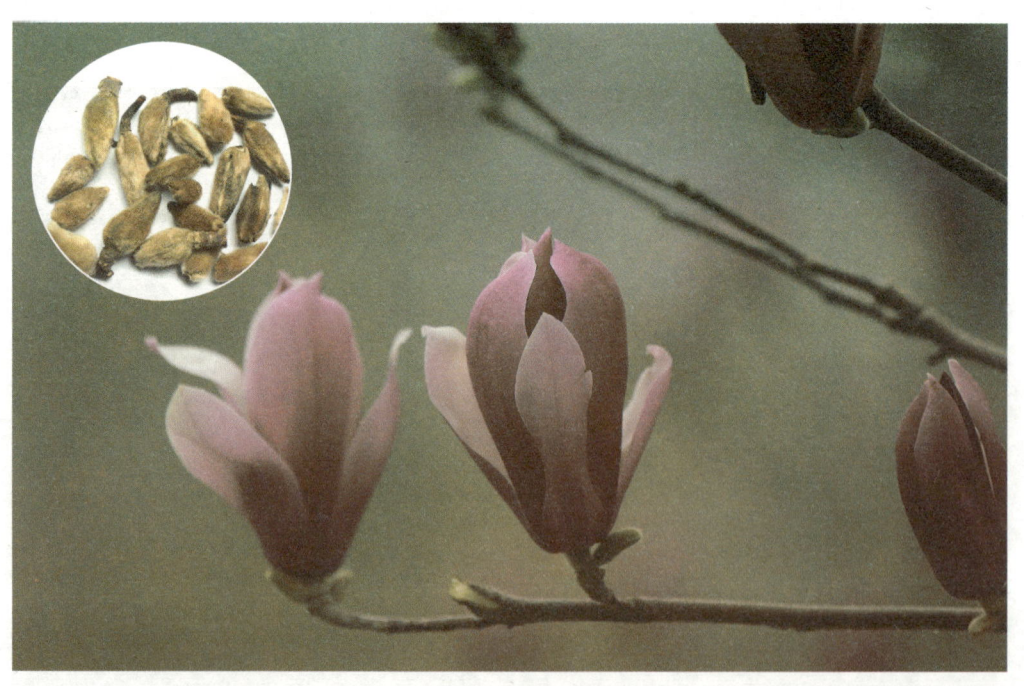

阿胶

E JIAO

 原文

味甘,平。主心腹内崩,劳极,洒洒如疟状,腰腹痛,四肢酸疼,女子下血,安胎。久服轻身益气。一名傅致胶。

 今释

别　　名： 驴皮胶。
来　　源： 本品为马科动物驴的干燥皮或鲜皮经煎煮、浓缩制成的固体胶。
采收加工： 将驴皮浸泡去毛,切块洗净,分次水煎,滤过,合并滤液,浓缩(可分别加入适量的黄酒、冰糖和豆油)至稠膏状,冷凝,切块,晾干,即得。
性味归经： 甘,平。归肺、肝、肾经。
功效主治： 补血滋阴,润燥,止血。主治血虚萎黄、眩晕心悸、肌痿无力、心烦不眠、虚风内动、肺燥咳嗽、劳嗽咯血、吐血尿血、便血崩漏、妊娠胎漏。
用量用法： 3~9克,入汤剂宜烊化冲服。
使用禁忌： 胃弱便溏者慎用。

 **配伍应用**

血虚诸症： 可单用本品,亦常配熟地黄、当归、芍药等同用,如阿胶四物汤(《杂病源流犀烛》)。
气虚血少所致之心动悸、脉结代： 与桂枝、甘草、人参等同用,如炙甘草汤(《伤寒论》)。

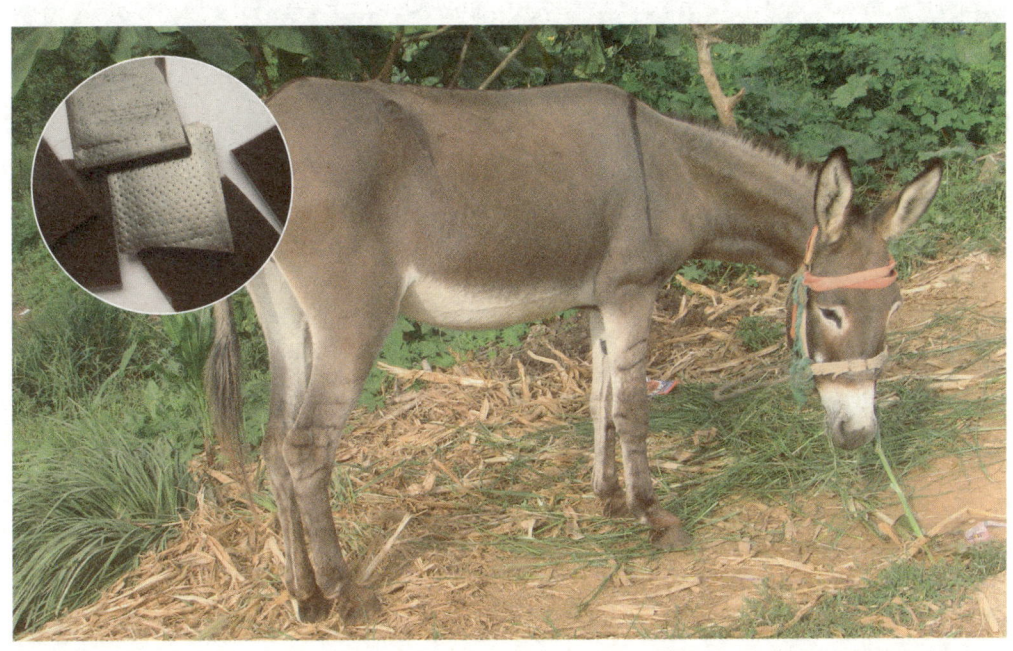

葡萄

PU TAO

 原文

味甘，平。主筋骨湿痹，益气倍力，强志，令人肥健，耐饥，忍风寒。久食轻身，不老延年。可作酒。生山谷。

 今释

别　　名： 蒲桃、草龙珠。
来　　源： 本品为葡萄科植物葡萄的果实。
采收加工： 夏末秋初果熟时采收，阴干。多数制成葡萄干用。
性味归经： 甘、微酸，平。归肾、肺、脾经。
功效主治： 补气血，益肝肾，生津液，强筋骨，止咳除烦，补益气血，通利小便。主治气血虚弱、肺虚咳嗽、心悸盗汗、风湿痹痛、淋证、浮肿、气短乏力、水肿、小便不利。
用量用法： 适量。煎汤、捣汁或浸酒。
使用禁忌： 不宜过食，虚寒者慎食。

配伍应用

血小板减少症： 葡萄若干，浸泡在适量酒中，每次饮10～15毫升，每日2～3次。
营养不良性水肿： 葡萄干30克，生姜皮10克，煎服。
痛风： 鲜葡萄30克，去籽，水煮开后放入适量大米及鲜葡萄，共煮粥服食。

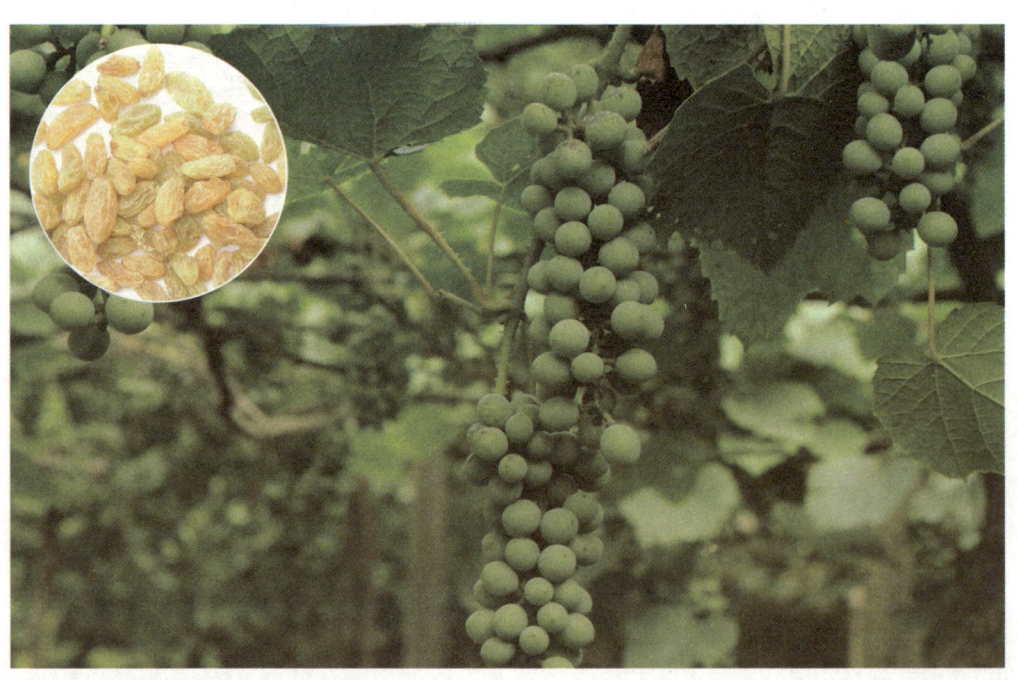

蓬蘽

PENG LEI

原文
味酸，平。主安五脏，益精气，长阴令坚，强志，倍力，有子。久服轻身不老。一名覆盆。生平泽。

今释
别　　名： 覆盆子。
来　　源： 本品为蔷薇科植物华东覆盆子的干燥果实。
采收加工： 夏初果实由绿变绿黄时采收，除去梗、叶，置沸水中略烫或略蒸，取出，干燥。
性味归经： 甘、酸，温。归肝、肾、膀胱经。
功效主治： 益肾固精缩尿，养肝明目。主治遗精滑精、遗尿尿频、阳痿早泄、目暗昏花。
用量用法： 6～12克，煎服。
使用禁忌： 肾虚火旺，小便短赤者慎服。

配伍应用
肾虚遗精、滑精、阳痿、不孕： 常与枸杞子、菟丝子、五味子等同用，如五子衍宗丸（《丹溪心法》）。
肾虚遗尿、尿频： 常与桑螵蛸、益智、补骨脂等同用。

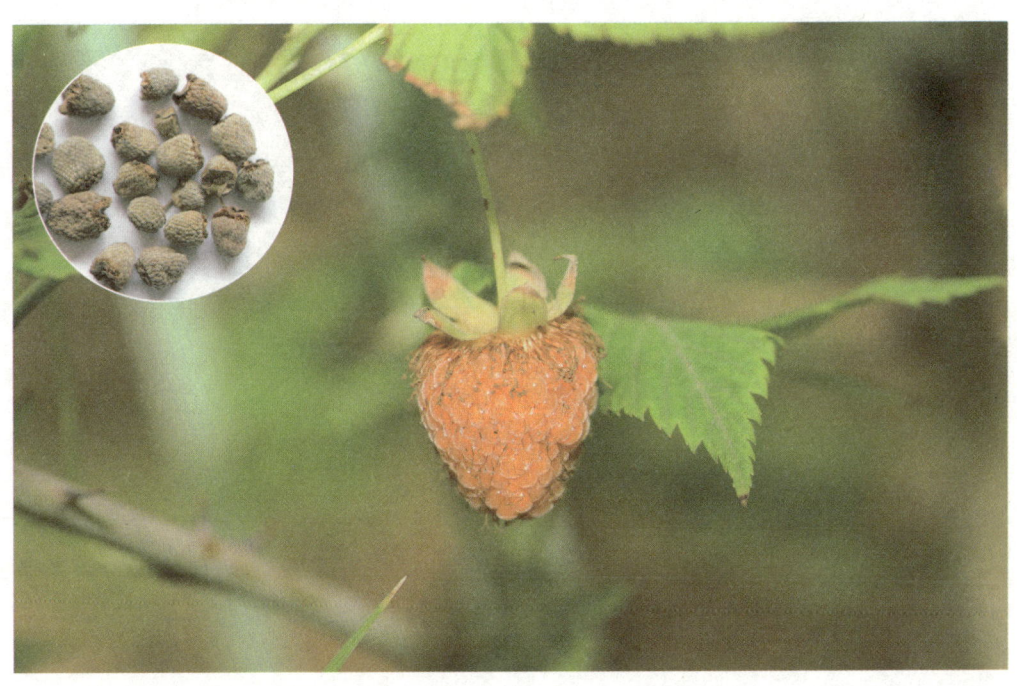

大枣 DA ZAO

原文
味甘,平。主心腹邪气,安中养脾,助十二经,平胃气,通九窍,补少气、少津液,身中不足,大惊,四肢重,和百药。久服轻身长年。叶覆麻黄,能令出汗。生平泽。

今释
别　　名: 红枣、小枣。
来　　源: 本品为鼠李科植物枣的果实。
采收加工: 秋季采摘成熟果实,晒干;或烘炕至皮软再晒干。
性味归经: 甘,温。归脾、胃、心经。
功效主治: 补中益气,养血安神。主治脾虚食少、乏力便溏、妇人脏躁。
用量用法: 6～15克,砸破煎服。
使用禁忌: 凡有湿痰、积滞、齿病、虫病者,均不相宜。糖尿病患者切忌多食。

配伍应用
脾气虚弱、消瘦、倦怠乏力、便溏等: 单用有效,气虚乏力较甚,宜与人参、白术等配伍。
脏躁、自哭、自笑: 单用有效,常与小麦、甘草配伍,如甘麦大枣汤(《金匮要略》)。

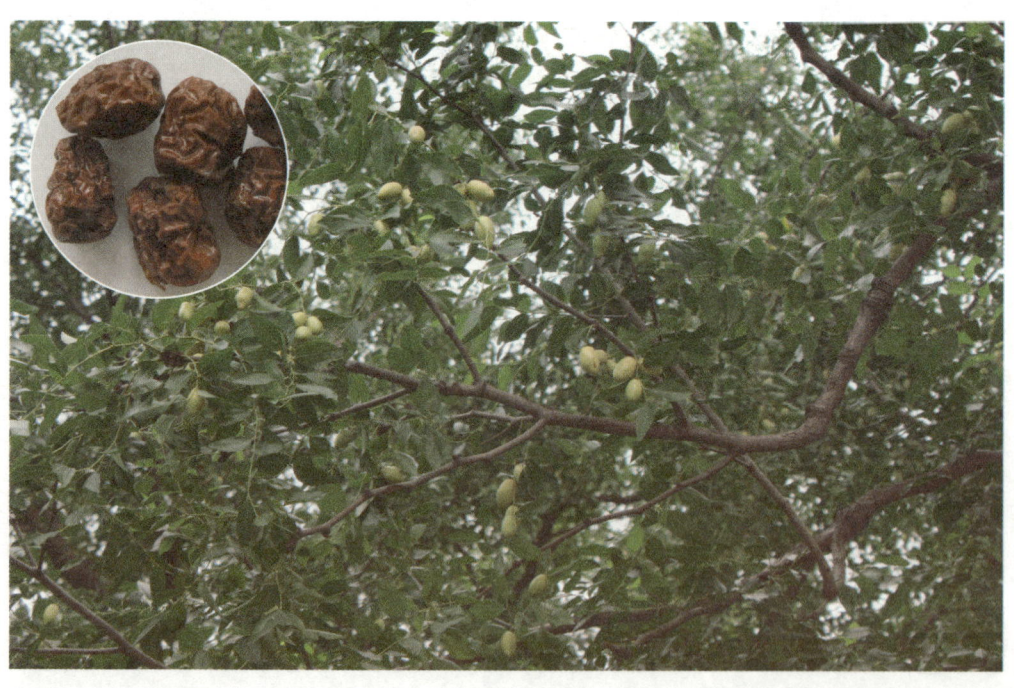

藕实茎

OU SHI JING

原文

味甘，平。主补中，养神，益气力，除百疾。久服轻身，耐老，不饥，延年。一名水芝丹。生池泽。

今释

别　　名： 莲实、莲子、泽芝、莲蓬子。
来　　源： 本品为睡莲科植物莲的干燥成熟种子和茎。
采收加工： 秋季果实成熟时采割莲房，取出果实，除去果皮，干燥；秋、冬二季采挖根茎，切取节部，洗净，晒干，除去须根。
性味归经： 甘、涩，平。归脾、肾、心经。
功效主治： 补脾止泻，止带，益肾涩精，养心安神。主治脾虚泄泻、带下、遗精、心悸失眠。
用量用法： 6～15克，煎服。
使用禁忌： 中满痞胀、大便秘结者禁服。

配伍应用

肾虚精关不固所致之遗精、滑精： 常与鸡头、龙骨等同用，如金锁固精丸（《医方集解》）。
脾虚带下： 常与茯苓、白术等同用。
脾肾两虚、带下清稀、腰膝酸软： 可与山茱萸、薯蓣、鸡头等同用。

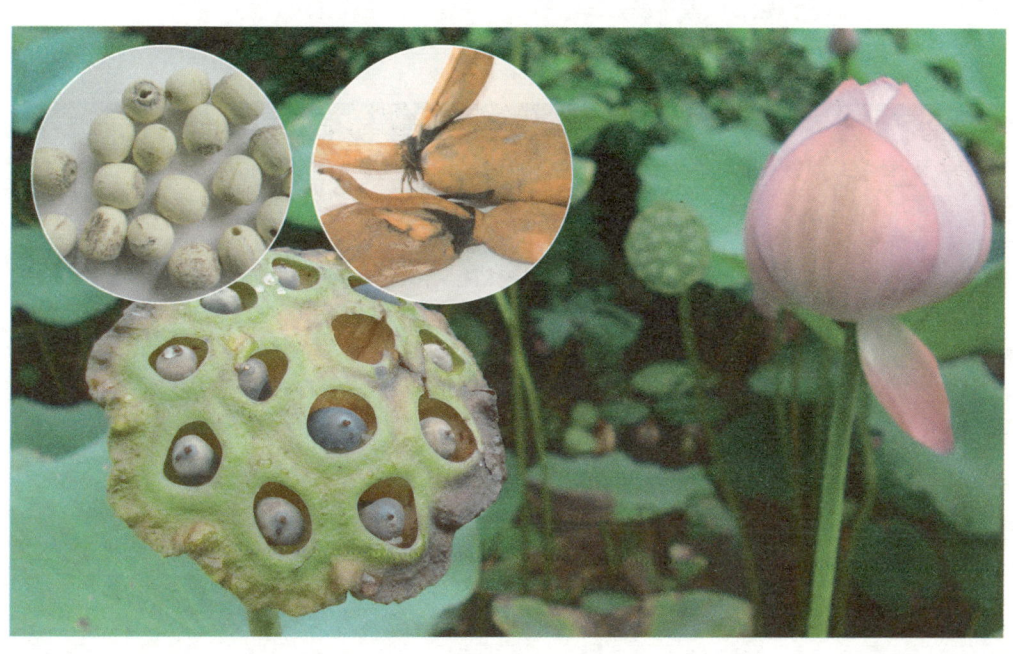

鸡头

JI TOU

原文

味甘，平。主湿痹，腰脊膝痛，补中，除暴疾，益精气，强志，令耳目聪明。久服轻身不饥，耐老，神仙。一名雁喙实。生池泽。

今释

别　　名：芡实。
来　　源：本品为睡莲科植物芡的干燥成熟种仁。
采收加工：秋末冬初采收成熟果实，除去果皮，取出种子，洗净，再除去硬壳（外种皮），晒干。
性味归经：甘、涩，平。归脾、肾经。
功效主治：益肾固精，补脾止泻，除湿止带。主治遗精滑精、遗尿尿频、脾虚久泻、白浊、带下。
用量用法：9～15克，煎服。
使用禁忌：凡外感前后、疟痢疳痔、气郁痞胀、溺赤便秘、食不运化及新产后皆忌之。

配伍应用

肾虚不固所致之腰膝酸软、遗精滑精：常与金樱子相须而用，如水陆二仙丹（《洪氏集方》）；亦可与莲子、莲须、牡蛎等配伍，如金锁固精丸（《医方集解》）。

脾虚湿盛、久泻不愈：常与白术、茯苓、扁豆等同用。

脾肾两虚所致之带下清稀：常与党参、白术、薯蓣等同用。

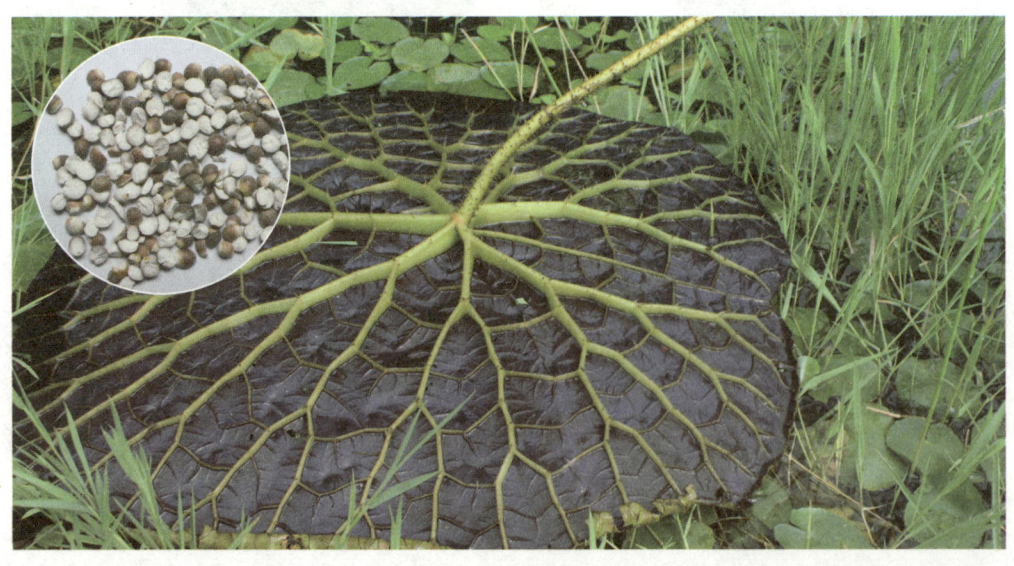

白瓜子

BAI GUA ZI

原文

味甘，平。主令人悦泽，好颜色，益气不饥。久服轻身耐老。一名水芝。生平泽。

今释

别　　名：甘瓜子、冬瓜子。
来　　源：本品为葫芦科植物冬瓜的种子。
采收加工：将冬瓜子筛净泥屑，炒至黄色，取出晾凉。
性味归经：甘，微寒。归肺、大肠经。
功效主治：清肺化痰，利湿排脓。主治肺热咳嗽、肺痈、肠痈、淋病、水肿、脚气、痔疮等。
用量用法：10～15克，煎服，或研末服。外用：适量，煎水洗或研膏涂敷。
使用禁忌：久服寒中。

配伍应用

肺痈：与苇茎、薏苡仁、桃仁同用，如千金苇茎汤（《金匮要略》）。

肠痈脓未成，少腹肿痞，按之即痛如淋，小便自调，时时发热，自汗出，复恶寒，其脉迟紧者：与大黄、牡丹皮、桃仁、芒硝同用，如大黄牡丹汤（《金匮要略》）。

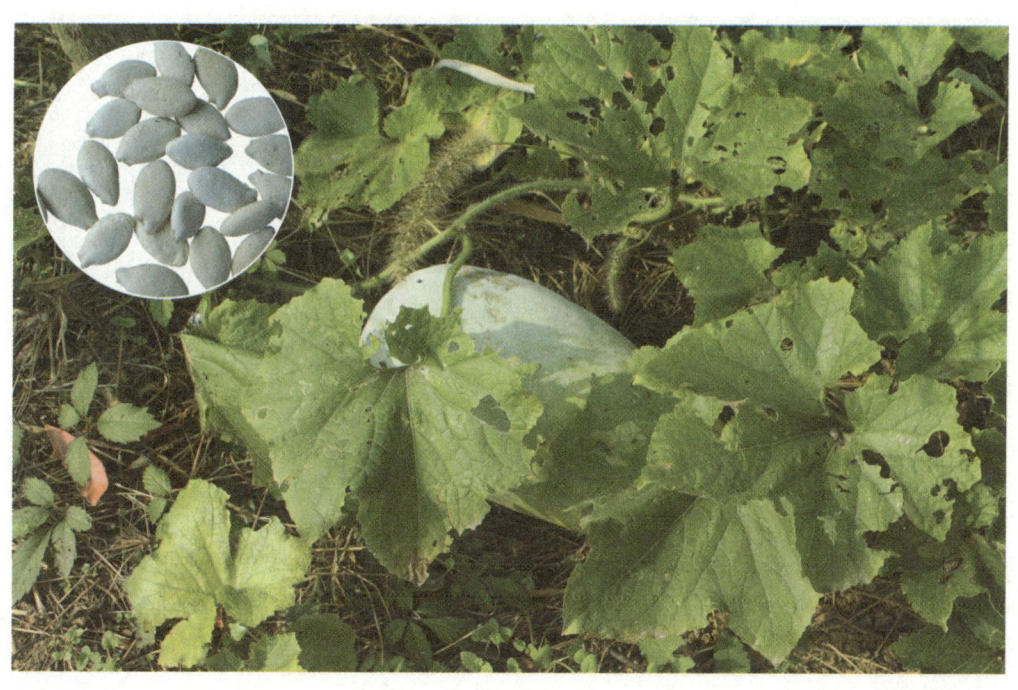

冬葵子

DONG KUI ZI

原文

味甘，寒。主五脏六腑寒热，羸瘦，五癃，利小便。久服坚骨，长肌肉，轻身延年。

今释

别　　名：葵子、葵菜子。
来　　源：本品为锦葵科植物冬葵的干燥成熟种子。
采收加工：夏、秋二季果实成熟时采收。除去杂质，阴干。
性味归经：甘、涩，凉。归大肠、小肠、膀胱经。
功效主治：清热利尿，消肿。主治尿闭、水肿、口渴、尿路感染。
用量用法：3～9克，煎服。
使用禁忌：脾虚肠滑者忌服，孕妇慎服。

配伍应用

热淋：与石韦、瞿麦、滑石等同用，如石韦散（《证治汇补》）。
血淋及妊娠子淋：本品单用（《千金方》）。
石淋：与海金沙、金钱草、鸡内金等同用。
水肿胀满、小便不利：配猪苓、泽泻、茯苓等同用。
关格胀满、大小便不通：以本品单味为末服（《肘后备急方》）。

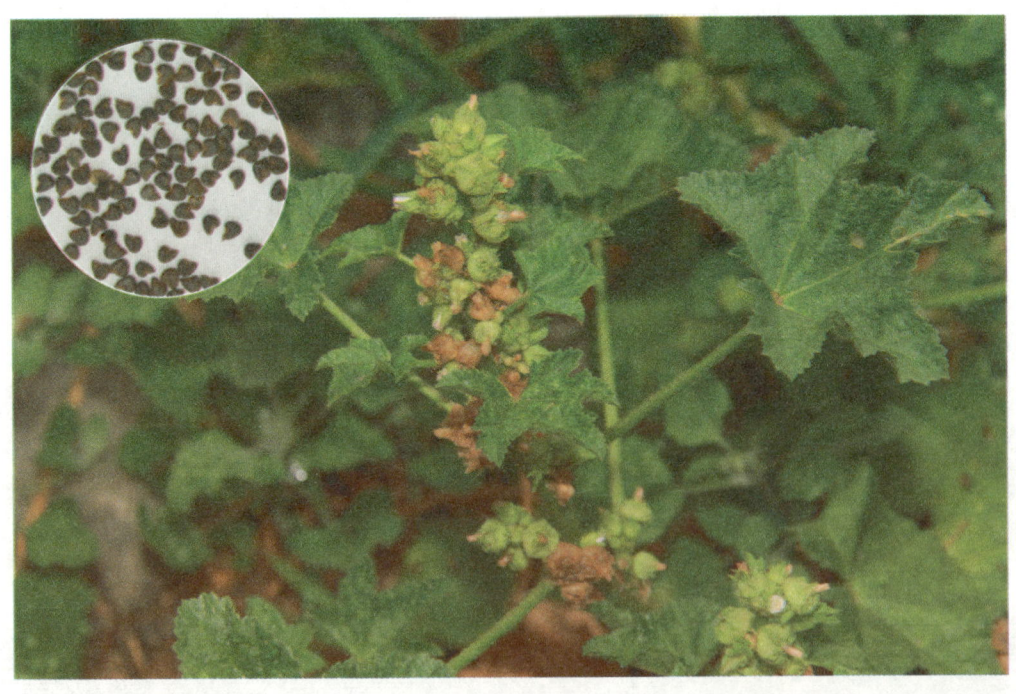

胡麻 HU MA

 原文

味甘，平。主伤中虚羸，补五内，益气力，长肌肉，填髓脑。久服轻身不老。一名巨胜。叶名青蘘。生川泽。

 今释

别　　名：芝麻。
来　　源：本品为脂麻科植物脂麻的干燥成熟种子。
采收加工：秋季果实成熟时采割植株，晒干，打下种子，除去杂质，再晒干。
性味归经：甘，平。归肝、肾、大肠经。
功效主治：补肝肾，益精血，润肠燥。主治精血亏虚、头晕眼花、耳鸣耳聋、须发早白、病后脱发、肠燥便秘。
用量用法：9～15克。
使用禁忌：脾虚便溏者慎服。

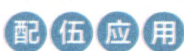 **配伍应用**

精亏血虚、肝肾不足所致之头晕眼花、须发早白、四肢无力等：配桑叶为丸服，如扶桑至宝丹（又名桑麻丸）（《寿世保元》）；亦常配巴戟天、熟地黄等，以延年益寿。

精亏血虚所致之肠燥便秘：可单用，或与肉苁蓉、紫苏子、火麻仁等同用。

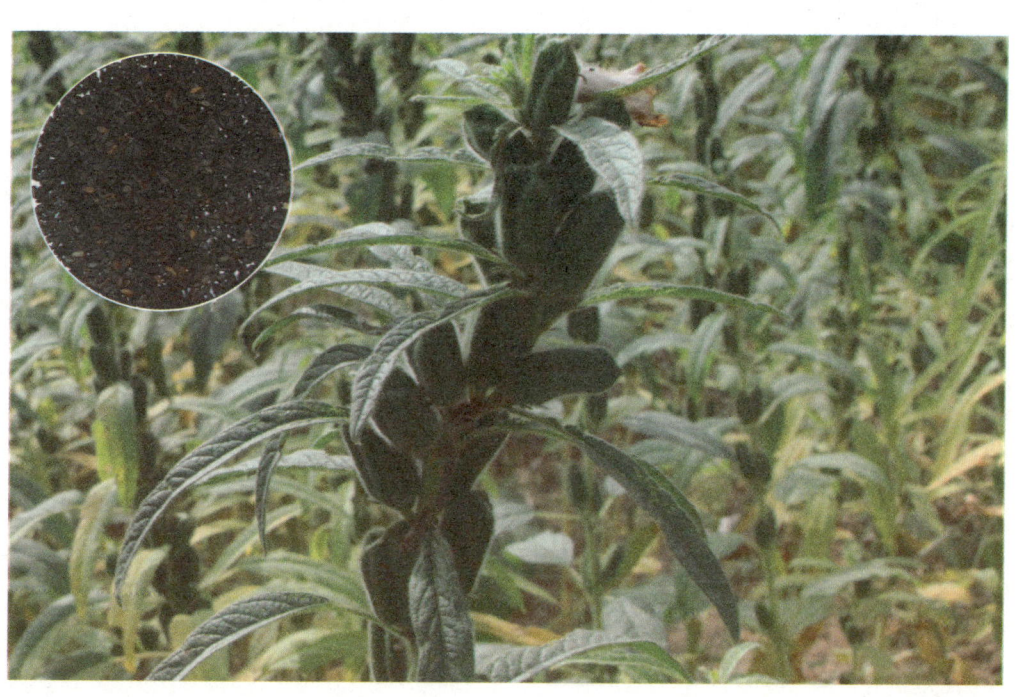

慈石

CI SHI

原文

味辛，寒。主周痹风湿，肢节中痛，不可持物，洗洗酸消，除大热烦满及耳聋。一名元石。生山谷。

今释

别　　名：玄石、处石、吸针石。
来　　源：本品为氧化物类矿物磁铁矿的矿石。
采收加工：开采后，除去杂质。
性味归经：咸，寒。归肝、心、肾经。
功效主治：镇惊安神，平肝潜阳，聪耳明目，纳气平喘。主治惊悸失眠，头晕目眩，视物昏花，耳鸣耳聋，肾虚气喘。
用量用法：9～30克，先煎。
使用禁忌：恶牡丹、莽草。畏黄石脂。杀铁毒。

配伍应用

神不守舍所致之心神不宁、惊悸、失眠及癫痫： 常与朱砂、神曲同用，如磁朱丸（《千金方》）。

肝阳上亢所致之头晕目眩、急躁易怒等： 常与石决明、珍珠、牡蛎等同用；阴虚甚者，可配生地黄、芍药、龟甲等；热甚者又可与钩藤、菊花、夏枯草等同用。

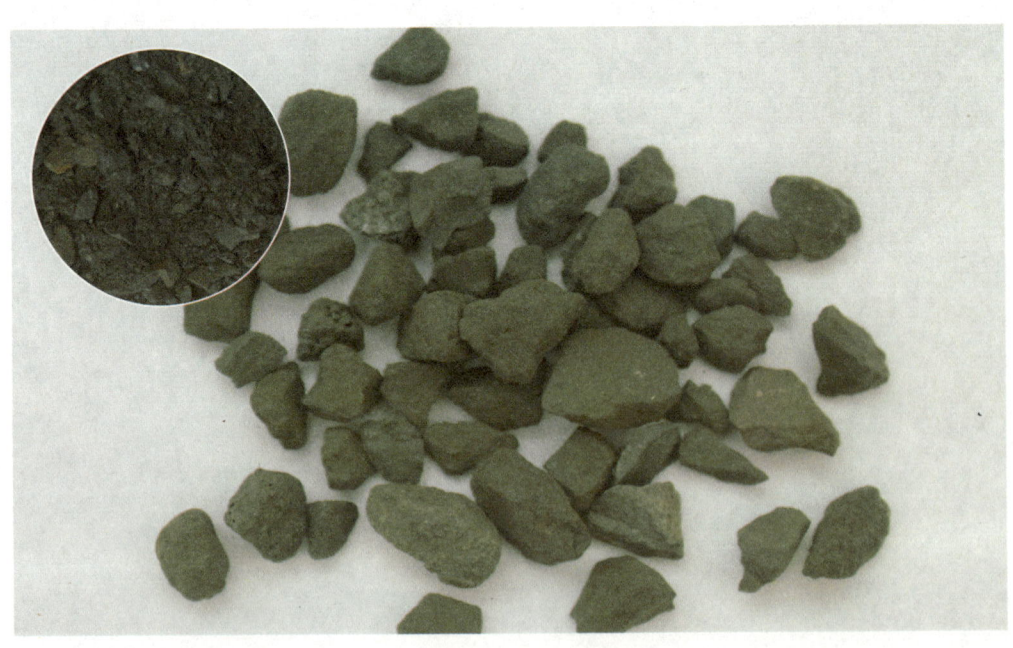

凝水石

NING SHUI SHI

原文

味辛，寒。主身热，腹中积聚邪气，皮中如火烧，烦满，水饮之。久服不饥。一名白水石。生山谷。

今释

别　　名：卤盐、寒石、石碱。
来　　源：本品为硫酸盐类矿物的天然晶体。
采收加工：采挖后，除去泥沙及杂石。
性味归经：辛、咸，寒。归心、胃、肾经。
功效主治：清热泻火，除烦止渴。主治热病烦渴、丹毒、烫伤、小儿湿热泄泻。
用量用法：10～15克，煎服。外用：适量。
使用禁忌：脾胃虚寒者慎服。

配伍应用

温热病邪在气分、壮热烦渴：常配石膏、滑石用，如三石汤（《温病条辨》）。
伤寒阳明热盛所致之癫狂：多配黄连、甘草用，如鹊石散（《普济本事方》）。
痰热躁狂：配天竺黄、冰片等同用，如龙脑甘露丸（《集验方》）。
口疮：可配黄柏等份为末，撒敷患处，如蛾黄散（《济生方》）。

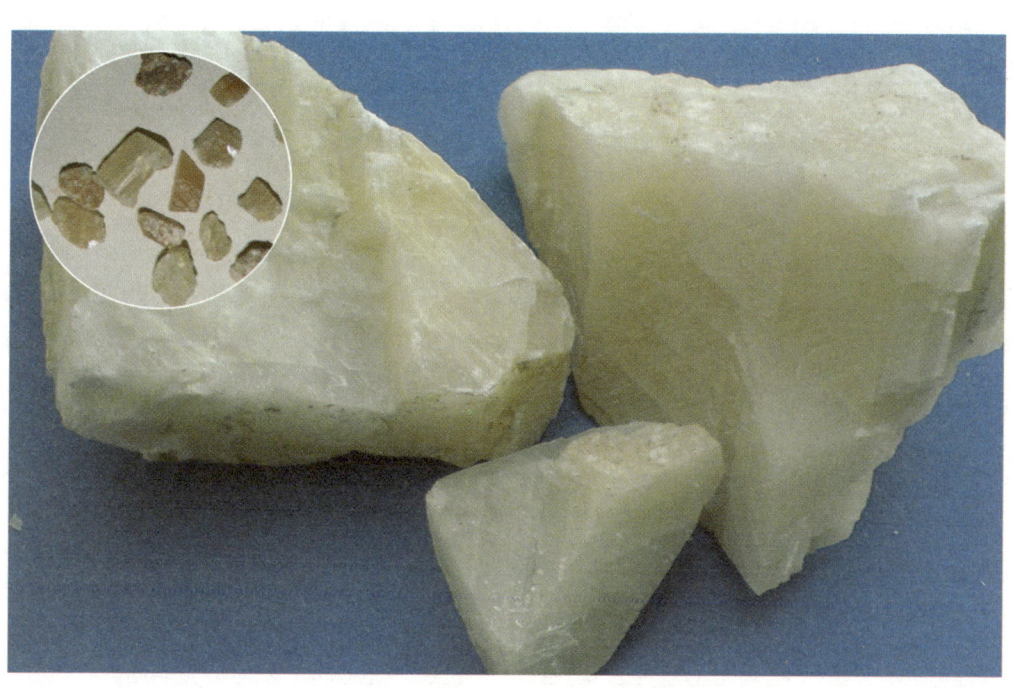

石膏

SHI GAO

原文

味辛，微寒。主中风寒热，心下逆气，惊喘，口干舌焦不能息，腹中坚痛，除邪鬼，产乳，金创。生山谷。

今释

别　　名： 细石、细理石。
来　　源： 本品为硫酸盐类矿物硬石膏族石膏，主要成分为含水硫酸钙。
采收加工： 采挖后，除去泥沙及杂石。
性味归经： 甘、辛、大寒。归肺、胃经。
功效主治： 清热泻火，除烦止渴。主治外感热病、高热烦渴、肺热喘咳、胃火亢盛、头痛、牙痛。
用量用法： 15～60克，先煎。
使用禁忌： 脾胃虚寒及血虚、阴虚发热者忌服。

配伍应用

温热病气分实热（症见壮热、烦渴、汗出、脉洪大者）： 常与知母相须为用，如白虎汤（《伤寒论》）。

温病气血两燔（症见壮热、神昏谵语、发斑者）： 配清热凉血之玄参等，如化斑汤（《温病条辨》）。

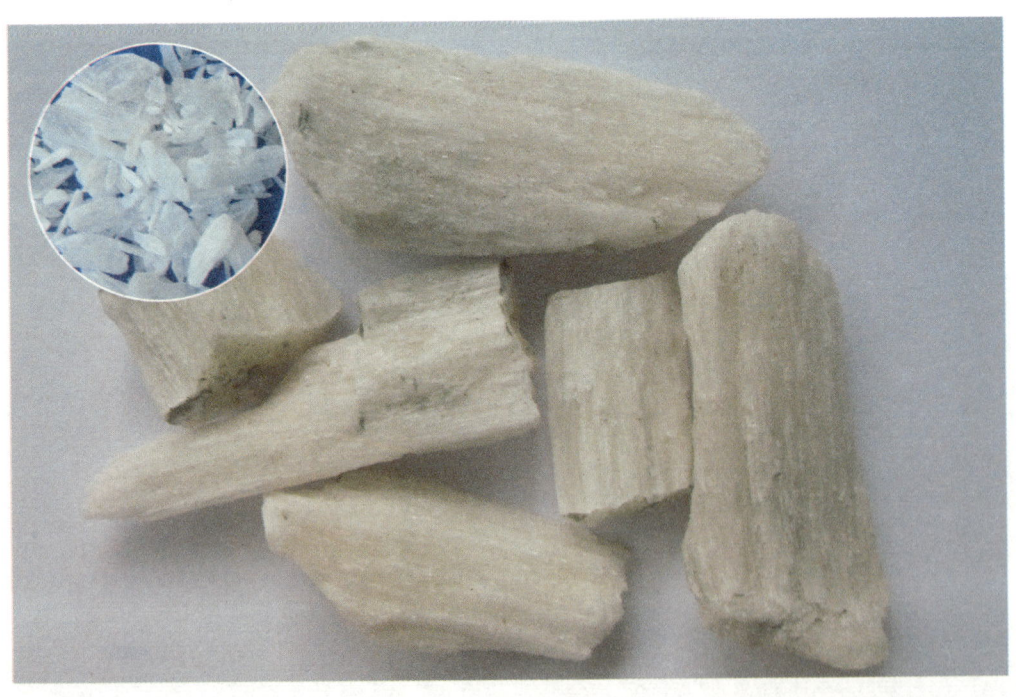

防风

FANG FENG

原文

味甘,温,无毒。主大风头眩痛,恶风,风邪,目盲无所见,风行周身,骨节疼痹,烦满。久服轻身。一名铜芸。生川泽。

今释

别　　名：山芹菜、白毛草。
来　　源：本品为伞形科植物防风的干燥根。
采收加工：春、秋二季采挖未抽花茎植株的根,除去须根及泥沙,晒干。
性味归经：辛、甘,微温。归膀胱、肝、脾经。
功效主治：祛风解表,胜湿止痛,止痉。主治感冒头痛、风湿痹痛、风疹瘙痒、破伤风。
用量用法：5～10克,煎服。
使用禁忌：阴虚火旺,血虚发痉者禁用。

配伍应用

风寒表证,头痛身痛、恶风恶寒： 常与荆芥、羌活、独活等同用,如荆防败毒散(《摄生众妙方》)。

外感风湿,头痛如裹、身重肢痛： 每与羌活、藁本、川芎等同用,如羌活胜湿汤(《内外伤辨惑论》)。

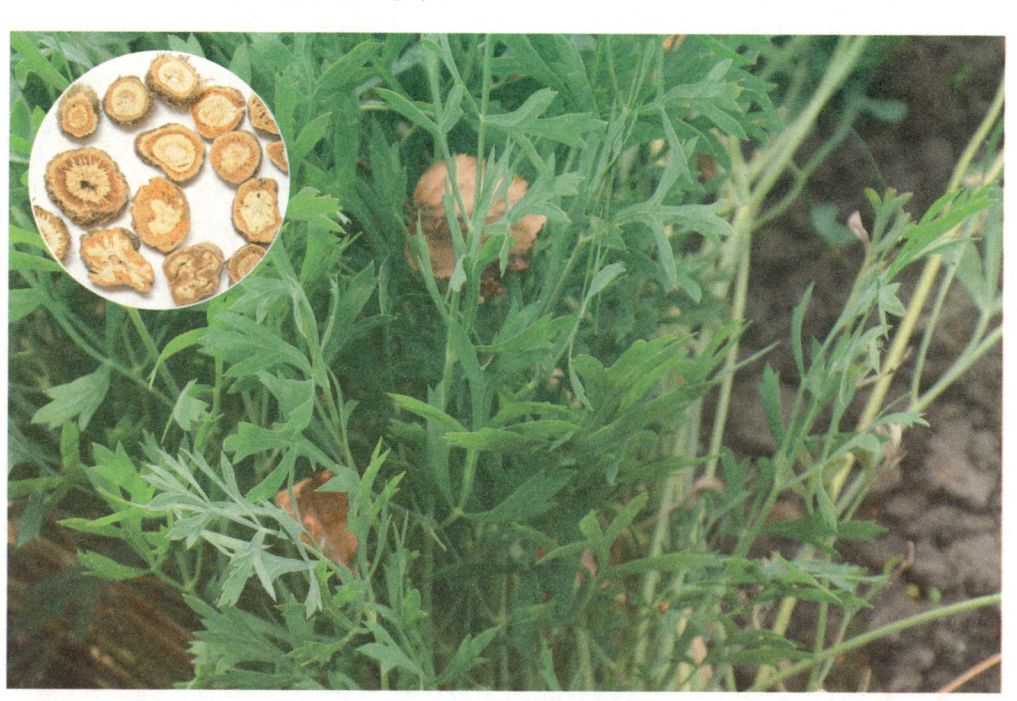

秦艽

QIN JIAO

原文

味苦，平。主寒热邪气，寒湿风痹，肢节痛，下水，利小便。生山谷。

今释

别　　名：秦胶、秦纠、大艽、西大艽、西秦艽。
来　　源：本品为龙胆科植物秦艽、麻花秦艽、粗茎秦艽或小秦艽的干燥根。前三种按性状不同分别习称"秦艽"和"麻花艽"，后一种习称"小秦艽"。
采收加工：春、秋二季采挖，除去泥沙；秦艽及麻花艽晒软，堆置"发汗"至表面呈红黄色或灰黄色时，摊开晒干，或不经"发汗"直接晒干；小秦艽趁鲜时搓去黑皮，晒干。
性味归经：辛、苦，平。归胃、肝、胆经。
功效主治：祛风湿，清湿热，止痹痛，退虚热。主治风湿痹痛、中风半身不遂、筋脉拘挛、骨节酸痛、湿热黄疸、骨蒸潮热、小儿疳积发热。
用量用法：3～10克，煎服。
使用禁忌：久痛虚羸，溲多、便滑者忌服。

配伍应用

风寒湿痹： 配天麻、羌活、当归、川芎等，如秦艽天麻汤（《医学心悟》）。
中风口眼㖞斜、言语不利、恶风恶寒： 与升麻、葛根、防风、芍药等配伍，如秦艽升麻汤（《卫生宝鉴》）。

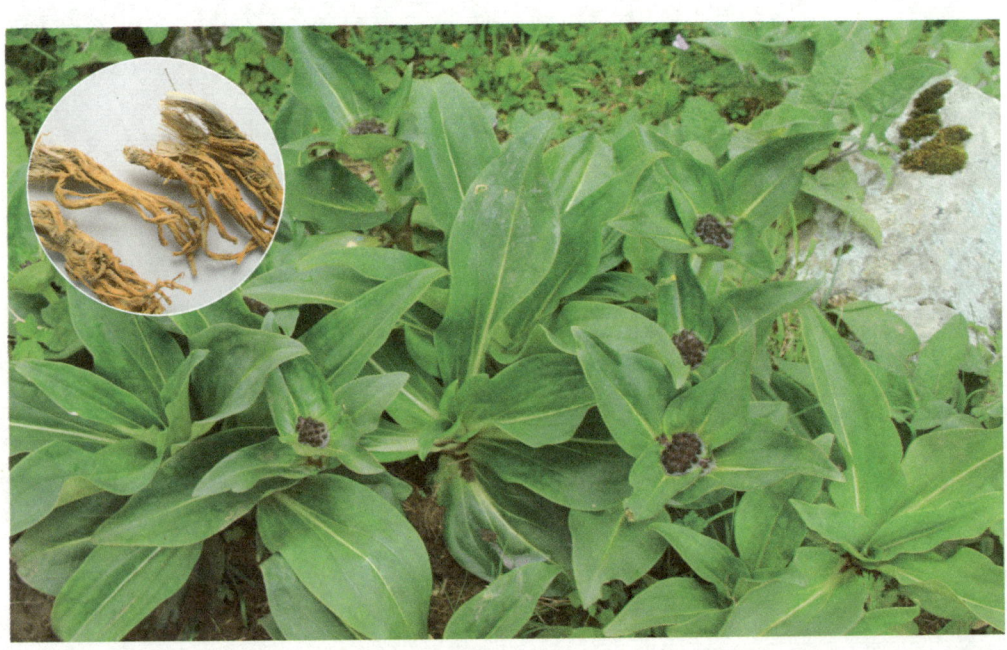

黄芪

HUANG QI

原文

味甘，微温。主痈疽久败疮，排脓止痛，大风癞疾，五痔鼠瘘，补虚小儿百病。一名戴糁。生山谷。

今释

别　　名： 箭芪、红芪、绵芪、独芪、白皮芪。
来　　源： 本品为豆科植物蒙古黄芪或膜荚黄芪的干燥根。
采收加工： 春、秋二季采挖，除去须根及根头，晒干。
性味归经： 甘，微温。归肺、脾经。
功效主治： 补气升阳，固表止汗，利水消肿，生津养血，行滞通痹，托毒排脓，敛疮生肌。主治气虚乏力、中气下陷、久泻脱肛、气虚水肿、内热消渴、血虚萎黄、半身不遂、痹痛麻木、痈疽难溃、久溃不敛。
用量用法： 9～30克，煎服。蜜炙可增强其补中益气的作用。
使用禁忌： 表实邪盛，气滞湿阻，食积停滞，痈疽初起或溃后热毒尚盛等实证，以及阴虚阳亢者，均须禁服。

配伍应用

脾虚中气下陷所致之久泻脱肛、内脏下垂： 常与人参、升麻、柴胡等同用，如补中益气汤（《脾胃论》）。
气虚水肿： 常与白术、茯苓等配伍。

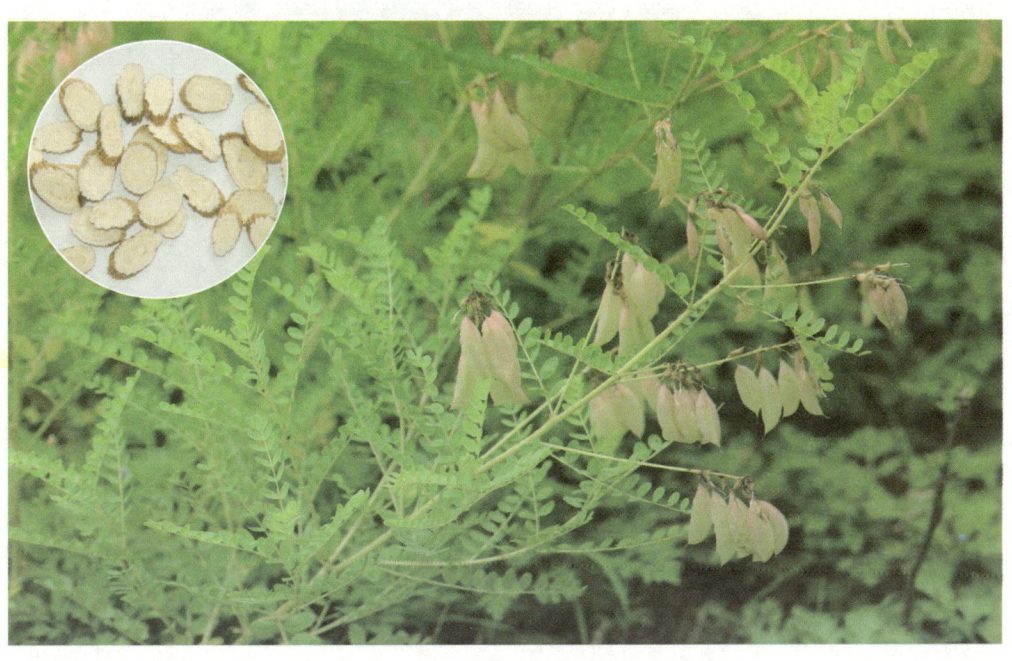

巴戟天

BA JI TIAN

原文

味辛，微温。主大风邪气，阴痿不起，强筋骨。安五脏，补中，增志，益气。生山谷。

今释

别　　名： 糠藤、鸡肠风、黑藤钻、鸡眼藤、三角藤。
来　　源： 本品为茜草科植物巴戟天的干燥根。
采收加工： 全年均可采挖，洗净，除去须根，晒至六七成干，轻轻捶扁，晒干。
性味归经： 甘、辛，微温。归肾、肝经。
功效主治： 补肾阳，强筋骨，祛风湿。主治阳痿遗精、宫冷不孕、月经不调、少腹冷痛、风湿痹痛、筋骨痿软。
用量用法： 3～10克，煎服。
使用禁忌： 阴虚火旺者忌服。

配伍应用

肾阳虚弱、命门火衰所致阳痿不育： 可配淫羊藿、仙茅、枸杞子，如赞育丸（《景岳全书》）。

下元虚寒所致之宫冷不孕、月经不调、少腹冷痛： 可配肉桂、吴茱萸、高良姜，如巴戟丸（《太平惠民和剂局方》）。

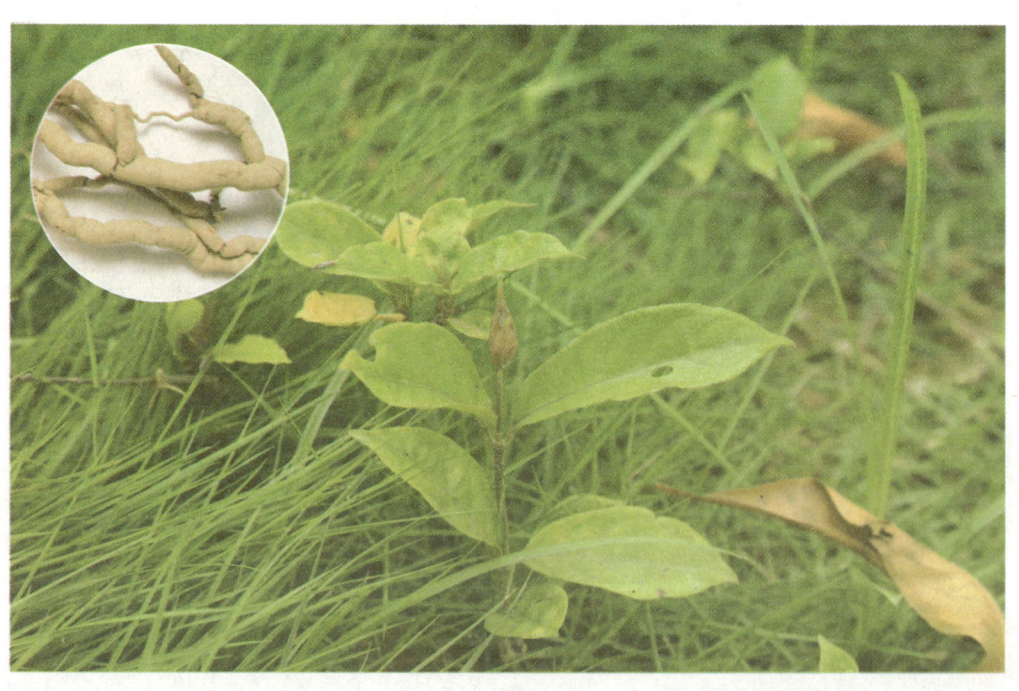

吴茱萸

WU ZHU YU

原文

味辛，温。主温中，下气止痛，咳逆寒热，除湿血痹，逐风邪，开凑理。根，杀三虫。一名藙。生山谷。

今释

别　　名： 茶辣、伏辣子、曲药子、臭泡子。
来　　源： 本品为芸香科植物吴茱萸、石虎或疏毛吴茱萸的干燥近成熟果实。
采收加工： 8—11月果实尚未开裂时，剪下果枝，晒干或低温干燥，除去枝、叶、果梗等杂质。
性味归经： 辛、苦，热；有小毒。归肝、脾、胃、肾经。
功效主治： 散寒止痛，降逆止呕，助阳止泻。主治厥阴头痛、寒疝腹痛、寒湿脚气、经行腹痛、脘腹胀痛、呕吐吞酸、五更泄泻。
用量用法： 2~5克，煎服。外用：适量。
使用禁忌： 本品辛热燥烈，易耗气动火，故不宜多用、久服。

配伍应用

厥阴头痛、干呕吐涎沫、苔白脉迟等： 每与生姜、人参等同用，如吴茱萸汤（《伤寒论》）。
寒疝腹痛： 常与小茴香、川楝子、木香等配伍，如导气汤（《医方简义》）。
冲任虚寒、瘀血阻滞所致之痛经： 与桂枝、当归、川芎等同用，如温经汤（《金匮要略》）。

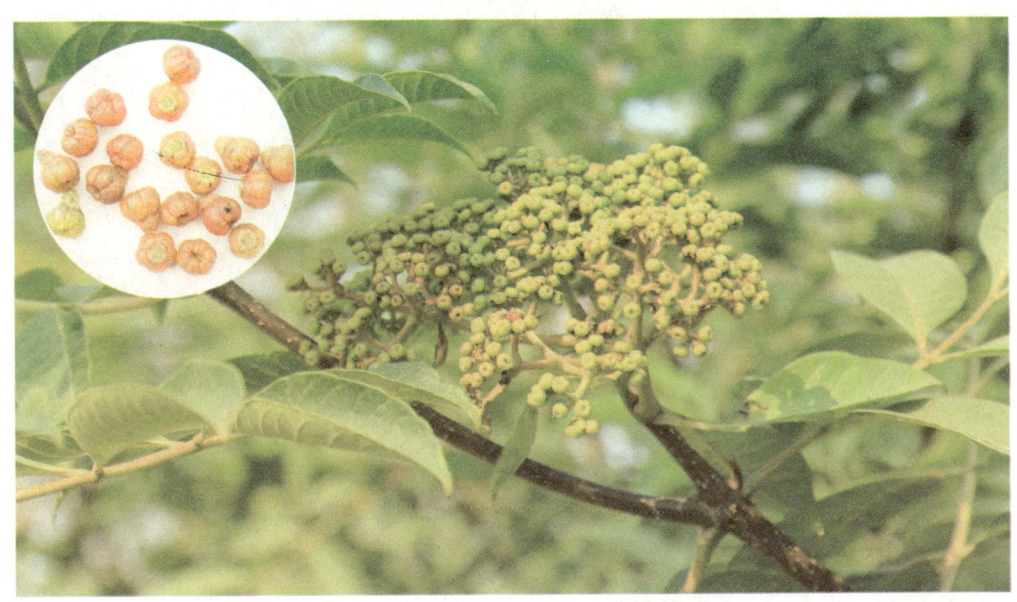

黄连

HUANG LIAN

原文

味苦，寒。主热气目痛，眦伤泣出，明目，肠澼，腹痛下痢，妇人阴中肿痛。久服令人不忘。一名王连。生川谷。

今释

别　　名： 味连、雅连、云连、川连。

来　　源： 本品为毛茛科植物黄连、三角叶黄连或云连的干燥根茎。以上三种分别习称"味连""雅连""云连"。

采收加工： 秋季采挖，除去须根及泥沙，干燥，撞去残留须根。

性味归经： 苦，寒。归心、脾、胃、肝、胆、大肠经。

功效主治： 清热燥湿，泻火解毒。主治湿热痞满、呕吐吞酸、泻痢、黄疸、高热神昏、心火亢盛、心烦不寐、心悸不宁、血热吐衄、目赤、牙痛。

用量用法： 2～5克，煎服。外用：适量。

使用禁忌： 胃虚呕恶、脾虚泄泻、五更泄泻者，均应慎服。

配伍应用

湿热阻滞中焦、气机不畅所致之脘腹痞满、恶心呕吐： 常配苏叶用，如苏叶黄连汤（方出自《温热经纬》，名见《中医妇科学》）；或配黄芩、干姜、半夏用，如半夏泻心汤（《伤寒论》）。

胃热呕吐： 配石膏用，如石连散（《仙拈集》）。

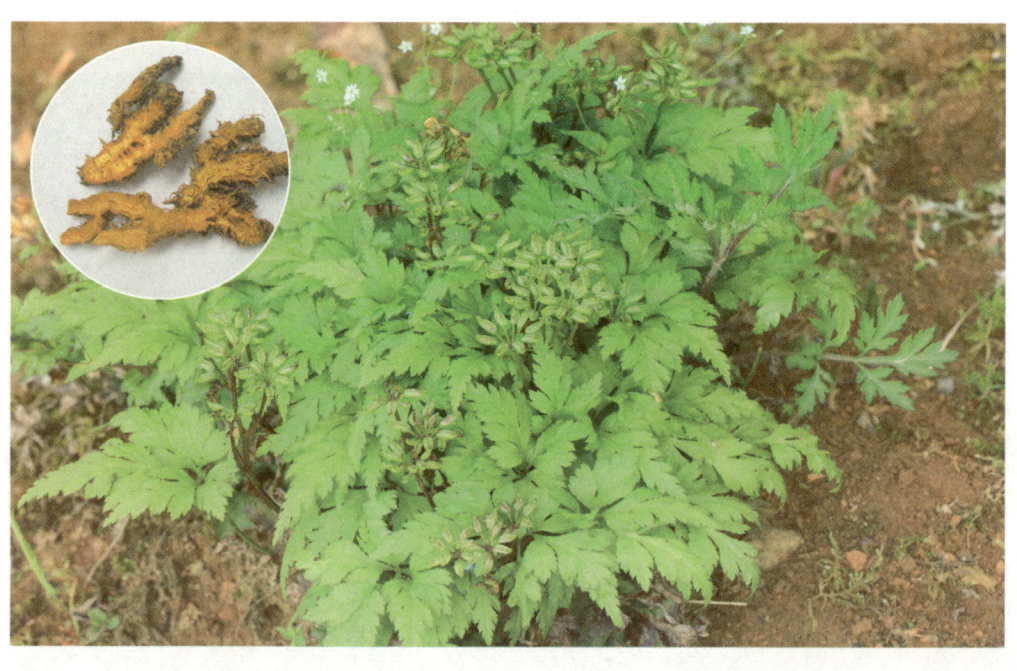

五味子

WU WEI ZI

原文

味酸，温。主益气，咳逆上气，劳伤羸瘦，补不足，强阴，益男子精。生山谷。

今释

别　　名： 山花椒、乌梅子、软枣子。

来　　源： 本品为木兰科植物五味子或华中五味子的果实。前者习称"北五味子"，后者习称"南五味子"。

采收加工： 秋季采摘成熟果实，晒干或蒸后晒干，除去果梗及杂质。

性味归经： 酸、甘，温。归肺、心、肾经。

功效主治： 收敛固涩，益气生津，补肾宁心。主治久咳虚喘、梦遗滑精、遗尿尿频、久泻不止、自汗盗汗、津伤口渴、内热消渴、心悸失眠。

用量用法： 2～6克，煎服；研末服，1～3克。

使用禁忌： 凡表邪未解、内有实热、咳嗽初起、麻疹初期，均不宜用。

配伍应用

肺虚久咳： 可与罂粟壳同用，如五味子丸（《卫生家宝方》）。

肺肾两虚喘咳： 常与山茱萸、熟地黄、薯蓣等同用，如都气丸（《医宗己任编》）。

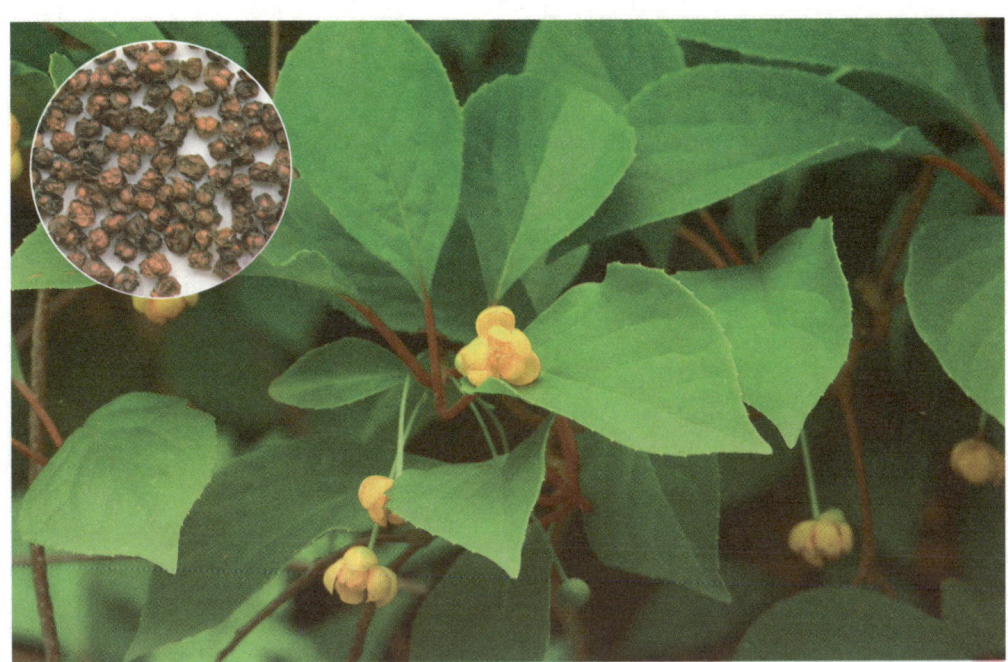

决明子

JUE MING ZI

原文

味咸,平。主青盲,目淫,肤赤,白膜,眼赤痛、泪出。久服益精光,轻身。生川泽。

今释

别　　名: 决明、假绿豆、草决明、马蹄决明。
来　　源: 本品为豆科植物决明或小决明的干燥成熟种子。
采收加工: 秋季采收成熟果实,晒干,打下种子,除去杂质。
性味归经: 甘、苦、咸,微寒。归肝、大肠经。
功效主治: 清热明目,润肠通便。主治目赤涩痛、羞明多泪、头痛眩晕、目暗不明、大便秘结。
用量用法: 9~15克,煎服,不宜久煎。
使用禁忌: 气虚便溏者不宜使用。

配伍应用

肝热、目赤肿痛、羞明多泪: 常配黄芩、赤芍、木贼用,如决明子散(《银海精微》)。
风热上攻所致之头痛目赤: 配菊花、青葙子、茺蔚子等,如决明子丸(《证治准绳》)。

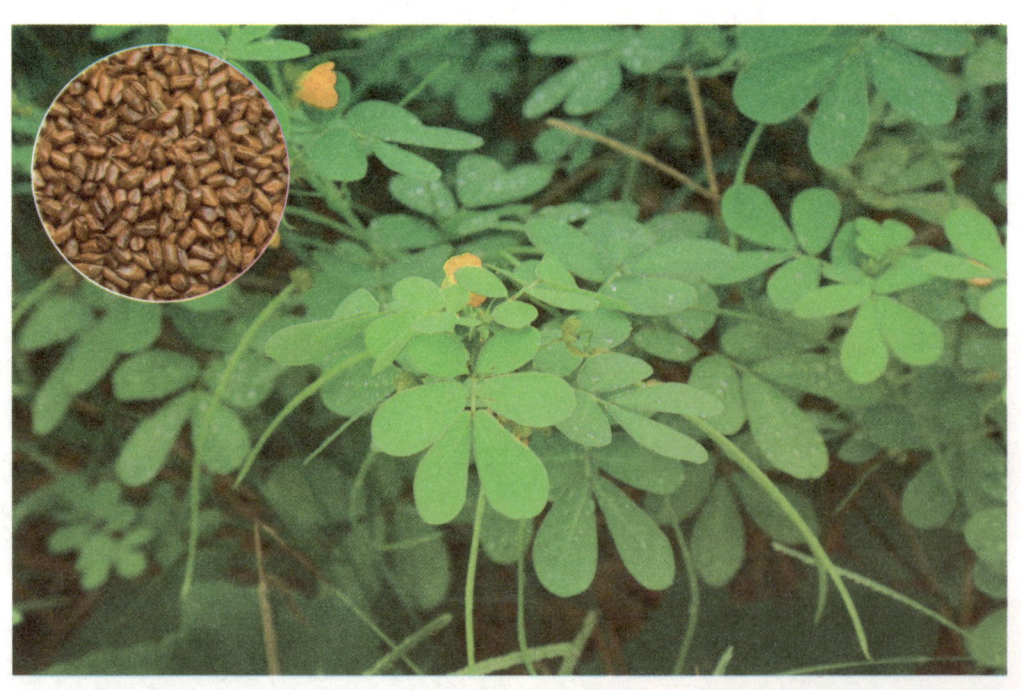

芍药

SHAO YAO

原文

味苦，平。主邪气腹痛，除血痹，破坚积、寒热、疝瘕，止痛，利小便，益气。生川谷及丘陵。

今释

别　　名： 白芍、金芍药。
来　　源： 本品为毛茛科植物芍药的干燥根。
采收加工： 夏、秋二季采挖，洗净，除去头尾及细根，置沸水中煮后除去外皮或去皮后再煮，晒干。
性味归经： 苦、酸，微寒。归肝、脾经。
功效主治： 养血调经，敛阴止汗，柔肝止痛，平抑肝阳。主治血虚萎黄、月经不调、自汗、盗汗、胁痛、腹痛、四肢挛痛、头痛眩晕。
用量用法： 6～15克，煎服。
使用禁忌： 不宜与藜芦同用。

配伍应用

肝血亏虚、面色苍白、眩晕心悸或月经不调、崩中漏下： 常与熟地黄、当归等同用，如四物汤（《太平惠民和剂局方》）。

血虚有热、月经不调： 可配黄芩、黄柏、续断等药，如保阴煎（《景岳全书》）。

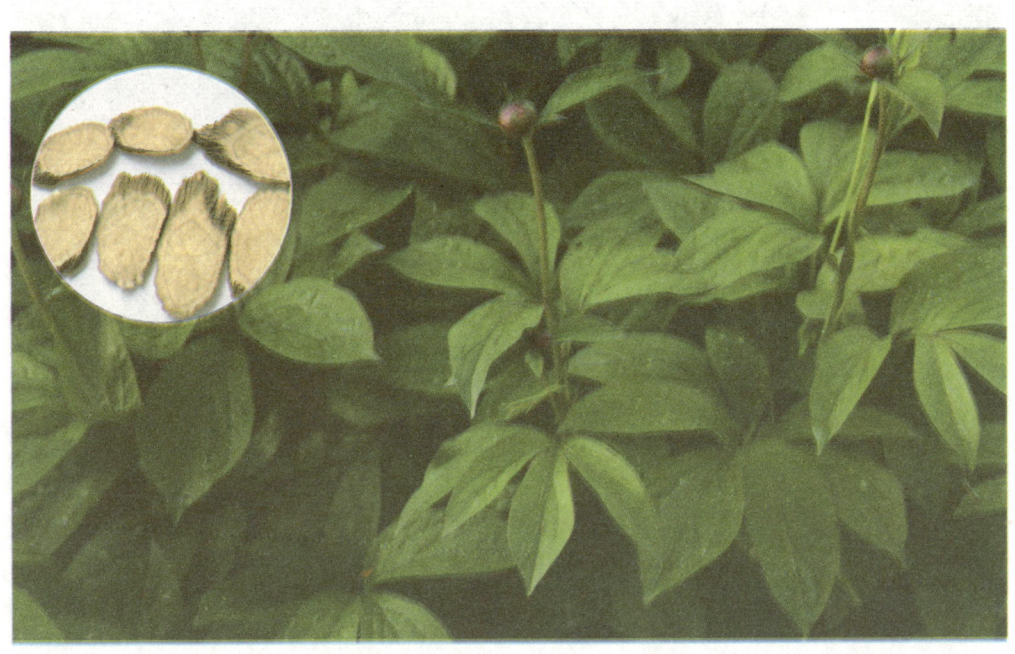

桔梗 JIE GENG

原文
味辛，微温。主胸胁痛如刀刺，腹满肠鸣幽幽，惊恐，悸气。生山谷。

今释
别　　名： 梗草、卢茹、苦梗、苦桔梗、大药、苦菜根。
来　　源： 本品为桔梗科植物桔梗的干燥根。
采收加工： 春、秋两季采收，挖取后去净苗叶，洗净泥土，即浸水中，刮去外皮，晒干。如遇阴雨应即烘干。
性味归经： 苦、辛，平。归肺经。
功效主治： 宣肺，利咽，祛痰，排脓。主治咳嗽痰多、胸闷不畅、咽痛音哑、肺痈吐脓。
用量用法： 3～10克，煎服。或入丸、散。
使用禁忌： 凡有气机上逆、呕吐、呛咳、眩晕、阴虚火旺咳血等者不宜用，胃及十二指肠溃疡者慎服。用量过大易致恶心呕吐。

配伍应用
风寒外感： 配紫苏、杏仁，如杏苏散（《温病条辨》）。
风热外感： 配桑叶、菊花、杏仁，如桑菊饮（《温病条辨》）。
痰滞胸痞： 常配枳壳同用。

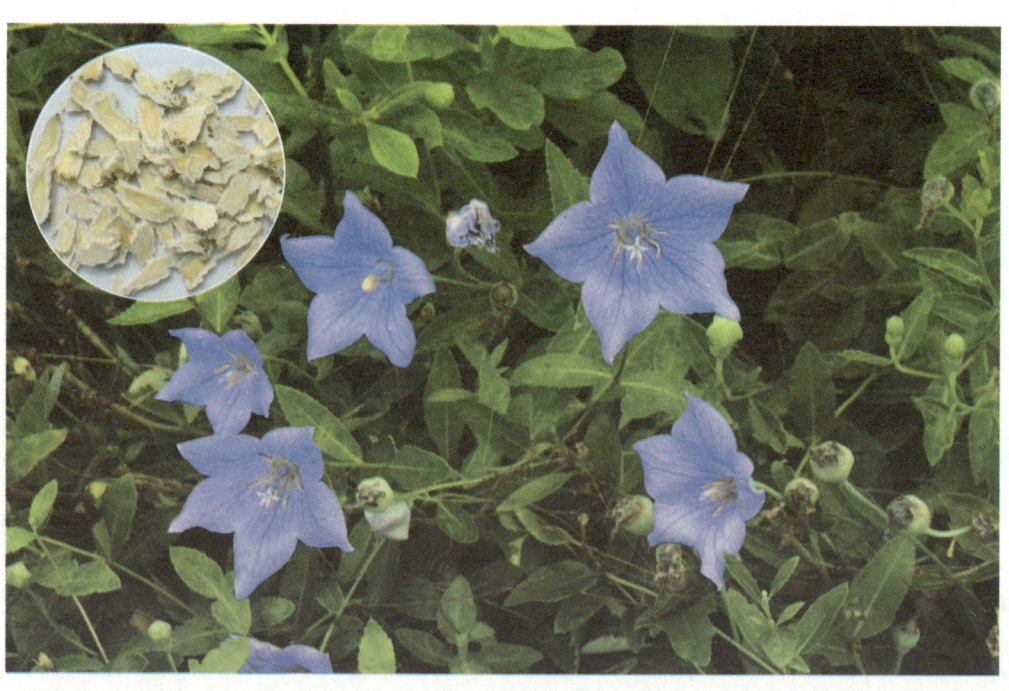

川芎

CHUAN XIONG

原文
味辛，温。主中风入脑头痛，寒痹筋挛缓急，金疮，妇人血闭无子。生川谷。

今释
别　　名： 香果、台芎、西芎、杜芎。
来　　源： 本品为伞形科植物川芎的干燥根茎。
采收加工： 夏季当茎上的节盘显著凸出，并略带紫色时采挖，除去泥沙，晒后烘干，再去须根。
性味归经： 辛，温。归肝、胆、心包经。
功效主治： 活血行气，祛风止痛。主治胸痹心痛、胸胁刺痛、跌扑肿痛、月经不调、经闭痛经、症瘕腹痛、头痛、风湿痹痛。
用量用法： 3～10克，煎服。
使用禁忌： 阴虚火旺者慎用。

配伍应用
心脉瘀阻所致之胸痹心痛： 常与丹参、桂枝、檀香等同用。
肝郁气滞所致之胁痛： 常配柴胡、芍药、香附，如柴胡疏肝散（《景岳全书》）。
肝血瘀阻、积聚痞块、胸胁刺痛： 多与桃仁、红花等同用，如血府逐瘀汤（《医林改错》）。

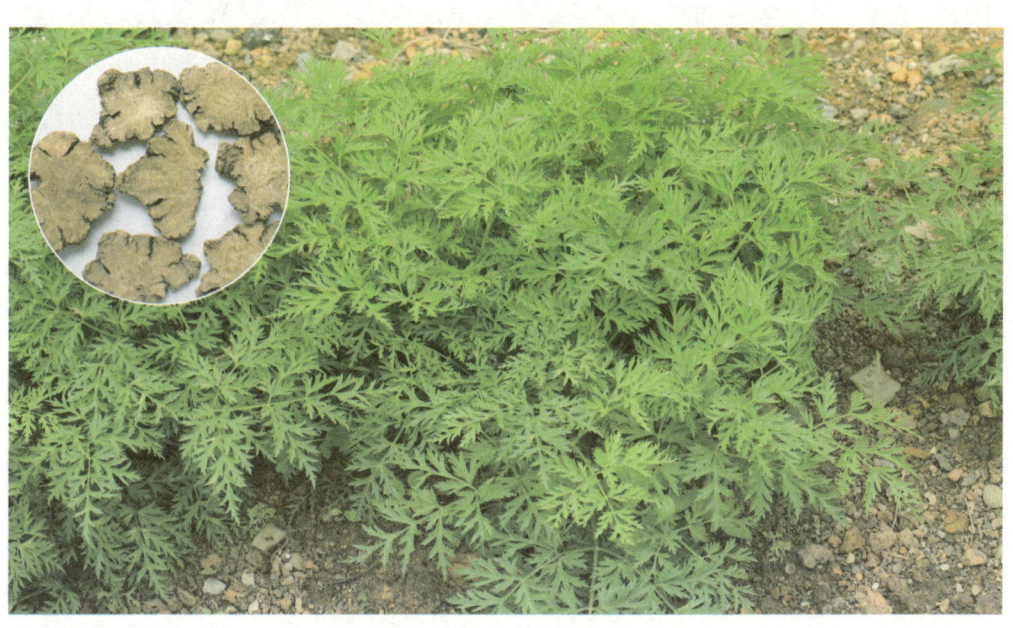

葛根

GE GEN

原文

味甘，平。主消渴，身大热，呕吐，诸痹，起阴气，解诸毒。葛谷，主下痢，十岁已上。一名鸡齐根。生川谷。

今释

别　　名： 葛条、甘葛、粉葛、葛藤、葛麻。
来　　源： 本品为豆科植物野葛的干燥根，习称野葛。
采收加工： 秋、冬二季采挖，趁鲜切成厚片或小块干燥。
性味归经： 甘、辛，凉。归脾、胃、肺经。
功效主治： 解肌退热，生津止渴，透疹，升阳止泻，通经活络，解酒毒。主治外感发热头痛、项背强痛、口渴、消渴、麻疹不透、热痢、泄泻、眩晕头痛、中风偏瘫、胸痹心痛、酒毒伤中。
用量用法： 10～15克，煎服。解肌退热、透疹、生津宜生用，升阳止泻宜煨用。
使用禁忌： 易于动呕、胃寒者宜慎用。

配伍应用

风热感冒、发热、头痛等： 可与薄荷、菊花、蔓荆子等同用。
风寒感冒、邪郁化热、发热重、恶寒轻、头痛无汗、目疼鼻干、口微渴、苔薄黄等： 常配柴胡、黄芩、白芷、羌活等，如柴葛解肌汤（《伤寒六书》）。

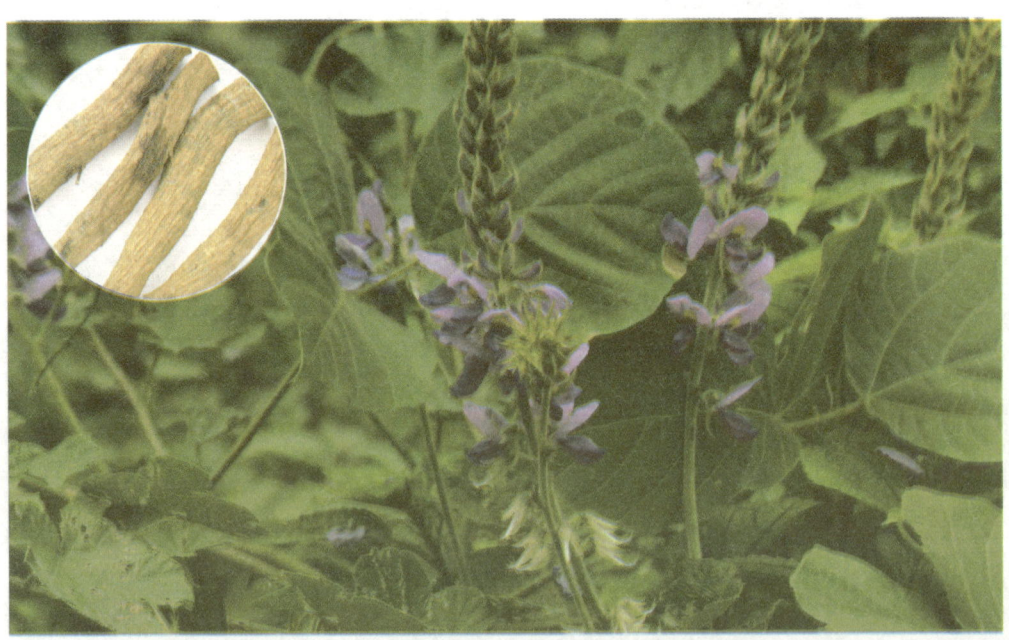

知母

ZHI MU

原文
味苦，寒。主消渴热中，除邪气，肢体浮肿，下水，补不足、益气。一名蚔母，一名连母，一名野蓼，一名地参，一名水参，一名水浚，一名货母，一名蝭母。生川谷。

今释
别　　名： 连母、水须、穿地龙。
来　　源： 本品为百合科植物知母的干燥根茎。
采收加工： 春、秋二季采挖，除去须根及泥沙，晒干，习称"毛知母"；或除去外皮，晒干。
性味归经： 苦、甘，寒。归肺、胃、肾经。
功效主治： 清热泻火，滋阴润燥。主治外感热病、高热烦渴、肺热燥咳、骨蒸潮热、内热消渴、肠燥便秘。
用量用法： 6～12克，煎服。
使用禁忌： 本品性寒质润，有滑肠之弊，故脾虚便溏者不宜用。

配伍应用
风外感热病、高热烦渴： 常与石膏相须为用，如白虎汤（《伤寒论》）。
肺热燥咳： 常配贝母用，如二母散（《证治准绳》）。
肺燥久嗽气急： 配杏仁、莱菔子，如宁嗽煎（《奇方类编》）。

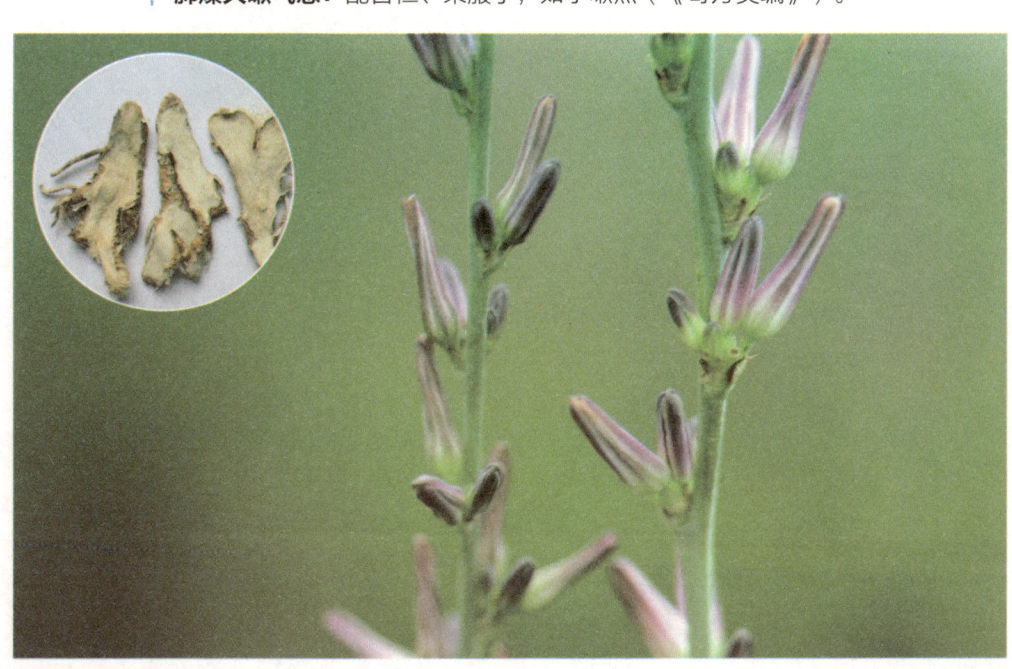

贝母

BEI MU

原文

味辛，平。主伤寒烦热，淋沥邪气，疝瘕，喉痹，乳难，金疮，风痉。一名空草。

今释

别　　名：川贝、贝壳母。
来　　源：本品为百合科植物川贝母、暗紫贝母、甘肃贝母或梭砂贝母的干燥鳞茎。前三者按性状不同分别习称"松贝"和"青贝"，后者习称"炉贝"。
采收加工：夏、秋二季或积雪融化时采挖，除去须根、粗皮及泥沙，晒干或低温干燥。
性味归经：苦、甘，微寒。归肺、心经。
功效主治：清热润肺，化痰止咳，散结消痈。主治肺热燥咳、干咳少痰、阴虚劳嗽、痰中带血、瘰疬、乳痈、肺痈。
用量用法：3～10克，煎服；研粉冲服，每次1～2克。
使用禁忌：不宜与川乌、制川乌、草乌、制草乌、附子同用。

配伍应用

肺阴虚劳嗽、久咳有痰：常配沙参、麦门冬等以养阴润肺化痰止咳。
肺热、肺燥咳嗽：常配知母以清肺润燥、化痰止咳，如二母散（《急救仙方》）。

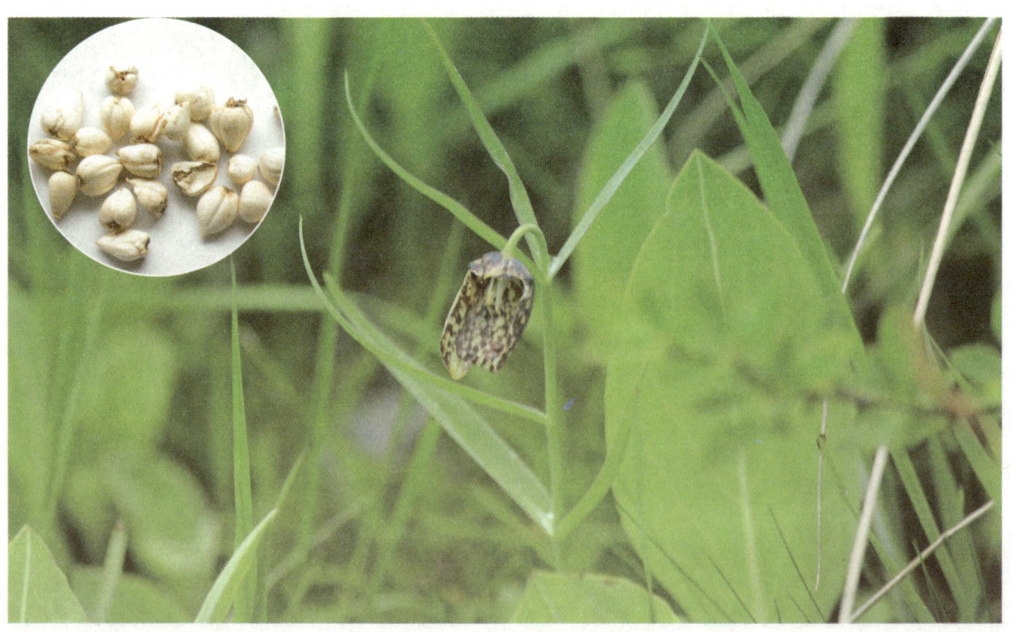

栝楼

GUA LOU

原文

味苦，寒。主消渴，身热，烦满，大热，补虚安中，续绝伤。一名地楼。生川谷及山阴。

今释

别　　名：苦瓜、山金匏、药瓜皮。
来　　源：本品为葫芦科植物栝楼的果实。
采收加工：秋末果实变为淡黄时采收，悬挂通风处阴干。
性味归经：甘、微苦，寒。归肺、胃、大肠经。
功效主治：清热涤痰，宽胸散结，润燥滑肠。主治肺热咳嗽、痰浊黄稠、胸痹心痛、结胸痞满、乳痈、肺痈、肠痈、大便秘结。
用量用法：9～15克，煎服。
使用禁忌：不宜与川乌、制川乌、草乌、制草乌、附子同用。

配伍应用

痰热阻肺、咳嗽痰黄、质稠难咯、胸膈痞满：可配黄芩、胆南星、枳实等，如清气化痰丸（《医方考》）。
燥热伤肺、干咳无痰或痰少质黏、咯吐不利：配川贝母、天花粉、桔梗等。
痰气互结、胸阳不通所致之胸痹疼痛、不得卧：常配薤白、半夏等，如栝楼薤白白酒汤、栝楼薤白半夏汤（《金匮要略》）。

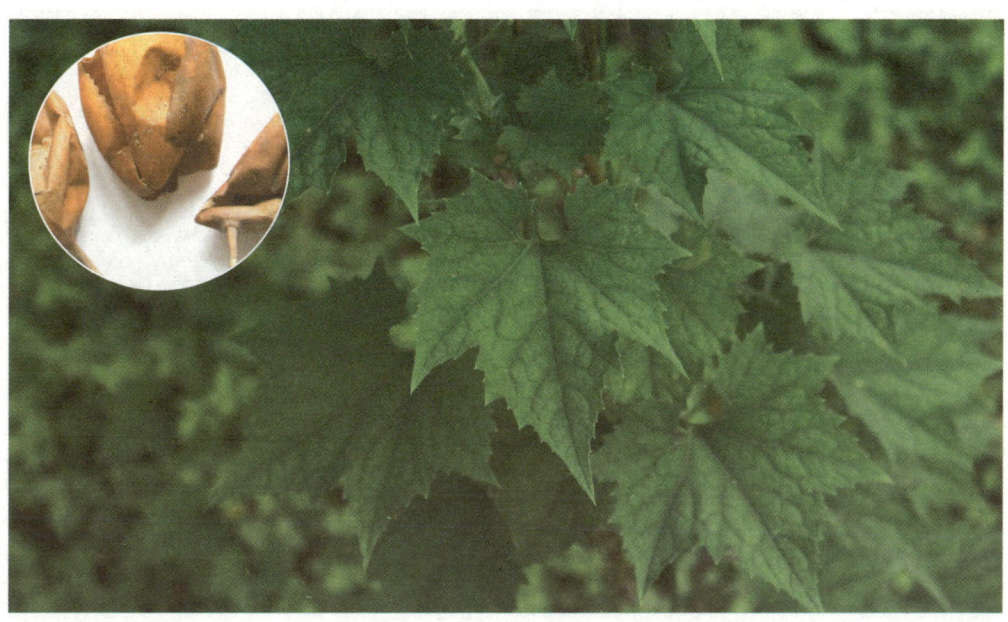

丹参 DAN SHEN

原文
味苦，微寒。主心腹邪气，肠鸣幽幽如走水，寒热积聚，破症除瘕，止烦满，益气。一名却蝉草。生川谷。

今释
别　　名：赤参。
来　　源：本品为唇形科植物丹参的干燥根及根茎。
采收加工：春、秋二季采挖，除去泥沙，干燥。
性味归经：苦，微寒。归心、肝经。
功效主治：活血祛瘀，通经止痛，清心除烦，凉血消痈。主治胸痹心痛、脘腹胁痛、症瘕积聚、热痹疼痛、心烦不眠、月经不调、痛经经闭、疮疡肿痛。
用量用法：10～15克，煎服。活血化瘀宜炙用。
使用禁忌：不宜与藜芦同用。

配伍应用
血热瘀滞：可单用研末酒调服，如丹参散（《校注妇人良方》）；亦常配川芎、当归、益母草等，如宁坤至宝丹（《卫生鸿宝》）。
寒凝血滞：配吴茱萸、肉桂等用。
血脉瘀阻所致之胸痹心痛、脘腹疼痛：可配砂仁、檀香，如丹参饮（《医学金针》）。

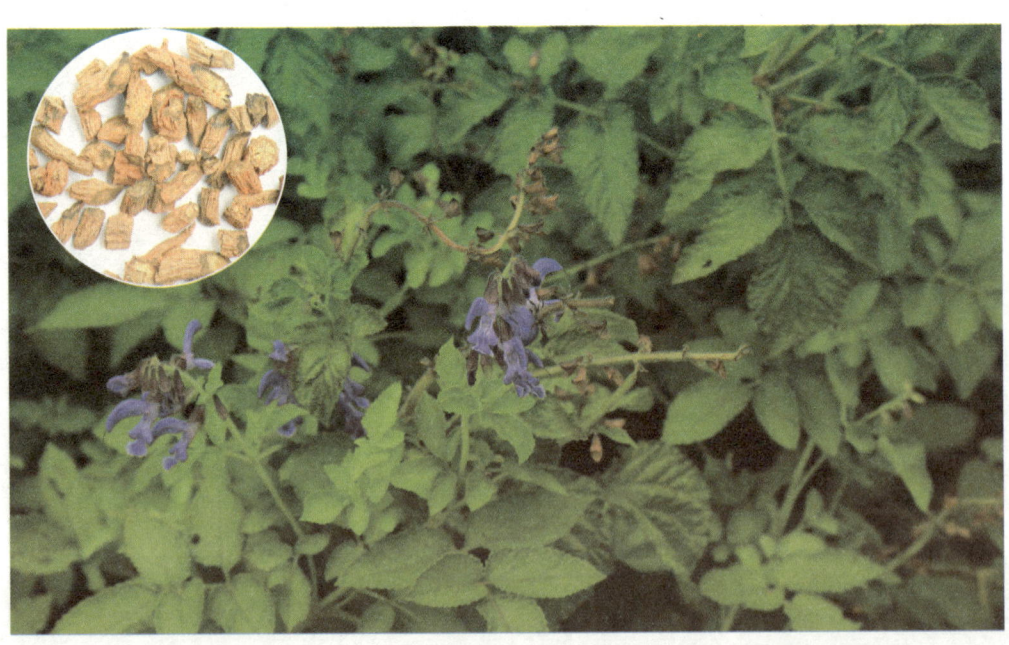

竹叶

ZHU YE

 原文

味苦，平。主咳逆上气，溢筋急，恶疡，杀小虫。根，作汤，益气止渴，补虚下气。汁，主风痉。实，通神明，轻身益气。

 今释

别　　名： 山冬、山鸡米、长竹叶、淡竹叶、野麦门冬、土麦门冬。
来　　源： 本品为禾本科植物淡竹叶的干燥茎叶。
采收加工： 夏季未抽花穗前采割，晒干。
性味归经： 甘、辛、淡，寒。归心、胃、小肠经。
功效主治： 清热泻火，除烦止渴，利尿通淋。主治热病烦渴、小便短赤涩痛、口舌生疮。
用量用法： 6～10克，煎服。
使用禁忌： 孕妇忌用。

配伍应用

血热病伤津、烦热口渴： 常配石膏、知母、玄参等，如清瘟败毒饮（《疫疹一得》）。
热病后期、余热未清、气津两伤： 配人参、麦门冬等，如竹叶石膏汤（《伤寒论》）。

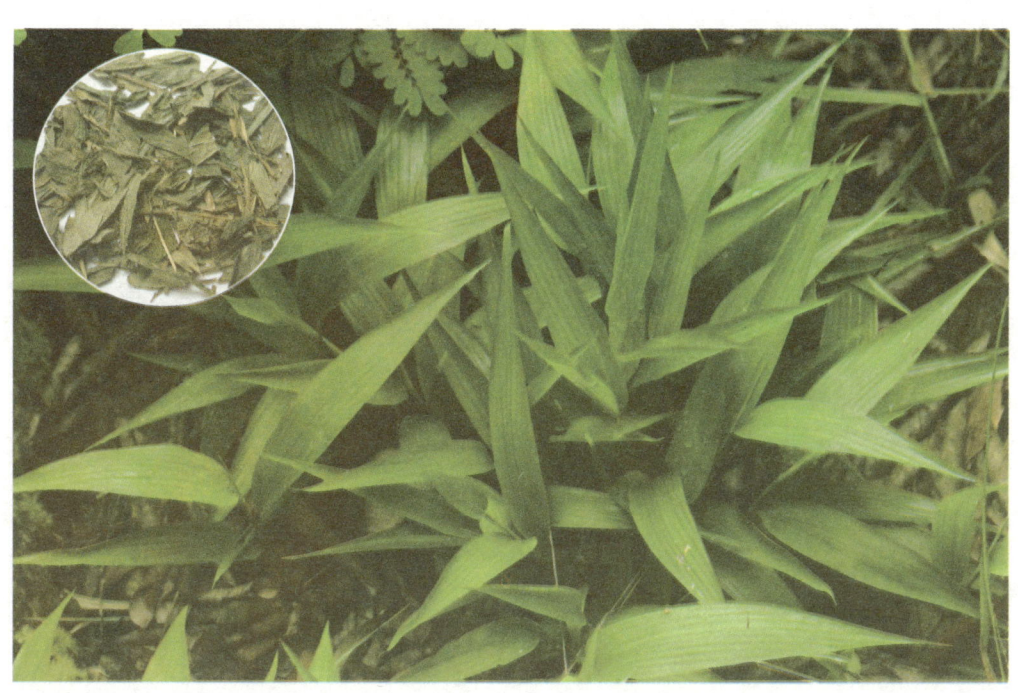

玄参

XUAN SHEN

原文

味苦，微寒，无毒。主腹中寒热积聚，女子产乳余疾。补肾气，令人目明。一名重台。生川谷。

今释

别　　名： 元参、浙玄参、黑参、乌元参。
来　　源： 本品为玄参科植物玄参的干燥根。
采收加工： 冬季茎叶枯萎时采挖，除去根茎、幼芽、须根及泥沙，晒或烘至半干，堆放3～6日，反复数次至干燥。
性味归经： 甘、苦、咸，微寒。归肺、胃、肾经。
功效主治： 清热凉血，滋阴降火，解毒散结。主治热入营血、温毒发斑、热病伤阴、舌绛烦渴、津伤便秘、骨蒸劳嗽、目赤、咽痛、瘰疬、痈肿疮毒。
用量用法： 9～15克，煎服。
使用禁忌： 脾胃虚寒、食少便溏者不宜服用。不宜与藜芦同用。

配伍应用

温病热入营分、身热夜甚、心烦口渴、舌绛脉数： 常配生地黄、丹参、连翘等，如玄参散（《温病条辨》）。
温病邪陷心包、神昏谵语： 可配麦门冬、竹叶卷心、连翘心等，如清营汤（《温病条辨》）。

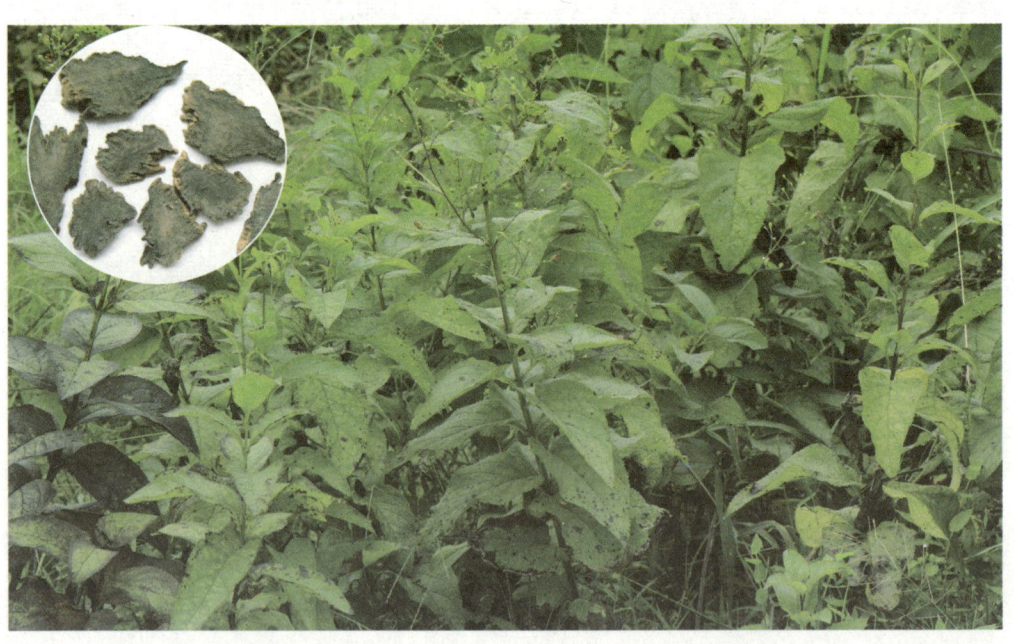

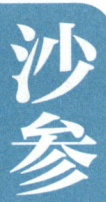

沙参 SHA SHEN

原文

味苦,微寒。主血积,惊气,除寒热,补中益肺气。久服利人。一名知母。生川谷。

今释

别　　名: 南沙参。
来　　源: 本品为桔梗科植物轮叶沙参或沙参的干燥根。
采收加工: 春、秋二季采挖,除去须根,洗后趁鲜刮去粗皮,洗净,干燥。
性味归经: 甘,微寒。归肺、胃经。
功效主治: 养阴清肺,益胃生津,化痰,益气。主治肺热燥咳、阴虚劳嗽、干咳痰黏、胃阴不足、食少呕吐、气阴不足、烦热口干。
用量用法: 9~15克,煎服。
使用禁忌: 不宜与藜芦同用。

配伍应用

阴虚肺燥有热所致之干咳痰少、咳血或咽干音哑等: 常与北沙参、麦门冬、杏仁等配伍。

胃阴虚有热所致之口燥咽干、大便秘结、舌红少津及饥不欲食、呕吐等: 多与玉竹、麦门冬、生地黄等配伍,如益胃汤(《温病条辨》)。

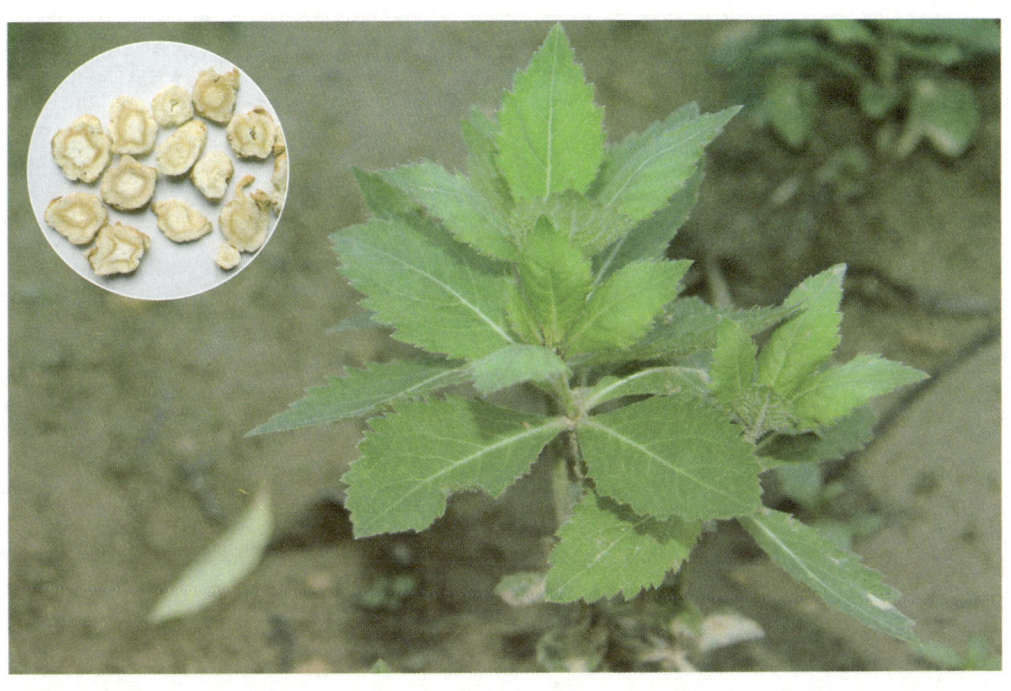

苦参

KU SHEN

原文

味苦，寒。主心腹结气，症瘕积聚，黄疸，溺有余沥，逐水，除痈肿，补中，明目，止泪。一名水槐，一名苦识。生山谷及田野。

今释

别　　名： 苦骨、地参、牛参、川参、地骨、凤凰爪、野槐根、山槐根。
来　　源： 本品为豆科植物苦参的干燥根。
采收加工： 春、秋二季采挖，除去根头及小支根，洗净，干燥，或趁鲜切片，干燥。
性味归经： 苦，寒。归心、肝、胃、大肠、膀胱经。
功效主治： 清热燥湿，杀虫，利尿。主治热痢、便血、黄疸尿闭、赤白带下、阴肿阴痒、湿疹、湿疮、皮肤瘙痒、疥癣麻风，外用可治滴虫性阴道炎。
用量用法： 5～10克，煎服。外用：适量，煎汤洗患处。
使用禁忌： 脾胃虚寒者忌用，不宜与藜芦同用。

配伍应用

血痢不止： 可单用，本品可制丸服（苦参丸《仁存孙氏治病活法秘方》）；或配木香，如苦参丸（《奇方类编》）。
湿热便血、痔漏出血： 可配生地黄，如苦参地黄丸（《外科大成》）。

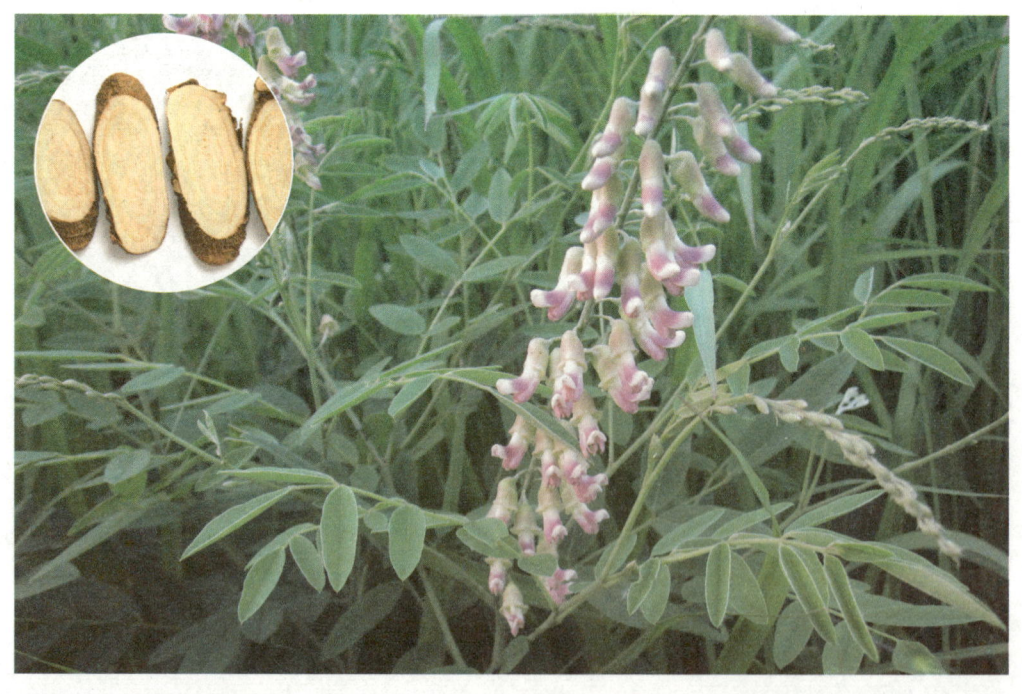

续断

XU DUAN

原文

味苦，微温。主伤寒，补不足，金疮痈，伤折跌，续筋骨，妇人乳难。久服益气力。一名龙豆，一名属折。生山谷。

今释

别　　名： 龙豆、属折、接骨、南草。
来　　源： 本品为川续断科植物川续断的干燥根。
采收加工： 秋季采挖，除去根头及须根，用火烘至半干，堆置"发汗"至内部变绿色时再烘干。
性味归经： 苦、辛，微温。归肝、肾经。
功效主治： 补肝肾，强筋骨，续折伤，止崩漏。主治肝肾不足、腰膝酸软、风湿痹痛、跌扑损伤、筋伤骨折、崩漏、胎漏。盐续断多用于治疗腰膝酸软。
用量用法： 9~15克，煎服；或入丸、散。外用：适量，研末敷。
使用禁忌： 风湿热痹者忌服。

配伍应用

肾阳不足、下元虚冷所致之阳痿不举、遗精滑泄、遗尿尿频等： 常与鹿茸、肉苁蓉、菟丝子等配伍，如鹿茸续断散（《鸡峰普济方》）；或与远志、蛇床子、薯蓣等同用，如远志丸（《外台秘要》）。
滑泄不禁： 可与龙骨、茯苓等同用，如锁精丸（《瑞竹堂经验方》）。

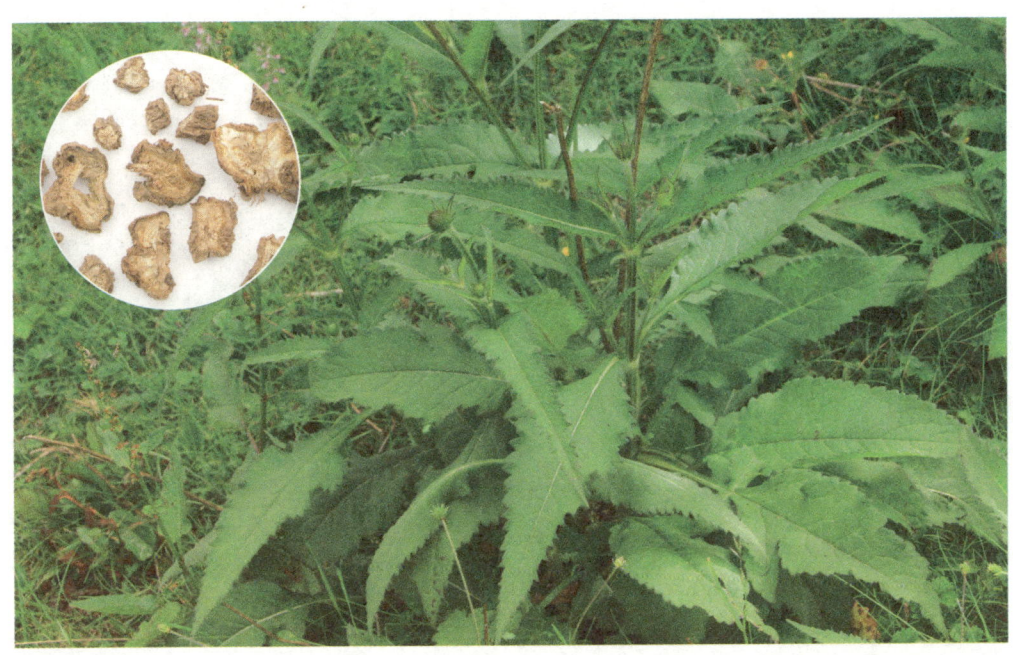

枳实

ZHI SHI

 原文

味苦,寒。主大风在皮肤中如麻豆苦痒,除寒热结,止痢,长肌肉,利五脏,益气轻身。生川泽。

 今释

别　　名: 香橙、臭橙、枸头橙。
来　　源: 本品为芸香科植物酸橙及其栽培变种或甜橙的干燥幼果。
采收加工: 5—6月收集自落的果实,除去杂质,自中部横切为两半,晒干或低温干燥,较小者直接晒干或低温干燥。
性味归经: 苦、辛、酸,微寒。归脾、胃经。
功效主治: 破气消积,化痰散痞。主治积滞内停、痞满胀痛、泻痢后重、大便不通、痰滞气阻、胸痹、结胸、脏器下垂。
用量用法: 3~10克,煎服。大量使用时可用至30克。
使用禁忌: 孕妇慎用。

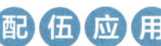 **配伍应用**

饮食积滞、脘腹痞满胀痛: 常与山楂、麦芽、神曲等同用,如曲麦枳术丸(《医学正传》)。

胃肠积滞、热结便秘、腹满胀痛: 与大黄、芒硝、厚朴等同用,如大承气汤(《伤寒论》)。

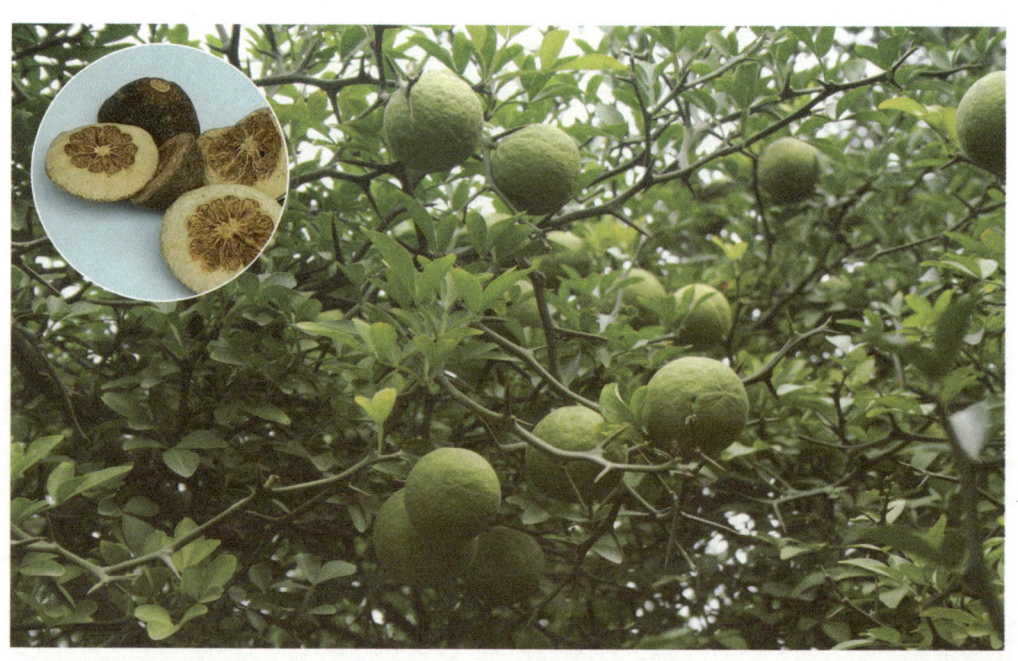

山茱萸

SHAN ZHU YU

原文

味酸，平。主心下邪气，寒热，温中，逐寒湿痹，去三虫。久服轻身。一名蜀枣。生山谷。

今释

别　　名：药枣、萸肉。
来　　源：本品为山茱萸科植物山茱萸的干燥成熟果肉。
采收加工：秋末冬初果皮变红时采收果实，用小火烘或置沸水中略烫后，及时除去果核，干燥。
性味归经：酸、涩，微温。归肝、肾经。
功效主治：补益肝肾，收涩固脱。主治眩晕耳鸣、腰膝酸痛、阳痿遗精、遗尿尿频、崩漏带下、大汗虚脱、内热消渴。
用量用法：6～12克，煎服。
使用禁忌：凡命门火炽、强阳不痿、素有湿热、小便淋涩者忌服。

配伍应用

肝肾阴虚、头晕目眩、腰酸耳鸣：常与熟地黄、薯蓣等配伍，如六味地黄丸（《小儿药证直诀》）。

命门火衰、腰膝冷痛、小便不利：常与肉桂、附子等同用，如肾气丸（《金匮要略》）。

肾阳虚阳痿：多与补骨脂、巴戟天、淫羊藿等配伍。

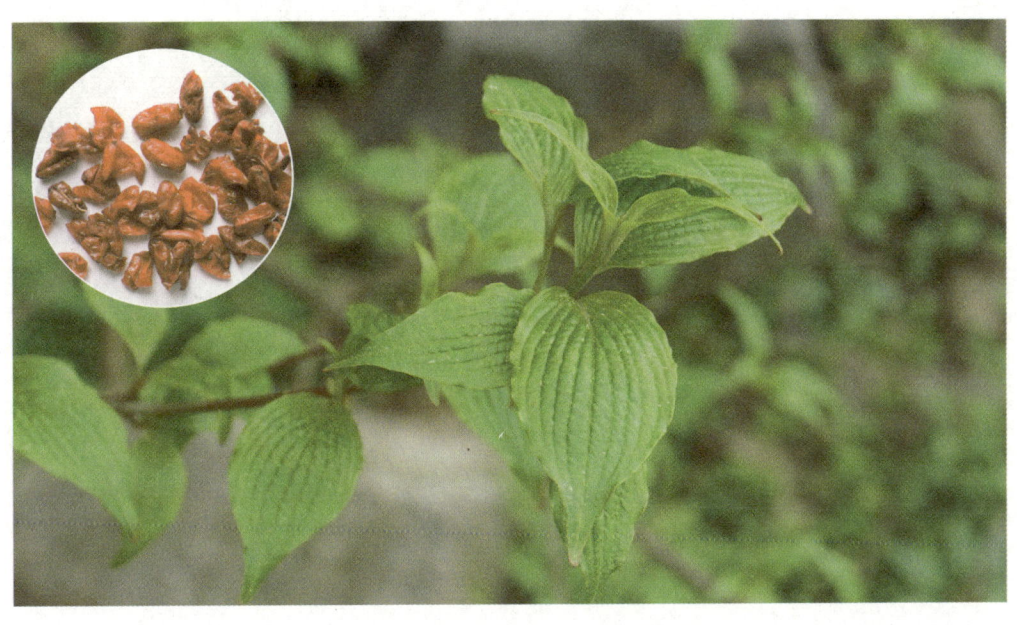

桑根白皮

SANG GEN BAI PI

原文

味甘，寒。主伤中，五劳六极，羸瘦，崩中，脉绝，补虚益气。叶，主除寒热出汗。桑耳，黑者，主女子漏下赤白汁，血病癥瘕积聚，阴痛，阴阳寒热无子。五木耳，名檽，益气不饥，轻身强志。生山谷。

今释

别　　名： 桑皮、桑白皮、白桑皮、桑根皮。
来　　源： 本品为桑科植物桑的干燥根皮。
采收加工： 秋末叶落时至次春发芽前采挖根部，刮去黄棕色粗皮，纵向削开，剥取根皮，晒干。
性味归经： 甘，寒。归肺经。
功效主治： 泻肺平喘，利水消肿。主治肺热喘咳、水肿胀满尿少、面目肌肤浮肿。
用量用法： 6～12克，煎服。泻肺利水，平肝清火宜生用；肺虚咳嗽宜蜜炙用。
使用禁忌： 肺气虚及风寒作嗽者慎用。

配伍应用

肺热咳喘： 常与地骨皮同用，如泻白散（《小儿药证直诀》）。
水饮停肺、胀满喘急： 可与麻黄、杏仁、葶苈子等同用。
肺虚有热而咳喘气短、潮热、盗汗： 可与人参、五味子、熟地黄等配伍，如补肺汤（《永类钤方》）。

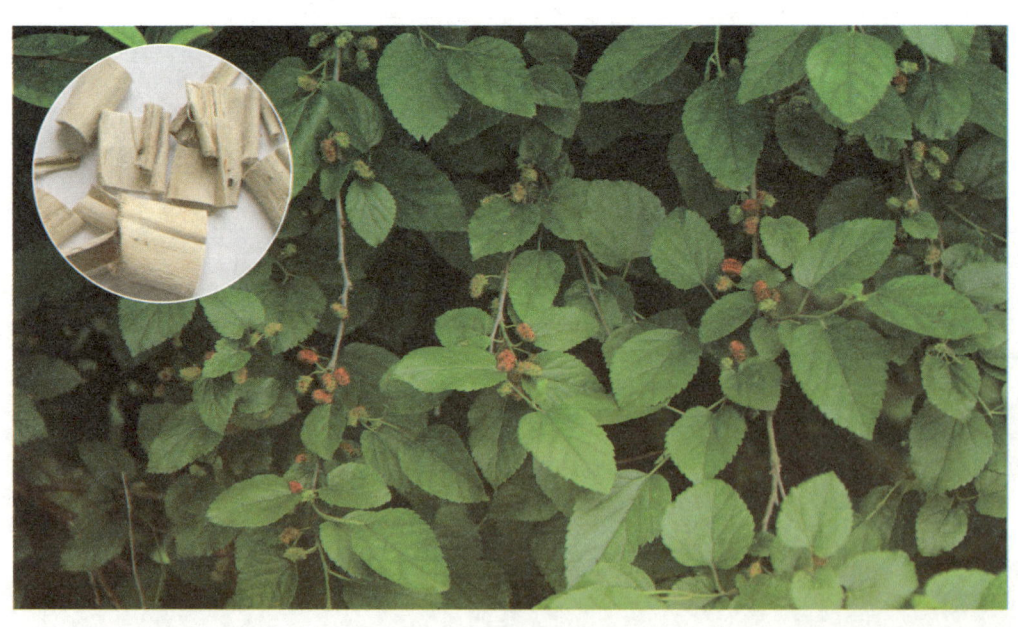

狗脊

GOU JI

原文
味苦，平。主腰背强，关机缓急，周痹寒湿膝痛，颇利老人。一名百枝。生川谷。

今释
别　　名：金毛狗脊、金毛狗、金狗脊、金毛狮子、猴毛头、黄狗头。
来　　源：本品为蚌壳蕨科植物金毛狗脊的干燥根茎。
采收加工：秋、冬二季采挖，除去泥沙，干燥；或去硬根、叶柄及金黄色茸毛，切厚片，干燥，为"生狗脊片"；蒸后晒至六七成干，切厚片，干燥，为"熟狗脊片"。
性味归经：苦、甘，温。归肝、肾经。
功效主治：祛风湿，补肝肾，强腰膝。主治风湿痹痛、腰膝酸软、下肢无力。
用量用法：6～12克，煎服。
使用禁忌：肾虚有热、小便不利或短涩黄赤、口苦舌干者慎服。

配伍应用
风湿痹证：常与杜仲、续断、海风藤等配伍，如狗脊饮（《中国医学大辞典》）。
腰痛：与萆、菟丝子同用，如狗脊丸（《太平圣惠方》）。
肝肾虚损、腰膝酸软、下肢无力：可配杜仲、牛膝、熟地黄、鹿角胶等。
肾虚不固所致之尿频、遗尿：可与益智仁、茯苓、杜仲等配伍。

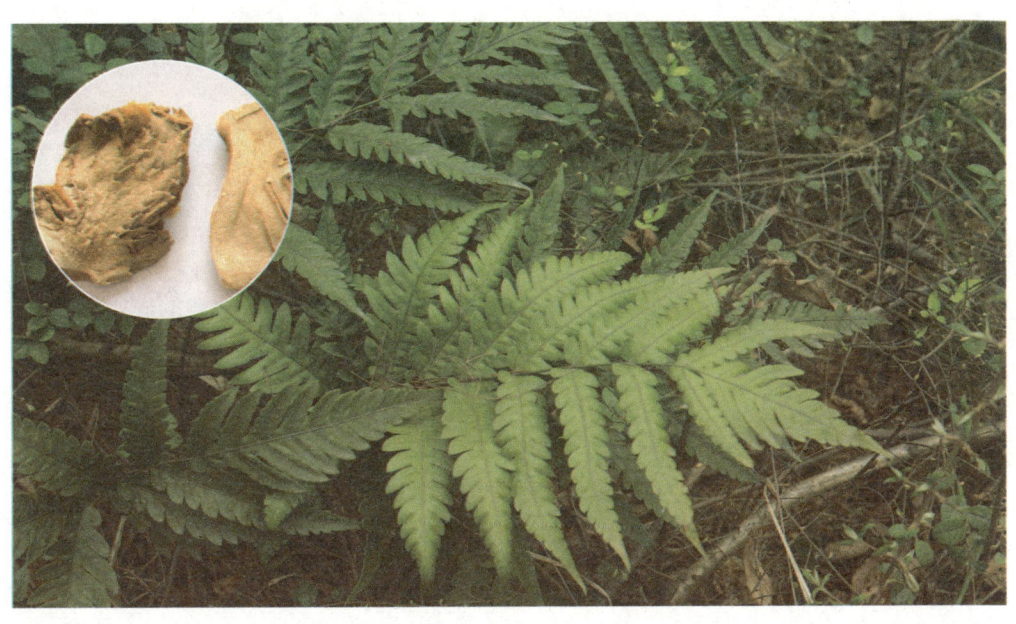

石韦

SHI WEI

原文

味苦，平。主劳热邪气，五癃闭不通，利小便水道。一名石䩞。生山谷石上。

今释

别　　名： 石皮、石剑、石兰、金星草。
来　　源： 本品为水龙骨科植物庐山石韦、石韦或有柄石韦的干燥叶。
采收加工： 全年均可采收，除去根茎及根，晒干或阴干。
性味归经： 甘、苦，微寒。归肺、膀胱经。
功效主治： 利尿通淋，清肺止咳，凉血止血。主治热淋、血淋、石淋、小便不通、淋沥涩痛、肺热喘咳、吐血、衄血、尿血、崩漏。
用量用法： 6～12克，煎服。
使用禁忌： 阴虚及无湿热者忌服。

配伍应用

血淋： 与当归、蒲黄、芍药同用，如石韦散（《千金方》）。
热淋： 与滑石研末服，如石韦丸（《太平圣惠方》）。
石淋： 与滑石研末，用米饮或蜜冲服，如石韦汤（《古今录验方》）。
肺热咳喘气急： 可与鱼腥草、黄芩、芦根等同用。
血热妄行所致之吐血、衄血、尿血、崩漏： 可单用或随症配侧柏叶、白茅根、栀子等。

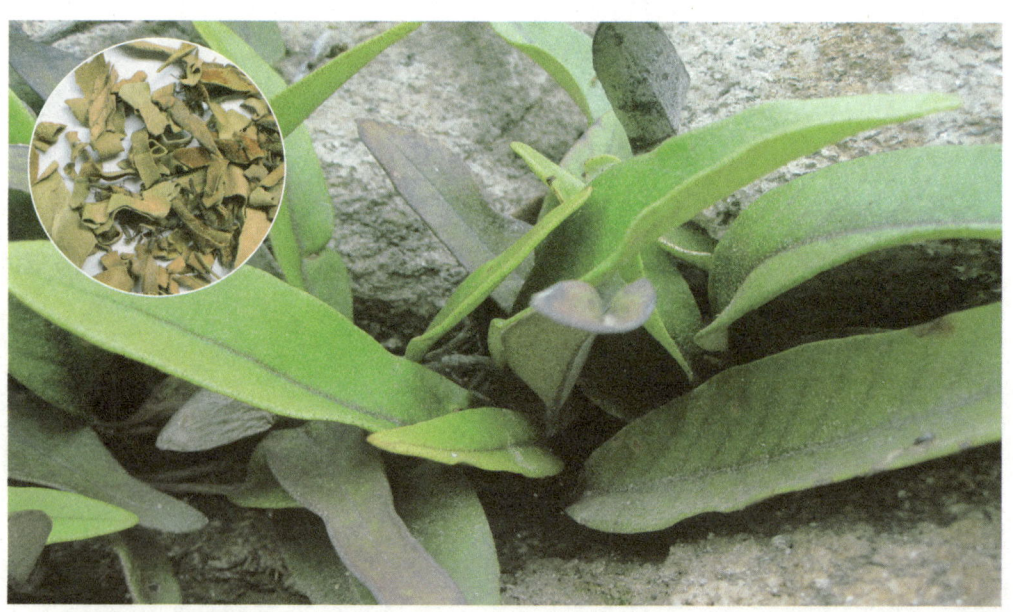

通草

TONG CAO

原文
味辛,平。主去恶虫,除脾胃寒热,通利九窍、血脉、关节,令人不忘。一名附支。生山谷。

今释
别　　名： 寇脱、葱草、白通草、大通草、大叶五加皮。
来　　源： 本品为五加科植物通脱木的茎髓。
采收加工： 秋季采收,选择生长2~3年的植株,割取地上茎,截成段,趁鲜时取出茎髓,理直,晒干,放置干燥处。将茎髓加工制成的方形薄片,称为"方通草";加工时修切下来的边条,称为"丝通草"。
性味归经： 甘、淡,微寒。归肺、胃经。
功效主治： 清热利尿,通气下乳。主治湿热淋证、水肿尿少、乳汁不下。
用量用法： 3~5克,煎服。
使用禁忌： 孕妇慎用。

配伍应用
热淋引起的小便不利、淋沥涩痛： 与冬葵子、滑石、石韦同用,如通草饮子(《普济方》)。
石淋： 与金钱草、海金沙等同用。
水湿停蓄所致之水肿： 可配猪苓、地龙、麝香,共研为末,米汤送服,如通草散(《小儿卫生总微论方》)。

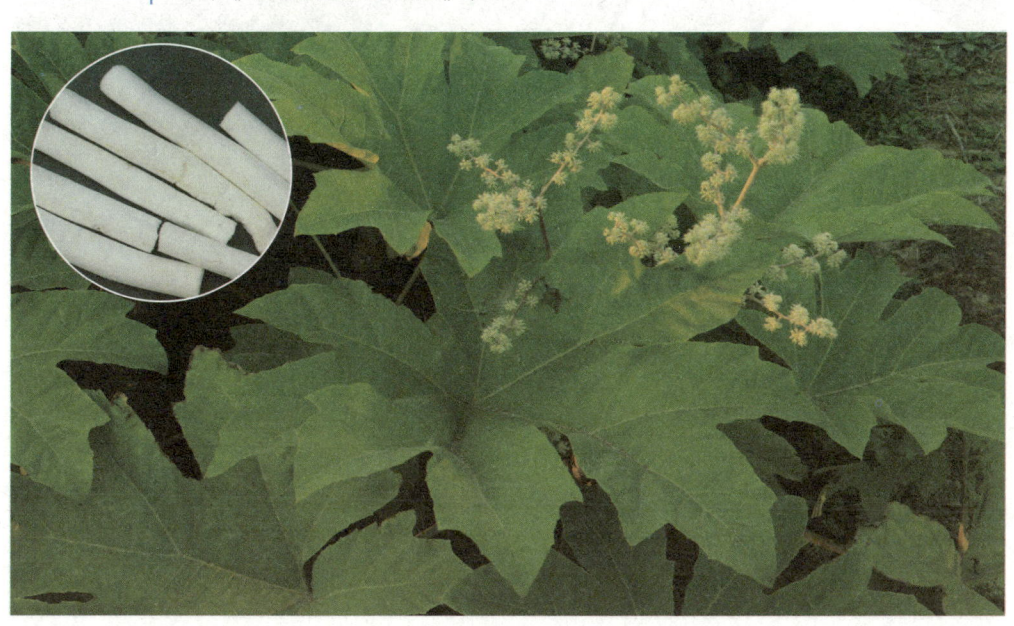

瞿麦

QU MAI

 原文

味苦，寒。主关格，诸癃结，小便不通，出刺，决痈肿，明目去翳，破胎堕子，下闭血。一名巨句麦。生川谷。

 今释

别　　名： 大兰、大菊、竹节草。
来　　源： 本品为石竹科植物瞿麦或石竹的干燥地上部分。
采收加工： 夏、秋二季花果期采割，除去杂质，干燥。
性味归经： 苦，寒。归心、小肠经。
功效主治： 利尿通淋，活血通经。主治热淋、血淋、石淋、小便不通、淋沥涩痛、经闭瘀阻。
用量用法： 9～15克，煎服。
使用禁忌： 孕妇忌用。

 **配伍应用**

热淋： 常与木通、车前子同用，如八正散（《太平惠民和剂局方》）。
小便淋沥有血： 与栀子、甘草等同用，如立效散（《太平惠民和剂局方》）。
石淋： 与石韦、滑石、冬葵子配伍，如石韦散（《证治汇补》）。
血热瘀阻所致之经闭或月经不调： 常与桃仁、红花、丹参、赤芍等同用。

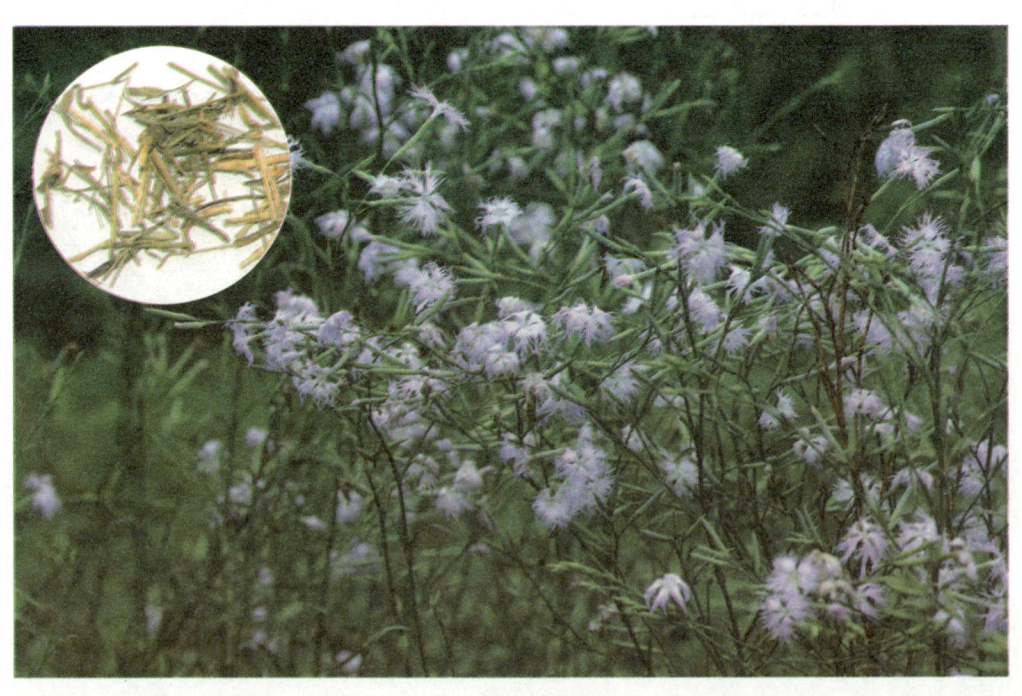

秦皮 QIN PI

 原文

味苦，微寒。主风寒湿痹，洗洗寒气，除热，目中青翳白膜。久服头不白，轻身。生川谷。

 今释

别　　名： 鸡糠树、白荆树、青榔木。
来　　源： 本品为木犀科植物苦枥白蜡树、白蜡树、尖叶白蜡树或宿柱白蜡树的干燥枝皮或干皮。
采收加工： 春、秋二季剥取，晒干。
性味归经： 苦、涩，寒。归肝、胆、大肠经。
功效主治： 清热燥湿，收涩止痢，止带，明目。主治湿热泻痢、赤白带下、目赤肿痛、目生翳膜。
用量用法： 6~12克，煎服。外用：适量，煎洗患处。
使用禁忌： 脾胃虚寒者忌用。

配伍应用

湿热泻痢、里急后重： 常配白头翁、黄连、黄柏等，如白头翁汤（《伤寒论》）。
湿热下注所致之带下： 可与牡丹皮、当归同用。
肝经风热、目赤生翳： 配秦艽、防风等，如秦皮汤（《眼科龙木论》）。

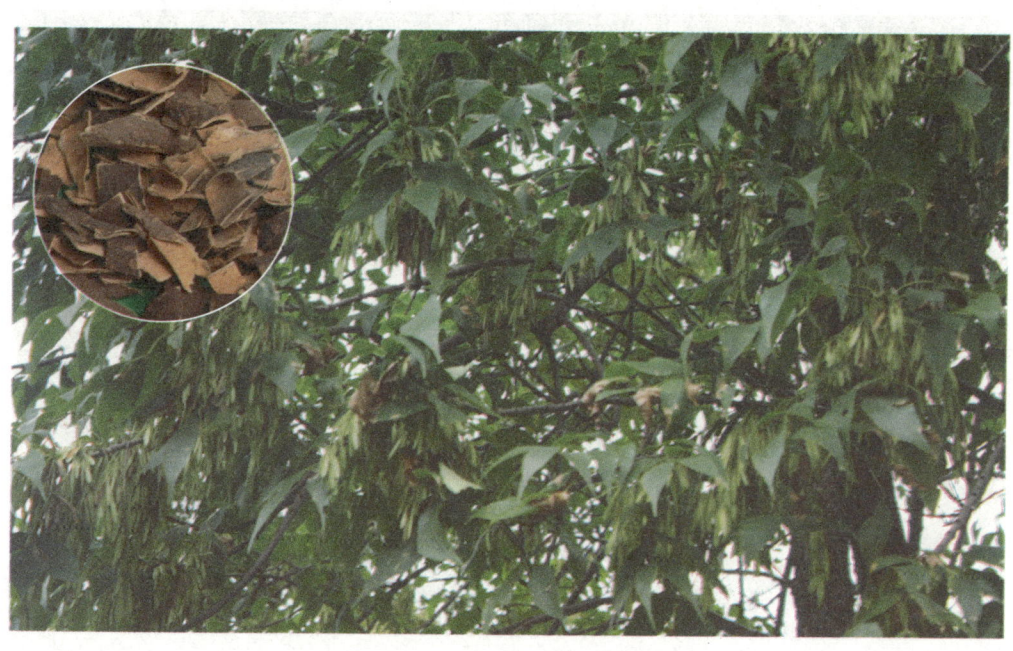

蜀椒

SHU JIAO

原文

味辛，温。主邪气逆，温中，逐骨节皮肤死肌，寒湿痹痛，下气。久服之，头不白，轻身增年。生川谷。

今释

别　　名： 川椒、花椒、蜀椒（晒干用）。
来　　源： 本品为云香科植物花椒的果壳。
采收加工： 秋季采收成熟果实，晒干，除去种子及杂质。
性味归经： 辛，温。归脾、胃、肾经。
功效主治： 温中止痛，杀虫止痒。主治脘腹冷痛、呕吐泄泻、虫积腹痛，外治湿疹、阴痒。
用量用法： 3～6克，煎服。外用：适量，煎汤熏洗。
使用禁忌： 阴虚火旺者忌服，孕妇慎用。

配伍应用

外寒内侵、胃寒腹痛、呕吐等： 常与生姜、白豆蔻等同用。
脾胃虚寒、脘腹冷痛、呕吐、不思饮食等： 与干姜、人参等配伍，如大建中汤（《金匮要略》）。
夏伤湿冷、泄泻不止： 与肉豆蔻同用，如川椒丸（《小儿卫生总微论方》）。
湿疹瘙痒： 单用或与苦参、蛇床子、地肤子、黄柏等同用，煎汤外洗。

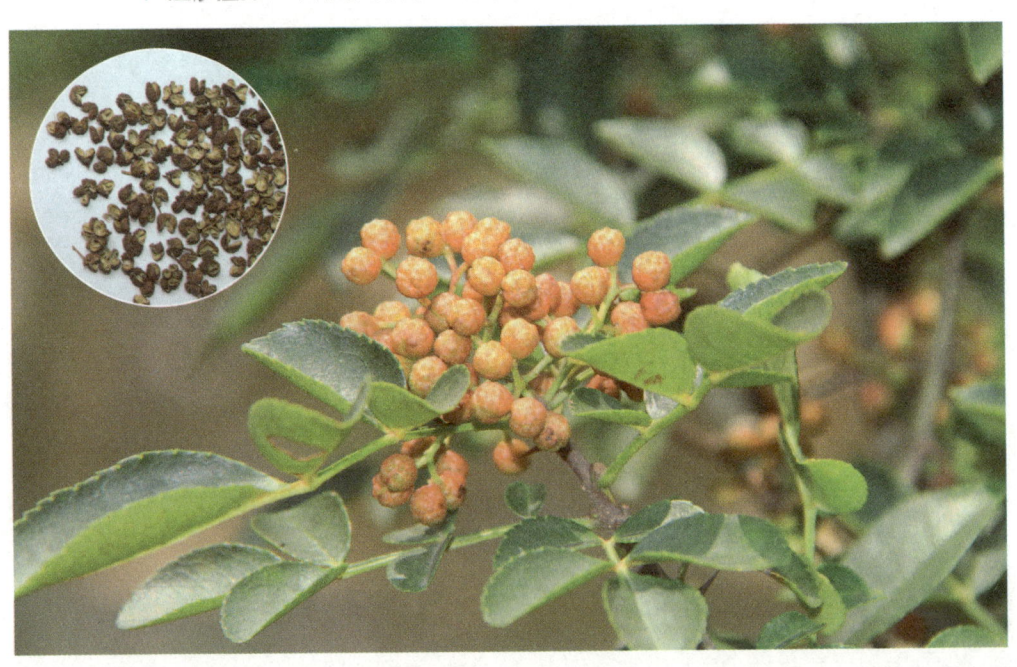

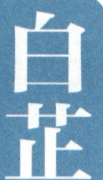

白芷 BAI ZHI

原文

味辛,温。主女人漏下赤白,血闭阴肿,寒热,风头侵目泪出,长肌肤润泽,可作面脂。一名芳香。生川谷。

今释

别　　名： 芳香、苻蓠、泽芬、香白芷。
来　　源： 本品为伞形科植物白芷或杭白芷的干燥根。
采收加工： 夏、秋间叶黄时采挖,除去须根及泥沙,晒干或低温干燥。
性味归经： 辛,温。归胃、大肠、肺经。
功效主治： 解表散寒,祛风止痛,宣通鼻窍,燥湿止带,消肿排脓。主治感冒头痛、眉棱骨痛、鼻塞流涕、鼻衄、鼻渊、牙痛、带下、疮疡肿痛。
用量用法： 3~10克,煎服。外用:适量。

配伍应用

外感风寒、头身疼痛、鼻塞流涕： 常与防风、羌活、川芎等同用,如九味羌活汤(《此事难知》)。

阳明头痛、眉棱骨痛、头风痛等,属外感风寒者： 可单用,即都梁丸(《是斋百一选方》);或与防风、细辛、川芎等同用,如川芎茶调散(《太平惠民和剂局方》);属外感风热者,可配薄荷、菊花、蔓荆子等。

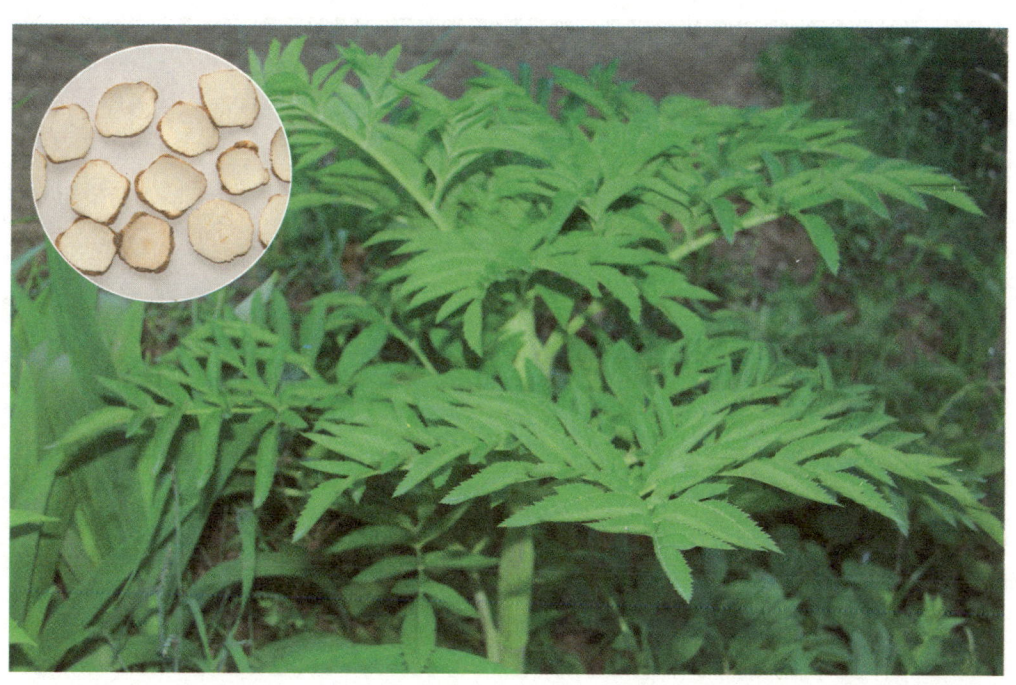

白薇

BAI WEI

原文
味苦，平。主暴中风，身热肢满，忽忽不知人，狂惑，邪气寒热酸疼，温疟洗洗，发作有时。生川谷。

今释
别　　名： 春草、芒草。
来　　源： 本品为萝藦科植物白薇或蔓生白薇的干燥根及根茎。
采收加工： 春、秋二季采挖，洗净，干燥。
性味归经： 苦、咸，寒。归胃、肝、肾经。
功效主治： 清热凉血，利尿通淋，解毒疗疮。主治温邪伤营发热、阴虚发热、骨蒸劳热、产后血虚发热、热淋、血淋、痈疽肿毒。
用量用法： 5～10克，煎服。
使用禁忌： 血虚者忌服。

配伍应用
热病后期、余邪未尽、夜热早凉或阴虚发热、骨蒸潮热： 常与地骨皮、知母、青蒿等同用。
产后血虚发热、低热不退及昏厥等： 可与当归、人参、甘草同用，如白薇汤（《全生指迷方》）。

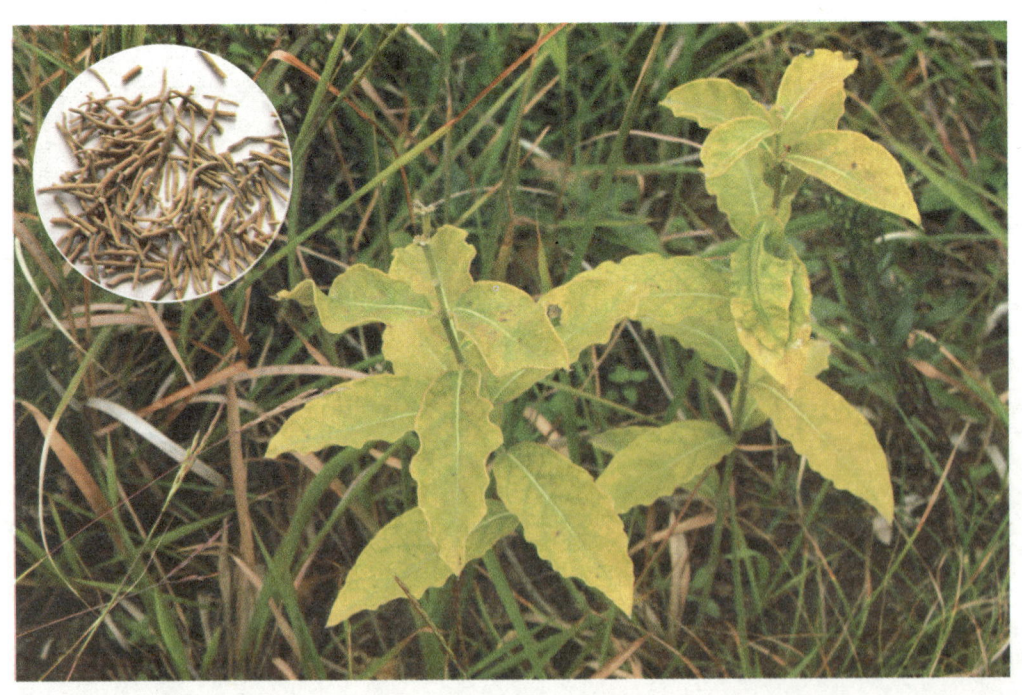

升麻 SHENG MA

原文
味甘、辛。主解百毒，杀百老物殃鬼，辟温疫瘴邪毒蛊。久服不夭。一名周升麻。生山谷。

今释
别　　名： 龙眼根。
来　　源： 本品为毛茛科植物大三叶升麻、兴安升麻或升麻的干燥根茎。
采收加工： 秋季采挖，除去泥沙，晒至须根干时，燎去或除去须根，晒干。
性味归经： 辛、微甘，微寒。归肺、脾、胃、大肠经。
功效主治： 发表透疹，清热解毒，升举阳气。主治风热头痛、齿痛、口疮、咽喉肿痛、麻疹不透、阳毒发斑、脱肛、子宫脱垂。
用量用法： 3～10克，煎服。发表透疹、清热解毒宜生用，升阳举陷宜炙用。
使用禁忌： 麻疹已透、阴虚火旺，以及阴虚阳亢者，均当忌用。

配伍应用
风热感冒、温病初起、发热、头痛等： 可与桑叶、菊花、薄荷、连翘等同用。
风寒感冒、恶寒发热、无汗、头痛、咳嗽： 常配麻黄、紫苏、白芷、川芎等，如十神汤（《太平惠民和剂局方》）。
外感风热夹湿所致之阳明经头痛、额前作痛、呕逆、心烦痞满： 可与苍术、葛根、鲜荷叶等配伍，如清震汤（《症因脉治》）。

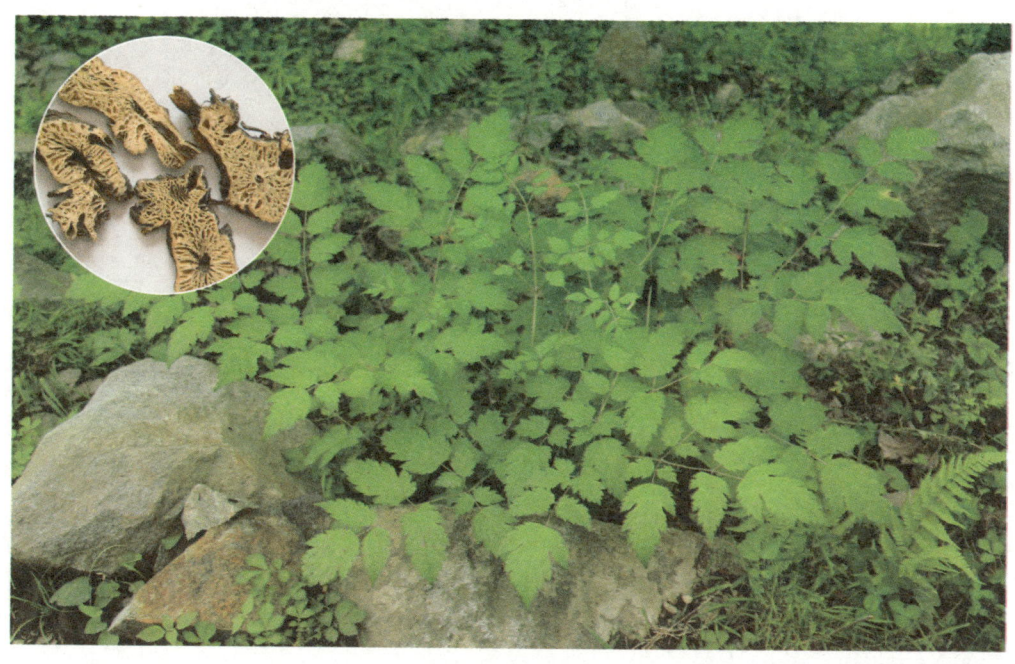

苍耳

CANG ER

原文

味甘，温。主风头寒痛，风湿周痹，四肢拘挛痛，恶肉死肌。久服益气，耳目聪明，强志，轻身。一名胡葈，一名地葵。生川谷。

今释

别　　名： 野茄子、刺儿棵、疔疮草、粘粘葵。
来　　源： 本品为菊科植物苍耳的带总苞的果实。
采收加工： 9—10月割取地上部分，打下果实，晒干，去刺，生用或炒用。
性味归经： 辛、苦，温；有毒。归肺经。
功效主治： 散风寒，通鼻窍，祛风湿。主治风寒头痛、鼻塞流涕、鼻衄、鼻渊、风疹瘙痒、湿痹拘挛。
用量用法： 3～10克，煎服；或入丸、散。
使用禁忌： 血虚头痛者不宜服用，过量服用易致中毒。

配伍应用

外感风寒、恶寒发热、头身疼痛、鼻塞流涕： 可与防风、白芷、羌活、藁本等同用。
鼻渊而有外感风寒者： 常与辛夷、白芷等配伍，如苍耳子散（《济生方》）。
鼻渊证属风热外袭或湿热内蕴者： 常与薄荷、黄芩等同用。
风湿痹证、关节疼痛、四肢拘挛： 可单用，或与羌活、威灵仙、木瓜等同用。

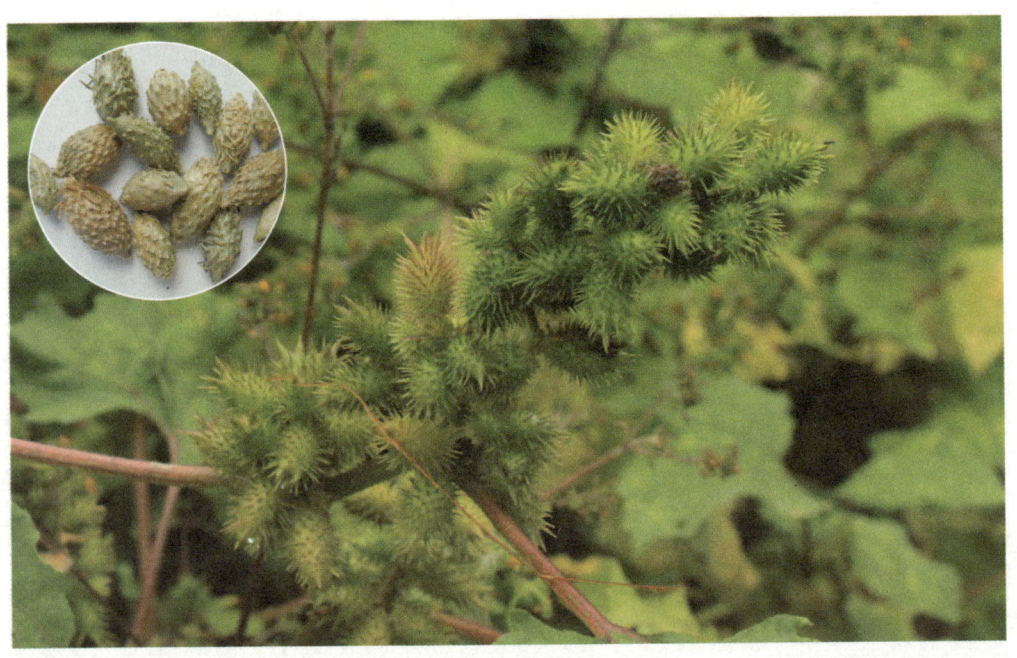

茅根

MAO GEN

原文

味甘，寒。主劳伤虚羸，补中益气，除瘀血、血闭、寒热，利小便。其苗，主下水。一名兰根，一名茹根。生山谷、田野。

今释

别　　名： 白茅根。
来　　源： 本品为禾本科植物白茅的干燥根茎。
采收加工： 春、秋二季采挖，洗净，晒干，除去须根及膜质叶鞘，捆成小把。
性味归经： 甘，寒。归肺、胃、膀胱经。
功效主治： 凉血止血，清热利尿。主治血热吐血、衄血、尿血、热病烦渴、湿热黄疸、水肿尿少、热淋涩痛。
用量用法： 9～30克，煎服，鲜品加倍，以鲜品为佳，可捣汁服。
使用禁忌： 胃虚寒、腹泻便溏者忌食。

配伍应用

多种血热出血： 单用有效；或与其他凉血止血药同用，如茅根散治鼻衄出血（《校注妇人良方》），如白茅根汤治吐血不止（《千金翼方》）。

咯血： 与藕同用，均取鲜品煮汁服，如二鲜饮（《医学衷中参西录》）。

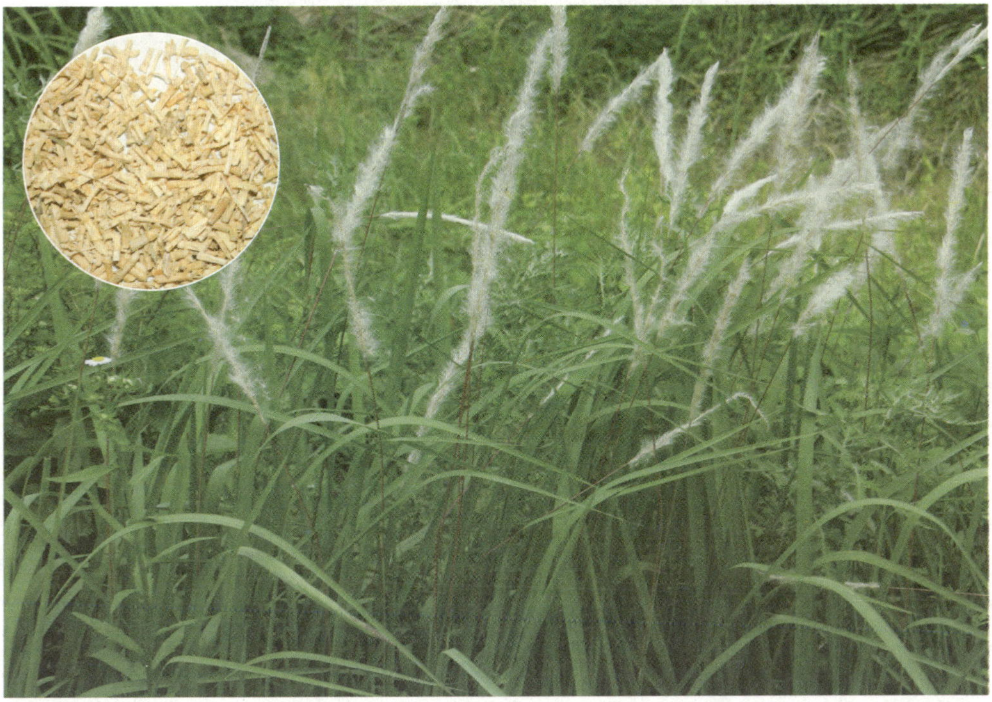

百合 BAI HE

原文

味甘，平。主邪气腹胀心痛，利大小便，补中益气。生川谷。

今释

别　　名：重迈、中庭、重箱、摩罗、强瞿、百合蒜、蒜脑薯。
来　　源：本品为百合科植物卷丹、百合或细叶百合的干燥肉质鳞叶。
采收加工：秋季采挖，洗净，剥取鳞叶，置沸水中略烫，干燥。
性味归经：甘，寒。归心、肺经。
功效主治：养阴润肺，清心安神。主治阴虚燥咳、劳嗽咳血、虚烦惊悸、失眠多梦、精神恍惚。
用量用法：6～12克，煎服。蜜炙可增加润肺作用。
使用禁忌：感冒风寒咳嗽者忌食，脾胃虚寒、腹泻便溏者忌食。

配伍应用

阴虚肺燥有热所致之干咳少痰、咳血或咽干音哑等： 常与款冬花配伍，如百花膏（《济生方》）。
肺虚久咳、劳嗽咳血： 常与生地黄、玄参、桔梗、川贝母等同用，如百合固金汤（《周慎斋遗书》）。
虚热上扰、失眠、心悸： 可与麦门冬、酸枣仁、丹参等同用。

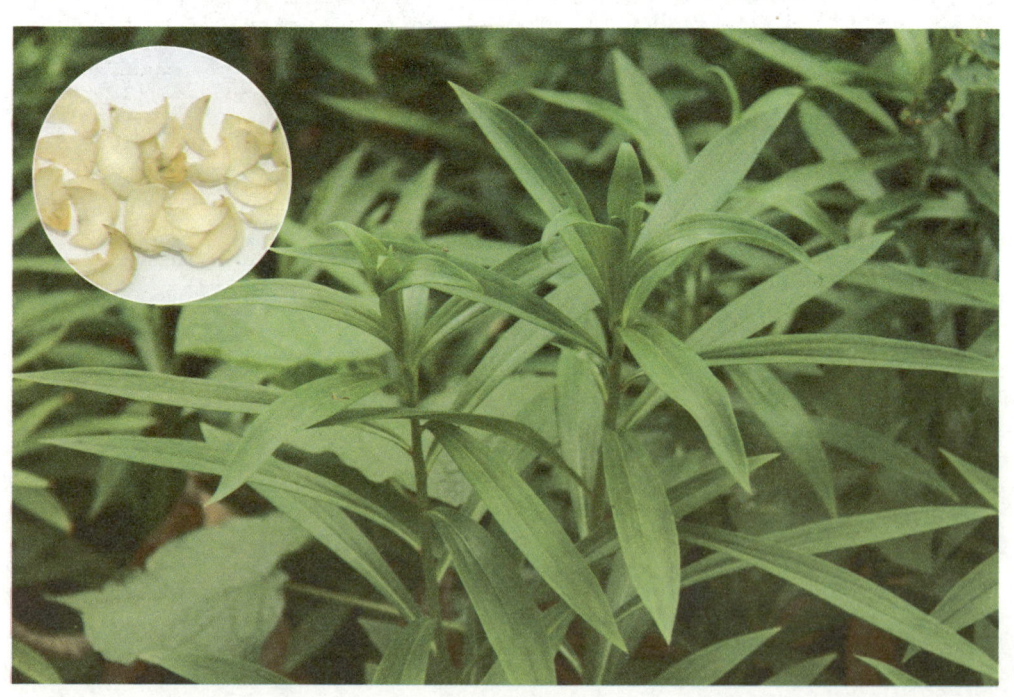

酸酱

SUAN JIANG

原文

味酸，平。主热烦满，定志益气，利水道，产难，吞其实立产。一名酢酱。生川泽。

今释

别　　名： 酸浆、锦灯笼、红姑娘。
来　　源： 本品为茄科植物酸浆的干燥宿萼或带果实的宿萼。
采收加工： 秋季果实成熟、宿萼呈红色或橙红色时采收，干燥。
性味归经： 苦，寒。归肺经。
功效主治： 清热解毒，利咽化痰，利尿通淋。主治咽痛音哑、痰热咳嗽、小便不利、热淋涩痛，外用治天疱疮、湿疹。
用量用法： 5～9克，煎服。外用：适量，捣敷患处。
使用禁忌： 脾虚泄泻及痰湿者忌用。

配伍应用

咽喉肿痛、声音嘶哑： 常与山豆根、桔梗、牛蒡子等同用；喉痛音哑可将本品与冰片共研末，吹喉。
痰热咳嗽、小便不利： 与前胡、栝楼等同用。
小便短赤或淋沥涩痛： 常与车前子、木通、萹蓄、金钱草等配伍。

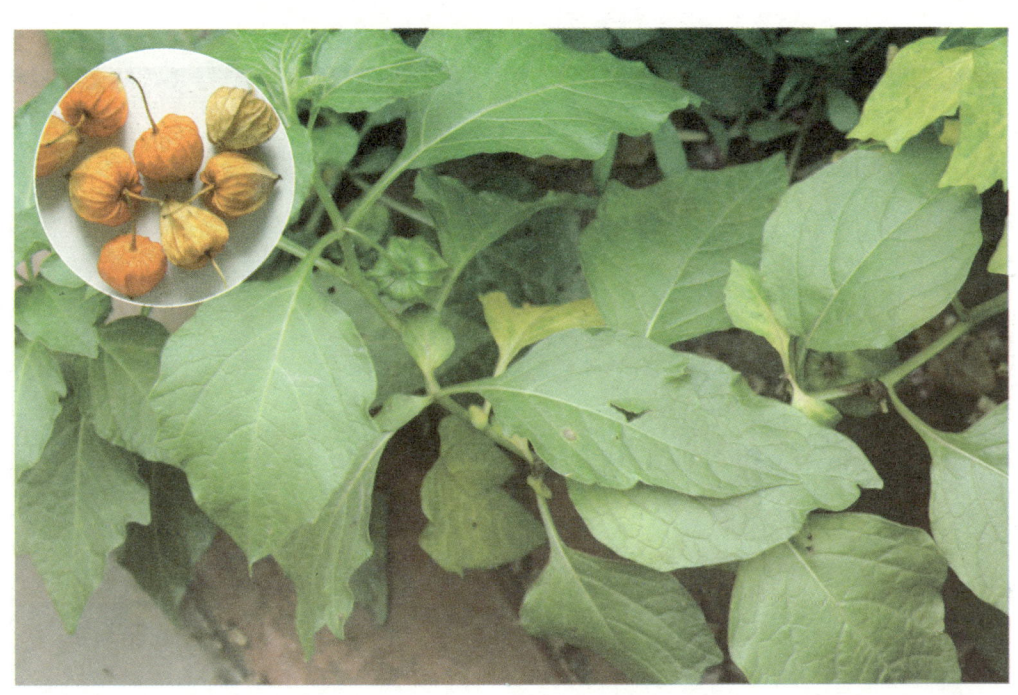

淫羊藿

原文

味辛，寒。主阴痿绝伤，茎中痛，利小便，益气力，强志。一名刚前。生山谷。

今释

别　　名：仙灵脾、羊藿、黄连祖、乏力草。
来　　源：本品为小檗科植物淫羊藿、箭叶淫羊藿、柔毛淫羊藿、巫山淫羊藿或朝鲜淫羊藿的干燥地上部分。
采收加工：夏、秋季茎叶茂盛时采割，除去粗梗及杂质，晒干或阴干。
性味归经：辛、甘，温。归肝、肾经。
功效主治：补肾阳，强筋骨，祛风湿。主治肾阳虚衰、阳痿遗精、筋骨痿软、风湿痹痛、麻木拘挛。
用量用法：6～10克，煎服。
使用禁忌：阴虚而相火易动者忌服。

配伍应用

肾虚阳痿遗精等：与肉苁蓉、巴戟天、杜仲等同用，如填精补髓丹（《丹溪心法》）。
风湿痹痛、筋骨不利及肢体麻木：常与威灵仙、苍耳子、川芎、肉桂同用，即仙灵脾散（《太平圣惠方》）。

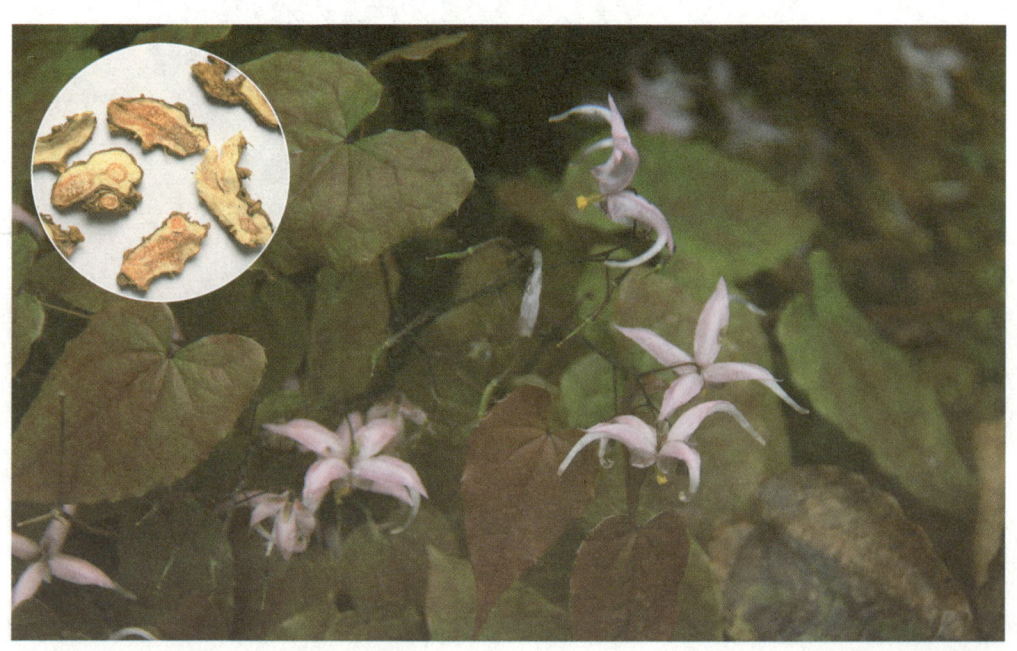

栀子 ZHI ZI

味苦,寒。主五内邪气,胃中热气,面赤,酒泡、皶鼻、白癞、赤癞、疮疡。一名木丹。生川谷。

别　　名: 黄栀子、山枝子、白蟾。
来　　源: 本品为茜草科植物栀子的干燥成熟果实。
采收加工: 9—11月果实成熟呈红黄色时采收,除去果梗及杂质,蒸至上汽或置沸水中略烫,取出,干燥。
性味归经: 苦,寒。归心、肺、三焦经。
功效主治: 泻火除烦,清热利湿,凉血解毒;外用消肿止痛。主治热病心烦、湿热黄疸、淋证涩痛、血热吐衄、目赤肿痛、火毒疮疡,外治扭挫伤痛。
用量用法: 6～10克,煎服。外用:生品适量,研末调敷。
使用禁忌: 体虚便溏者慎用。

热病心烦、躁扰不宁: 可与淡豆豉同用,如栀子豉汤(《伤寒论》)。
热病火毒炽盛、三焦俱热而见高热烦躁、神昏谵语,或迫血妄行所致之吐血、衄血者: 配黄芩、黄连、黄柏等,如黄连解毒汤(《外台秘要》)。
肝胆湿热郁蒸所致之黄疸: 常配茵陈蒿、大黄等,如茵陈蒿汤(《伤寒论》),或配黄柏用,如栀子柏皮汤(《金匮要略》)。

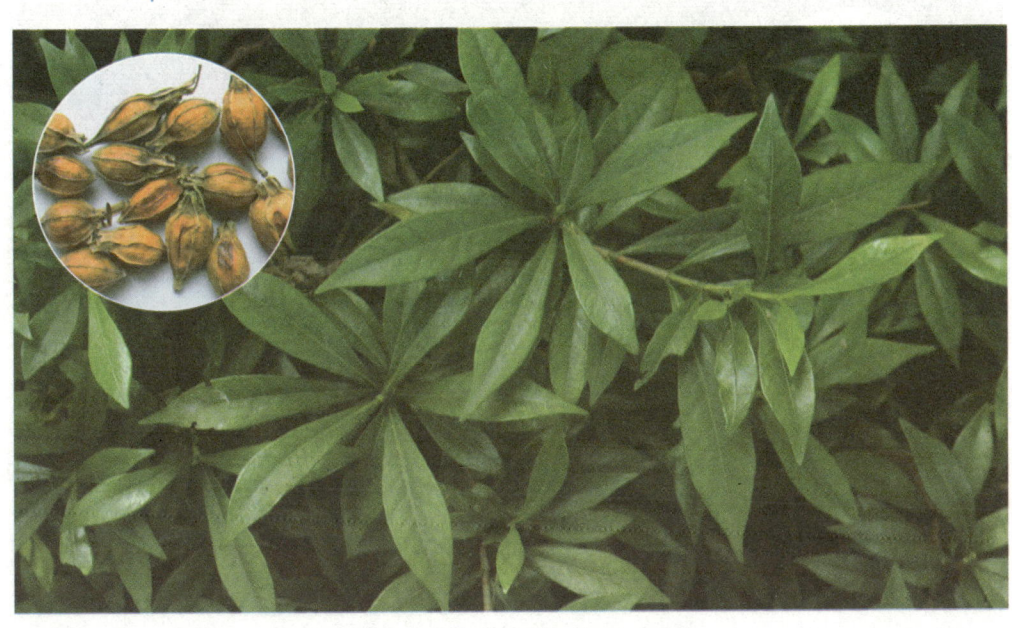

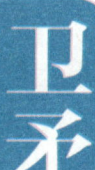

原文

味苦，寒。主女子崩中下血，腹满汗出，除邪，杀鬼毒、蛊疰。一名鬼箭。生山谷。

今释

别　　名： 鬼箭、神箭。
来　　源： 本品为卫矛科卫矛属植物卫矛的根、带翅的枝及叶。
采收加工： 全年采根，夏秋采带翅的枝及叶，晒干。
性味归经： 苦，寒。归肝经。
功效主治： 破血通经，杀虫。主治跌打损伤、瘀血停滞、局部作痛、妇女月经不调、产后瘀滞腹痛、风湿痹痛、虫积腹痛。外用可治皮炎、痈肿疮疡。
用量用法： 3～10克，煎服。外用：适量。
使用禁忌： 孕妇禁用。

配伍应用

经闭、症瘕、痛经、产后瘀阻腹痛： 常配当归、红花、益母草等，以增强活血化瘀之力，如鬼箭羽散（《太平圣惠方》）。
跌打伤痛： 可配大黄、红花、赤芍等。
疝气痛： 可配川楝子、延胡索、荔枝核等。
关节痛： 常配羌活、独活、牛膝等。

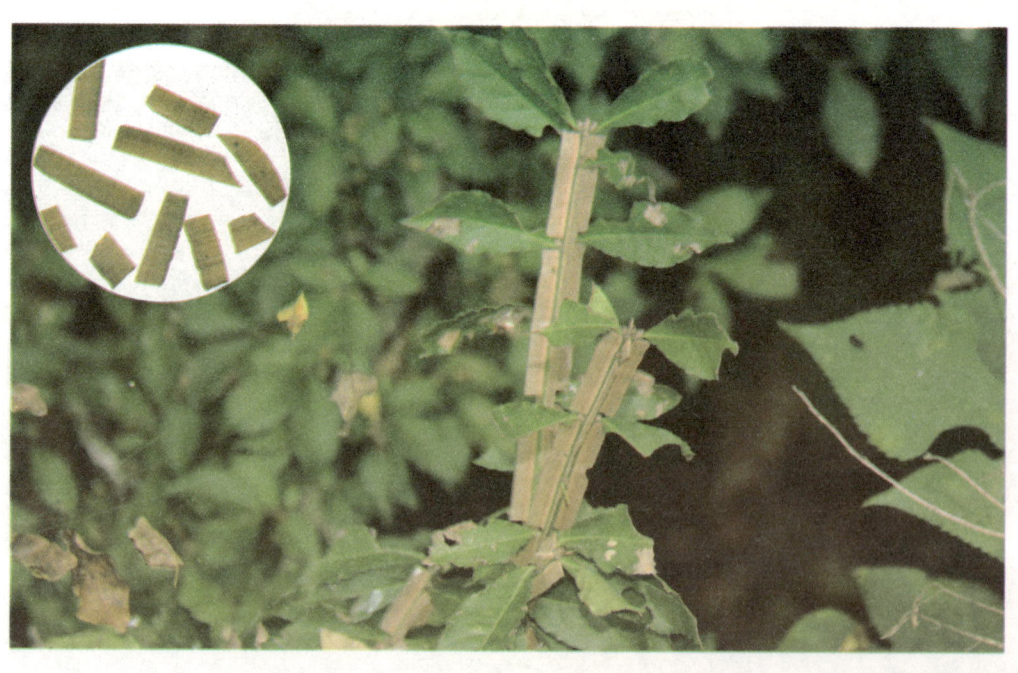

凌霄花

LING XIAO HUA

原文
味酸，微寒。主妇人乳余疾，崩中，症瘕血闭，寒热羸瘦，养胎。生川谷。

今释
别　　名： 紫葳、藤萝花。
来　　源： 本品为紫葳科植物凌霄或美洲凌霄的干燥花。
采收加工： 夏、秋二季花盛开时采收，干燥。
性味归经： 甘、酸，寒。归肝、心包经。
功效主治： 活血通经，凉血祛风。主治月经不调、经闭症瘕、产后乳肿、风疹发红、皮肤瘙痒、痤疮。
用量用法： 5～9克，煎服。外用：适量。
使用禁忌： 孕妇慎用。

配伍应用
血瘀经闭： 可与当归、红花、赤芍等同用，如紫葳散（《妇科玉尺》）。
瘀血症瘕积聚： 可配鳖甲、丹皮等，如鳖甲煎丸（《金匮要略》）。
跌打损伤： 可单用捣敷，亦可配乳香、没药等用。
周身瘙痒： 可单以本品研末，酒调服，如紫葳丸（《医学正传》）；亦可与生地黄、丹皮、刺蒺藜等同用。

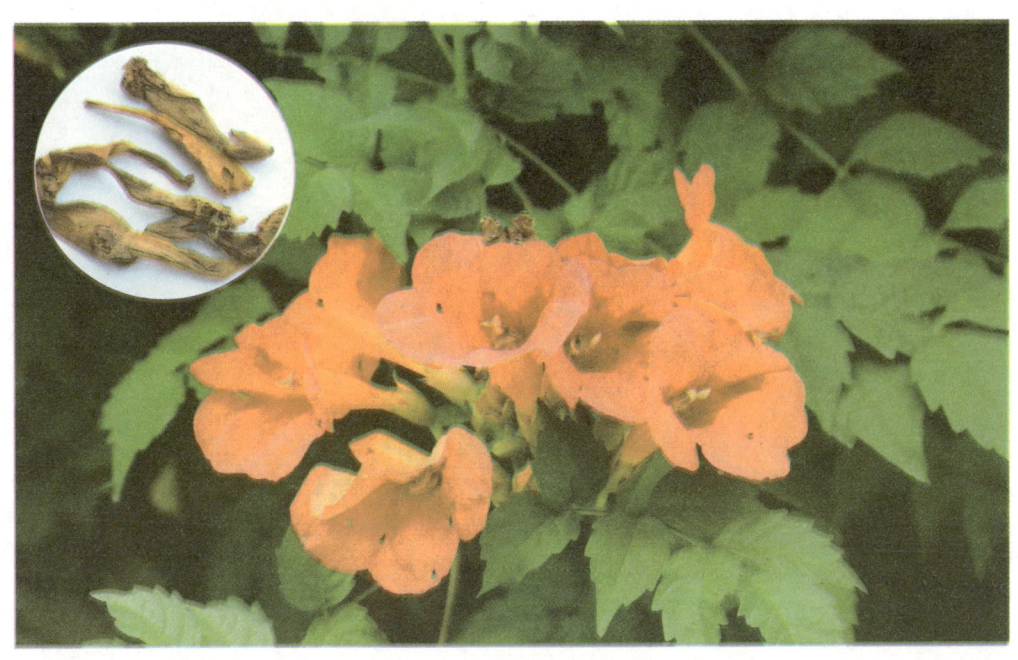

紫草 ZI CAO

原文

味苦，寒。主心腹邪气，五疸，补中益气，利九窍，通水道。一名紫丹，一名紫芙。生山谷。

今释

别　　名： 地血、紫丹、鸦衔草。
来　　源： 本品为紫草科植物新疆紫草或内蒙紫草的干燥根。
采收加工： 春、秋二季采挖，除去泥沙，干燥。
性味归经： 甘、咸，寒。归心、肝经。
功效主治： 清热凉血，活血解毒，透疹消斑。主治血热毒盛、斑疹紫黑、麻疹不透、疮疡、湿疹、水火烫伤。
用量用法： 5～10克，煎服。外用：适量，熬膏或用植物油浸泡涂擦。
使用禁忌： 胃肠虚弱、大便滑泄者慎服。

配伍应用

温毒发斑、血热毒盛、斑疹紫黑： 常配赤芍、蝉蜕、甘草等用，如紫草快斑汤（《张氏医通》）。
麻疹不透、疹色紫暗、兼咽喉肿痛： 配牛蒡子、山豆根、连翘等用，如紫草消毒饮（《张氏医通》）。
麻疹气虚、疹出不畅： 配黄芪、升麻、荆芥等，如紫草解肌汤（《证治准绳》）。

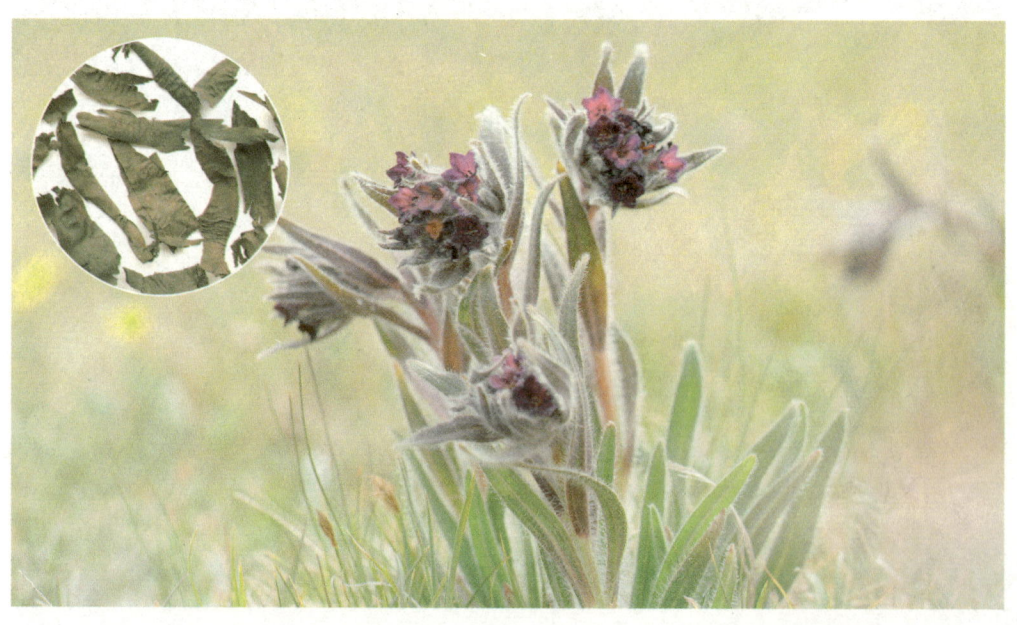

紫菀 ZI WAN

原文

味苦，温。主咳逆上气，胸中寒热结气，去蛊毒痿蹶，安五脏。生山谷。

今释

别　　名： 山白菜、小辫儿、夹板菜、驴耳朵菜。
来　　源： 本品为菊科植物紫菀的干燥根及根茎。
采收加工： 春、秋二季采挖，除去有节的根茎（习称母根）和泥沙，编成辫状晒干，或直接晒干。
性味归经： 辛，苦，温。归肺经。
功效主治： 润肺下气，消痰止咳。主治痰多喘咳、新久咳嗽、劳嗽咳血。
用量用法： 5~10克，煎服。外感暴咳生用，肺虚久咳蜜炙用。

配伍应用

风寒犯肺、咳嗽咽痒、咯痰不爽： 配荆芥、桔梗、百部等，如止嗽散（《医学心悟》）。

阴虚劳嗽、痰中带血： 配阿胶、贝母等，如紫菀汤（《伤寒保命集》）。

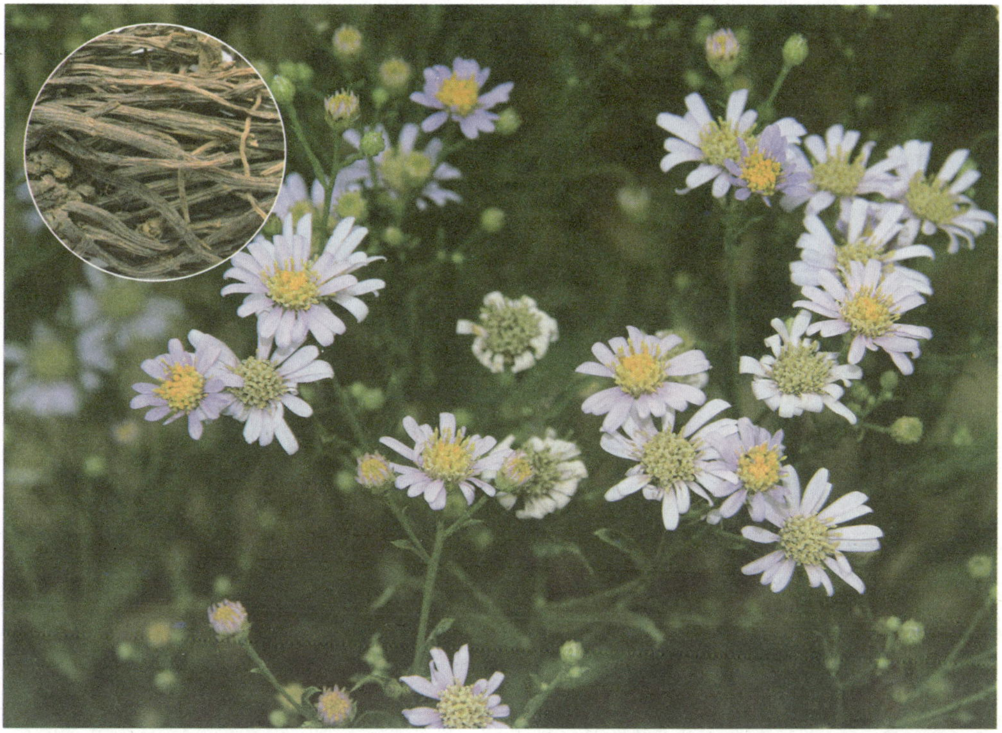

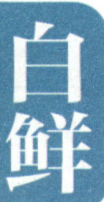

白鲜

BAI XIAN

原文

味苦，寒。主头风，黄疸，咳逆，淋沥，女子阴中肿痛，湿痹死肌，不可屈伸，起止行步。生川谷。

今释

别　　名： 白羊鲜、金雀儿椒。
来　　源： 本品为芸香科植物白鲜的干燥根皮。
采收加工： 春、秋二季采挖根部，除去泥沙及粗皮，剥取根皮，干燥。
性味归经： 苦，寒。归脾、胃、膀胱经。
功效主治： 清热燥湿，祛风解毒。主治湿热疮毒、黄水淋沥、湿疹、风疹、疥癣疮癞、风湿热痹、黄疸尿赤。
用量用法： 5～10克，煎服。外用：适量，煎汤洗或研粉敷。
使用禁忌： 虚寒证忌服。

配伍应用

湿热疮毒、肌肤溃烂、黄水淋沥： 可配苍术、苦参、连翘等用。
湿疹、风疹、疥癣： 可配苦参、防风、地肤子等用，煎汤内服、外洗。
湿热蕴蒸所致之黄疸、尿赤： 常配茵陈蒿等，如茵陈汤（《圣济总录》）。
风湿热痹、关节红肿热痛： 常与苍术、黄柏、薏以仁等同用。

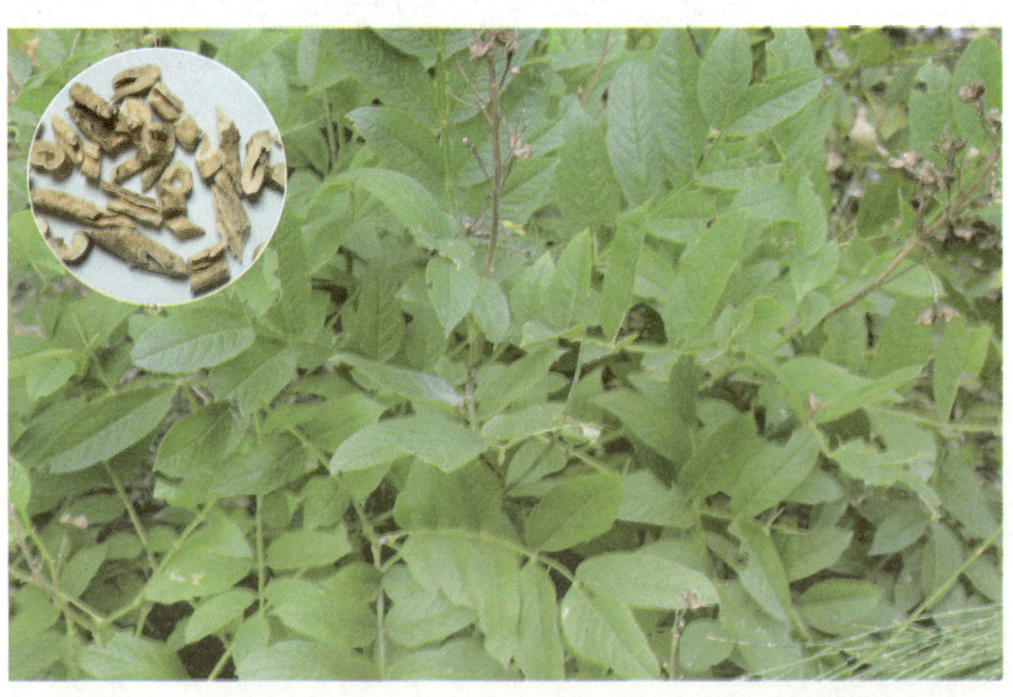

五加皮

WU JIA PI

原文

味辛，温。主心腹疝气，腹痛，益气疗躄，小儿不能行，疽疮，阴蚀。一名豺漆。

今释

别　　名：木骨、南五加皮、细柱五加、短梗五加、轮伞五加。
来　　源：本品为五加科植物细柱五加的干燥根皮，习称"南五加皮"。
采收加工：夏、秋采挖，剥取根皮，晒干。切厚片，生用。
性味归经：辛，苦，温。归肝、肾经。
功效主治：祛风除湿，补益肝肾，强筋壮骨，利水消肿。主治风湿痹病、筋骨痿软、小儿行迟、体虚乏力、水肿、脚气。
用量用法：5～10克，煎服；或酒浸，入丸、散服。
使用禁忌：阴虚火旺者慎服。

配伍应用

风湿痹证、腰膝疼痛、筋脉拘挛：可单用，或配当归、牛膝等，如五加皮酒（《本草纲目》）；亦可与木瓜、松节同用，如五加皮丸（《沈氏尊生书》）。

肝肾不足、筋骨痿软：常与杜仲、牛膝等配伍，如五加皮散（《卫生家宝》）。

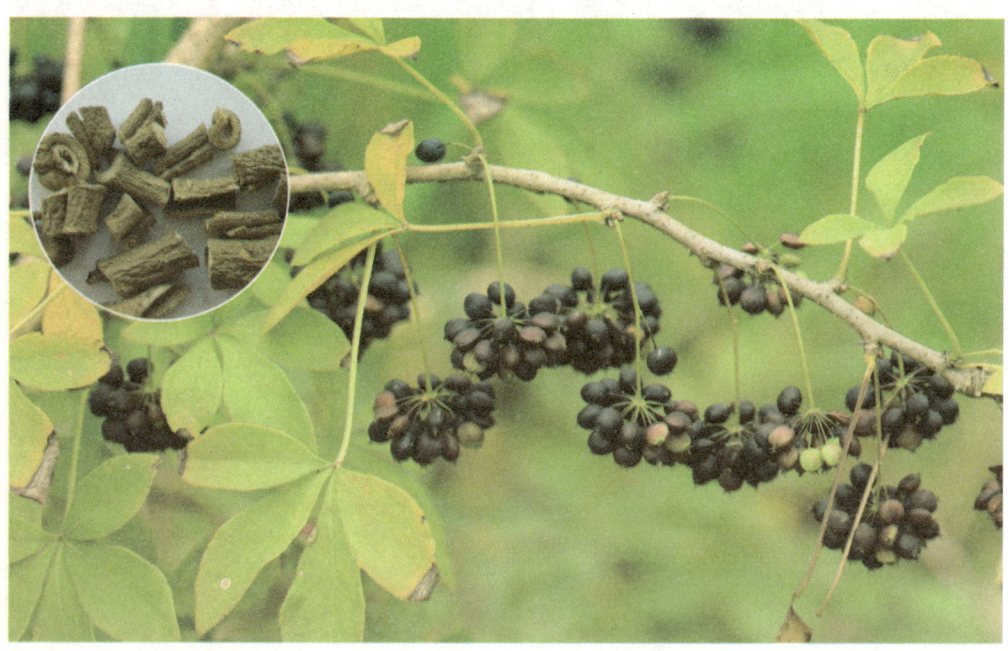

水萍

SHUI PING

原文

味辛，寒。主暴热身痒，下水气，胜酒，长须发，消渴。久服轻身。一名水华。生池泽。

今释

别　　名： 浮萍。
来　　源： 本品为浮萍科植物紫萍的干燥全草。
采收加工： 6—9月采收，洗净，除去杂质，晒干。
性味归经： 辛，寒。归肺经。
功效主治： 宣散风热，透疹，利尿。主治麻疹不透、风疹瘙痒、水肿尿少。
用量用法： 3～9克，煎服。外用：适量，煎汤浸洗。
使用禁忌： 气虚慎用。

配伍应用

发热无汗等： 可与薄荷、蝉蜕、连翘等同用。
风寒感冒、恶寒无汗： 可与麻黄、香薷、羌活等同用。
麻疹初起、疹出不畅： 常与薄荷、蝉蜕、牛蒡子等同用。
风邪郁闭肌表、风疹瘙痒： 偏于风热者，多与蝉蜕、薄荷、牛蒡子等同用；偏于风寒者，多与麻黄、防风、荆芥等同用。

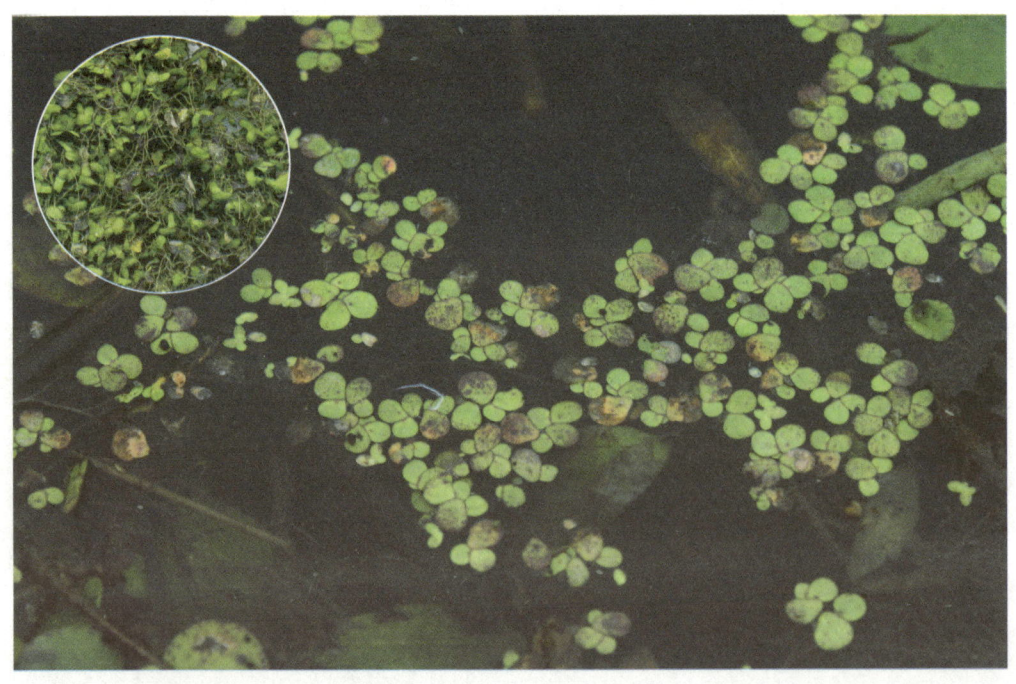

干姜

GAN JIANG

原文

味辛，温。主胸满，咳逆上气，温中止血，出汗，逐风湿痹，肠澼下痢。生者尤良。久服去臭气，通神明。生川谷。

今释

别　　名： 白姜、均姜、干生姜。
来　　源： 本品为姜科植物姜的干燥根茎。
采收加工： 冬季采挖，除去须根及泥沙，晒干或低温干燥。趁鲜切片晒干或低温干燥者称为"干姜片"。
性味归经： 辛，热。归脾、胃、肾、心、肺经。
功效主治： 温中散寒，回阳通脉，温肺化饮。主治脘腹冷痛、呕吐泄泻、肢冷脉微、寒饮喘咳。
用量用法： 3～10克，煎服。
使用禁忌： 阴虚内热、血热妄行者禁服。

配伍应用

寒邪直中脏腑所致腹痛： 可单用本品研末服，如干姜丸（《外台秘要》）。
脾胃虚寒、脘腹冷痛等： 多与党参、白术等同用，如理中丸（《伤寒论》）。
胃寒呕吐： 常配高良姜，如二姜丸（《太平惠民和剂局方》）。

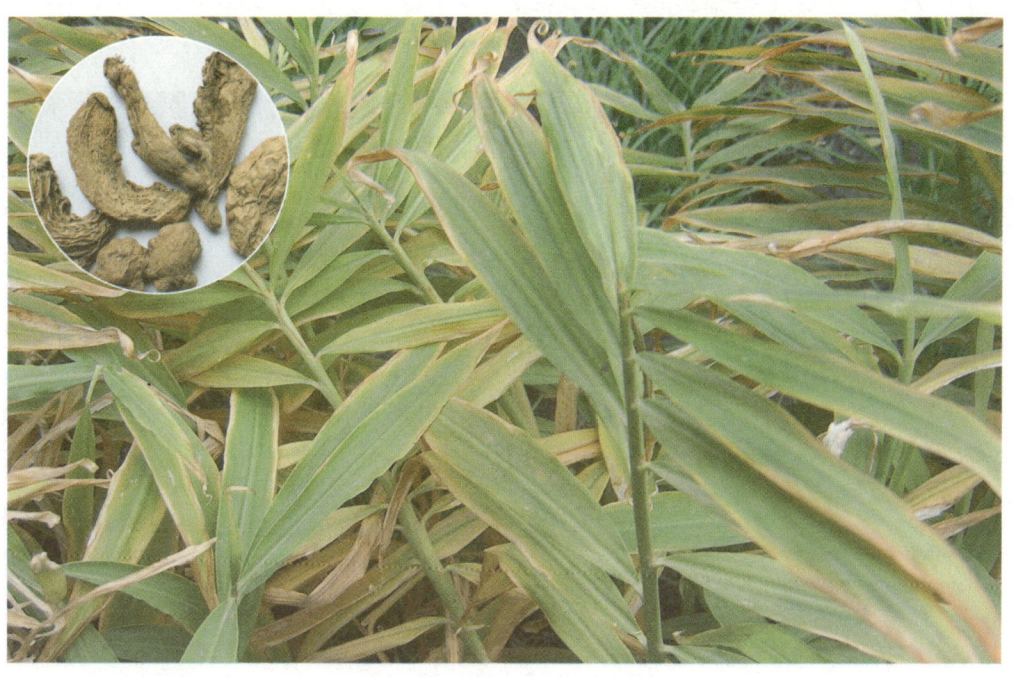

木香

MU XIANG

原文

味辛，温。主邪气，辟毒疫温鬼，强志，主淋露。久服不梦寤魇寐。生山谷。

今释

别　　名： 蜜香、云木香、广木香、南木香、青木香、川木香。

来　　源： 本品为菊科植物木香的干燥根。

采收加工： 秋、冬二季采挖，除去泥沙及须根，切段，大的再纵剖成瓣，干燥后撞去粗皮。

性味归经： 辛、苦，温。归脾、胃、大肠、三焦、胆经。

功效主治： 行气止痛，健脾消食。主治胸胁、脘腹胀痛，泻痢后重，食积不消，不思饮食。煨木香实肠止泻，主治泄泻腹痛。

用量用法： 3～6克，煎服。生用行气力强，煨用行气力缓而实肠止泻，用于治疗泄泻腹痛。

使用禁忌： 本品辛温香燥，凡阴虚火旺者慎用。

配伍应用

脾胃气滞、脘腹胀痛： 可单用本品或与砂仁、藿香等同用，如木香调气散（《张氏医通》）。

脾虚气滞、脘腹胀满、食少便溏： 可与党参、白术、陈皮等同用，如香砂六君子汤（《时方歌括》）、健脾丸（《证治准绳》）。

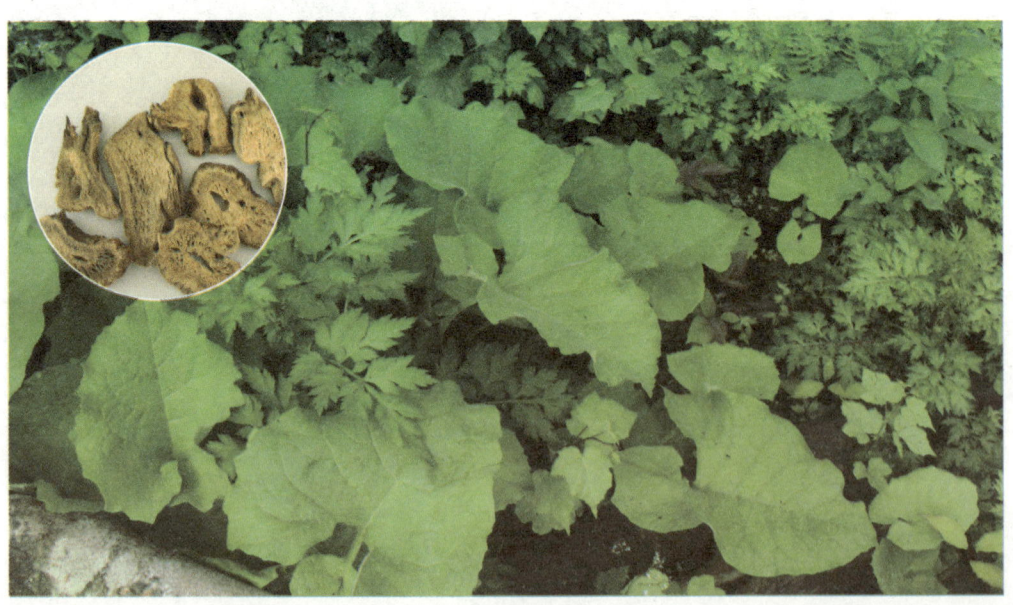

麝香

SHE XIANG

原文

味辛，温。主辟恶气，杀鬼精物，温疟，蛊毒，痫痓，去三虫。久服除邪，不梦寤厌寐。生川谷。

今释

别　　名： 脐香、香麝、麝脐香。
来　　源： 本品为鹿科动物林麝、马麝或原麝成熟雄体香囊中的干燥分泌物。
采收加工： 野麝多在冬季至次春猎取，猎获后，割取香囊，阴干，习称"毛壳麝香"；剖开香囊，除去囊壳，习称"麝香仁"。
性味归经： 辛，温。归心、脾经。
功效主治： 开窍醒神，活血通经，消肿止痛。主治热病神昏、中风痰厥、气郁暴厥、中恶昏迷、心腹暴痛、跌扑伤痛、痹痛麻木、痈肿瘰疬、咽喉肿痛。
用量用法： 0.03～0.1克，多入丸、散用。外用：适量。
使用禁忌： 孕妇禁用。

配伍应用

温病热陷心包、痰热蒙蔽心窍、小儿惊风及中风痰厥等热闭神昏： 常配牛黄、冰片、朱砂等，如安宫牛黄丸（《温病条辨》）、至宝丹（《太平惠民和剂局方》）等。

中风卒昏、中恶胸腹满痛等寒浊或痰湿闭阻气机、蒙蔽神明所致之寒闭神昏： 常配苏合香、檀香、安息香等，如苏合香丸（《太平惠民和剂局方》）。

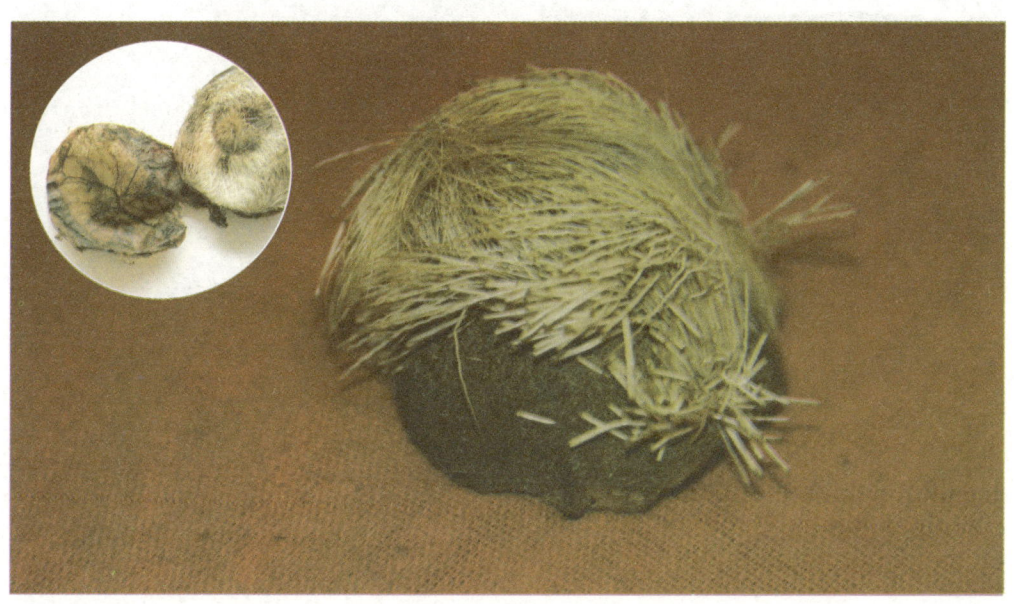

羚羊角

LING YANG JIAO

原文

味咸，寒。主明目，益气起阴，去恶血注下，辟蛊毒恶鬼不祥，安心气，常不厌寐。生川谷。

今释

别　　名： 泠角。
来　　源： 本品为牛科动物赛加羚羊的角。
采收加工： 猎取后锯取其角，晒干。
性味归经： 咸，寒。归肝、心经。
功效主治： 平肝息风，清肝明目，散血解毒。主治肝风内动、惊痫抽搐、妊娠子痫、高热痉厥、癫痫发狂、头痛眩晕、目赤翳障、温毒发斑、痈肿疮毒。
用量用法： 1～3克，宜另煎2小时以上；磨汁或研粉服，每次0.3～0.6克。
使用禁忌： 本品性寒，脾虚慢惊者忌用。

配伍应用

温热病热邪炽盛所致之高热、神昏、惊厥抽搐： 常与钩藤、芍药、菊花、桑叶、生地黄同用，如羚角钩藤汤（《通俗伤寒论》）。
妇女子痫： 可与防风、独活、茯神、酸枣仁等配伍，如羚羊角散（《济生方》）。

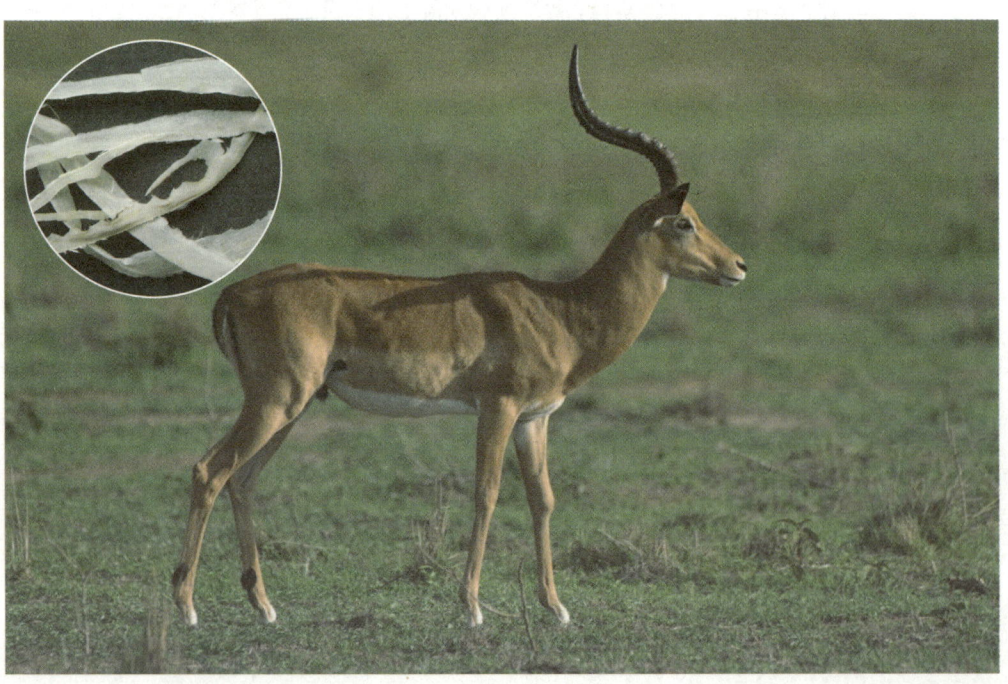

牛角

NIU JIAO

原文
下闭血，瘀血疼痛，女人带下血。髓，补中填骨髓。久服增年。胆，可丸药。

今释
别　　名：牛角胎、牛角笋。
来　　源：为牛科动物黄牛或水牛的角中的骨质角髓。
采收加工：猎取后锯取其角，晒干。镑片或粉碎成细粉。
性味归经：苦、寒。归心、肝经。
功效主治：清热凉血，解毒，定惊。主治温病高热、神昏谵语、发斑发疹、吐血衄血、惊风、癫狂。
用量用法：15～30克，宜先煎3小时以上。
使用禁忌：中虚胃寒者慎服。大量服用，常有上腹部不适、恶心、腹胀、食欲不振等反应。

配伍应用
血热妄行所致各种出血：与生石膏、生地黄、连翘、金银花、黄芩、丹皮、知母、大黄等同用，如清瘟败毒饮（《千金方》）。
疗疮：与紫草根、蒲公英等同用。
癫痫：可配石决明、钩藤、白僵蚕、石菖蒲、远志等使用。

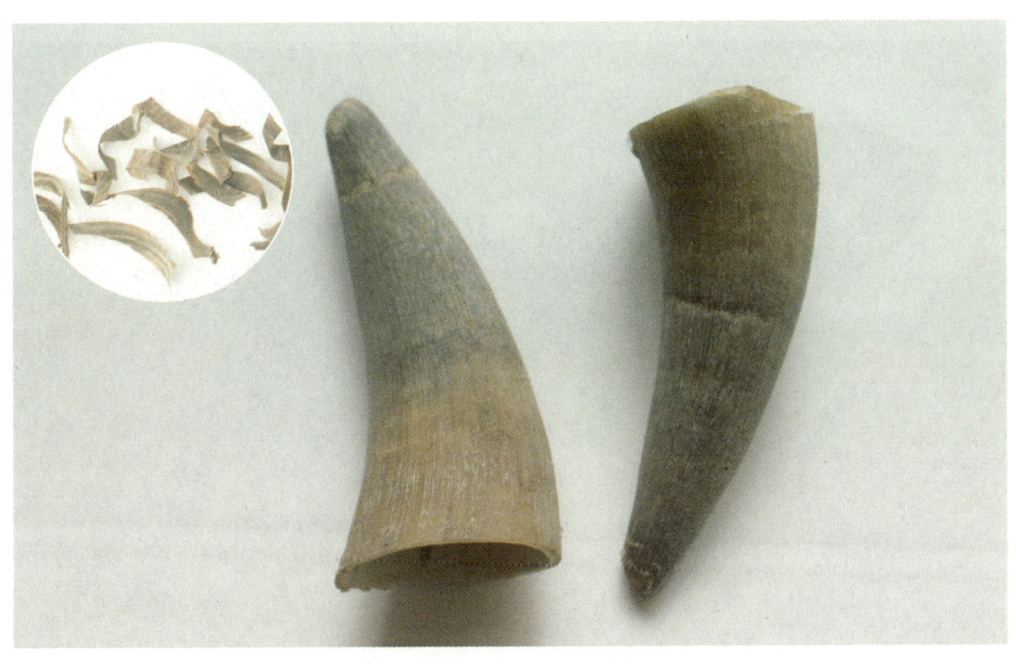

牛黄

NIU HUANG

原文
味苦，平。主惊痫，寒热，热盛，狂痓，除邪逐鬼。生平泽。

今释
别　　名： 西黄、丑宝。
来　　源： 本品为牛科动物牛的干燥胆结石。
采收加工： 宰牛时，如发现有牛黄，即滤去胆汁，将牛黄取出，除去外部薄膜，阴干。
性味归经： 甘，凉。归心、肝经。
功效主治： 清心，豁痰，开窍，凉肝，息风，解毒。主治热病神昏、中风痰迷、惊痫抽搐、癫痫发狂、咽喉肿痛、口舌生疮、痈肿疔疮。
用量用法： 0.15～0.35克，多入丸散用。外用：适量，研末敷患处。
使用禁忌： 孕妇慎用。

配伍应用
温热病热入心包，以及中风、惊风、癫痫等痰热阻闭心窍所致之神昏谵语、高热烦躁、口噤舌謇、痰涎壅塞等： 常与麝香、冰片、朱砂、黄连、栀子等配伍，如安宫牛黄丸（《温病条辨》）。
小儿急惊风所致之壮热神昏、惊厥抽搐等： 每与朱砂、全蝎、钩藤等配伍，如牛黄散（《证治准绳》）。

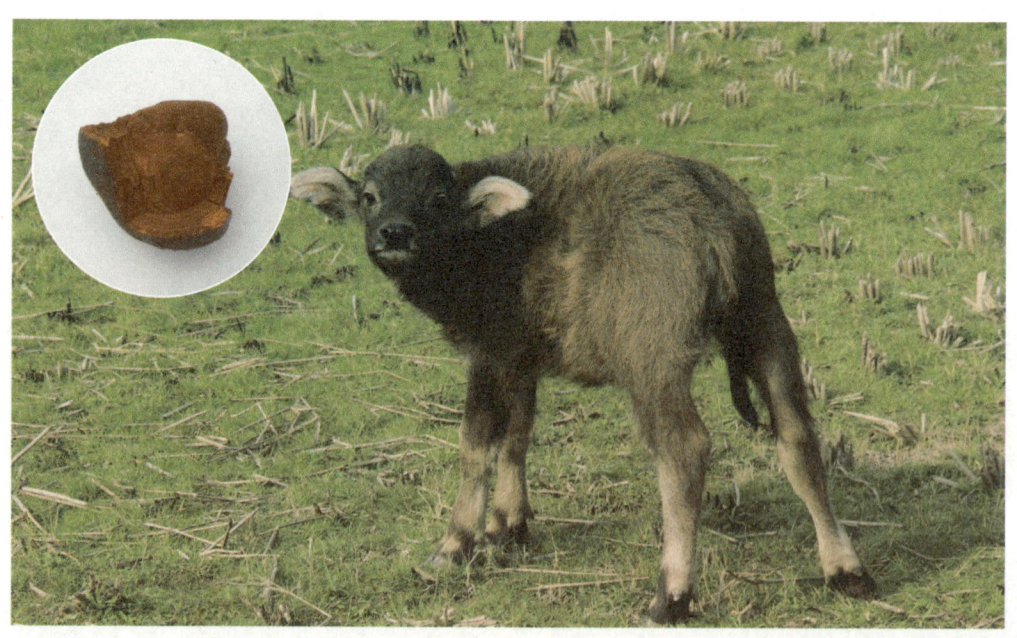

鹿茸

LU RONG

原文

味甘，温。主漏下恶血，寒热，惊痫，益气强志，生齿，不老。角，主恶疮痈肿，逐邪恶气，留血在阴中。

今释

别　　名： 茸角。
来　　源： 本品为鹿科动物梅花鹿或马鹿的雄鹿未骨化密生茸毛的幼角。
采收加工： 夏、秋二季锯取鹿茸，经加工后，阴干或烘干。
性味归经： 甘、咸，温。归肾、肝经。
功效主治： 壮肾阳，益精血，强筋骨，调冲任，托疮毒。主治肾阳不足、精血亏虚、阳痿滑精、宫冷不孕、羸瘦、神疲、畏寒、眩晕、耳鸣、耳聋、腰脊冷痛、筋骨痿软、崩漏带下、阴疽不敛。
用量用法： 1~2克，研末冲服。
使用禁忌： 服用本品宜从小量开始，后缓缓增加，不宜骤用大量。

配伍应用

阳痿不举、小便频数： 与薯蓣浸酒服，如鹿茸酒。
精血耗竭、面色黧黑、耳聋目昏等： 与当归、乌梅膏为丸，如黑丸（《济生方》）。
诸虚百损、五劳七伤、元气不足、畏寒肢冷、阳痿早泄、宫冷不孕、小便频数等： 常与人参、黄芪、当归同用，如参茸固本丸（《中国医学大辞典》）。

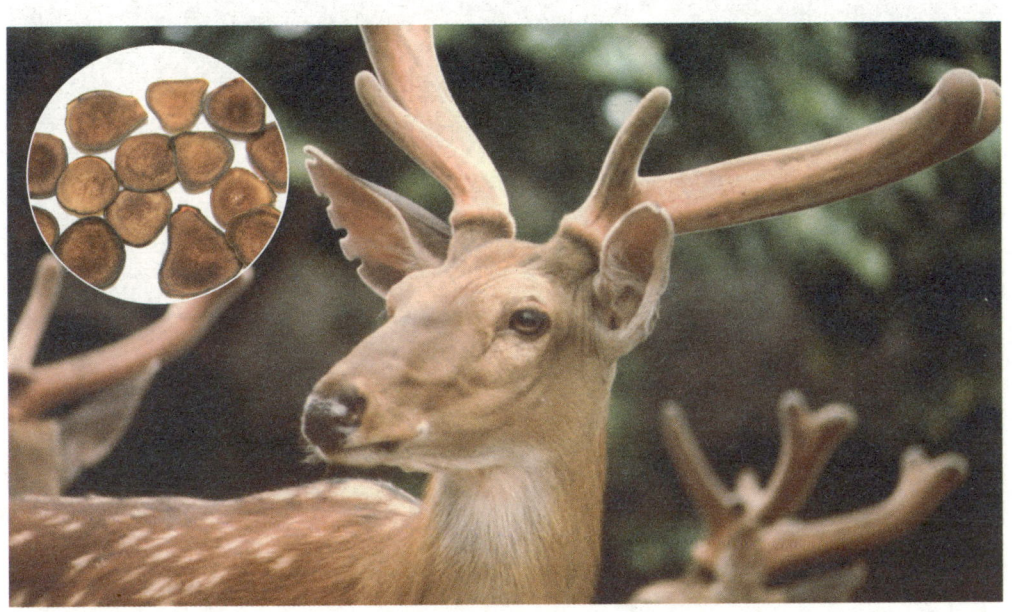

露蜂房

LU FENG FANG

原文

味苦，平。主惊痫，瘈疭，寒热邪气，癫疾，鬼精，蛊毒，肠痔。火熬之良。一名蜂肠。生山谷。

今释

别　　名：蜂肠、百穿、蜂窠、紫金沙。
来　　源：本品为胡蜂科昆虫果马蜂、日本长脚胡蜂或异腹胡蜂的巢。
采收加工：秋、冬二季采收，晒干，或略蒸，除去死蜂死蛹，晒干。
性味归经：甘，平。归胃经。
功效主治：攻毒杀虫，祛风止痛。主治疮疡肿毒、乳痈、瘰疬、皮肤顽癣、鹅掌风、牙痛、风湿痹痛。
用量用法：3～5克。外用：适量，研末油调敷患处，或煎水漱，或洗患处。
使用禁忌：气虚血弱及肾功能不全者慎服。

配伍应用

疮肿初发：与生南星、生草乌、白矾、赤小豆共研为细末，淡醋调涂，如蜂房丸（《证治准绳》）。
瘰疬：与蛇蜕、黄芪、黄丹、玄参等为膏外用，如蜂房膏（《太平圣惠方》）。
头上癣疮：以露蜂房为末，调猪脂涂擦，如蜂房散（《太平圣惠方》）。

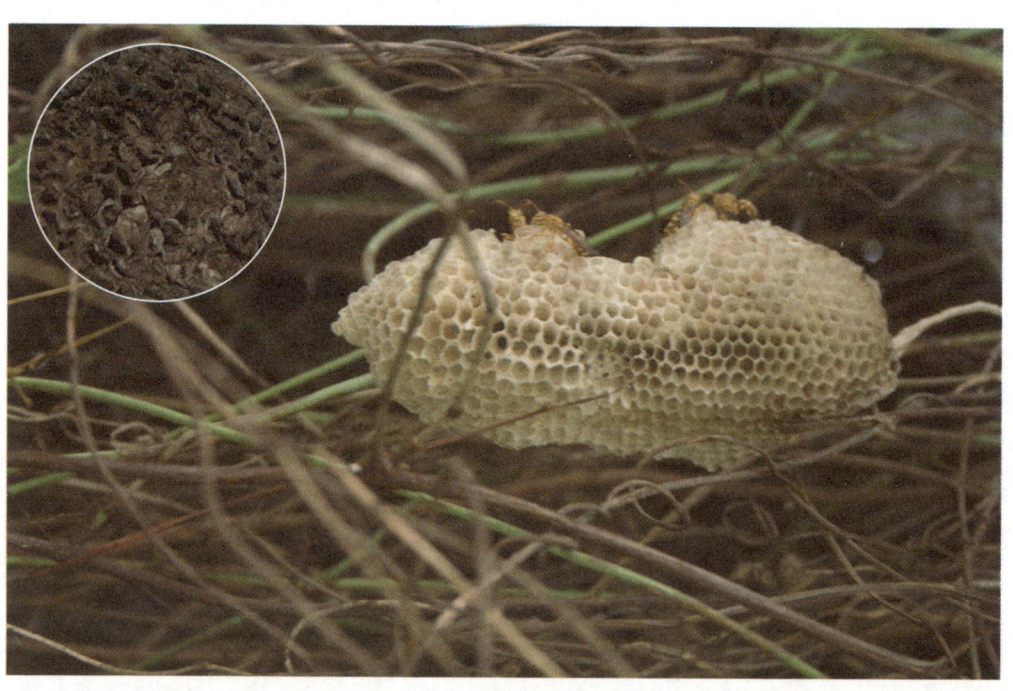

白僵蚕

BAI JIANG CAN

原文
味咸。主小儿惊痫，夜啼，去三虫，灭黑䵟，令人面色好，男子阴疡病。生平泽。

今释
别　　名： 日虫、僵蝉。
来　　源： 本品为蚕蛾科昆虫家蚕的幼虫感染（或人工接种）白僵菌而致死的干燥体。
采收加工： 多于春、秋季生产，将感染白僵菌病死的蚕干燥，晒干生用，或炒用。
性味归经： 咸、辛，平。归肝、肺、胃经。
功效主治： 息风止痉，祛风止痛，化痰散结。主治肝风夹痰，惊痫抽搐，小儿急惊风，破伤风，风热头痛，目赤咽痛，风疹瘙痒，发颐痄腮。
用量用法： 5～10克，煎服；研末吞服，每次1～1.5克。散风热宜生用。
使用禁忌： 心虚神魂不宁、血虚经络劲急所致中风口噤而无外邪为病者忌之。

配伍应用
高热抽搐： 可与蝉蜕、钩藤、菊花同用。
急惊风、痰喘发痉： 同全蝎、天麻、朱砂、牛黄、胆南星等配伍，如千金散（《寿世保元》）。

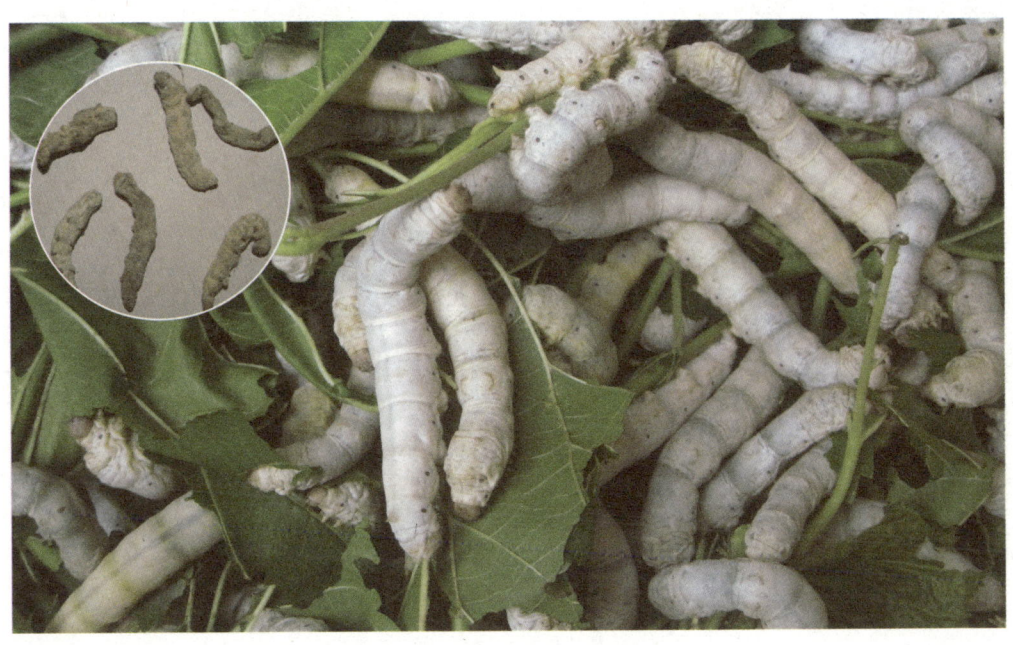

桑螵蛸

SANG PIAO XIAO

原文

味咸，平。主伤中，疝瘕，阴痿，益精生子，女子血闭腰痛，通五淋，利小便水道。一名蚀肬。生桑枝上，采，蒸之。

今释

别　　名：螳螂蛋、螳蜘壳、螳螂子、刀螂子。

来　　源：本品为螳螂科昆虫大刀螂、小刀螂或巨斧螳螂的干燥卵鞘。以上三种分别习称"团螵蛸""长螵蛸"及"黑螵蛸"。

采收加工：深秋至次春采收，除去杂质，蒸至虫卵死后，干燥。

性味归经：甘、咸，平。归肝、肾经。

功效主治：固精缩尿，补肾助阳。主治遗精滑精、遗尿尿频、小便白浊。

用量用法：5～10克，煎服。

使用禁忌：阴虚火旺或膀胱有热者慎服。

配伍应用

肾虚遗精、滑精：常与龙骨、五味子、制附子等同用，如桑螵蛸丸（《世医得效方》）。

小儿遗尿：可单用研末，米汤送服。

心神恍惚、小便频数、遗尿、白浊：可与远志、龙骨、石菖蒲等配伍，如桑螵蛸散（《本草衍义》）。

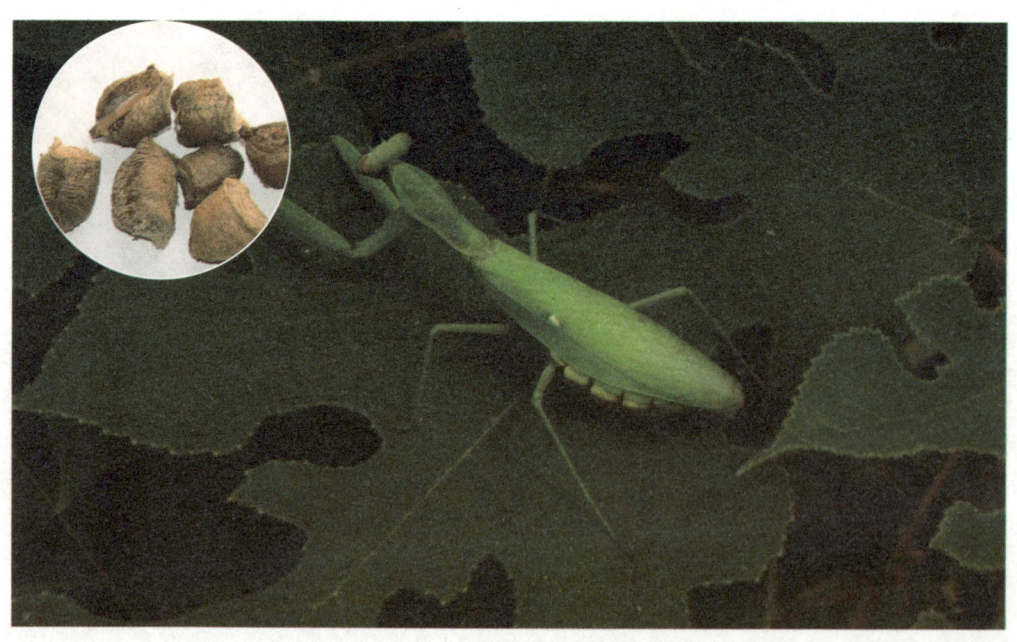

海蛤

HAI GE

原文

味苦,平。主咳逆上气喘息,烦满,胸痛寒热。一名魁蛤。

今释

别　　名:蛤壳。
来　　源:本品为帘蛤科动物青蛤等几种海蛤的贝壳。
采收加工:4—10月间捕捉,获得后去肉,洗净晒干。
性味归经:苦、咸,寒。归肺、肾、胃经。
功效主治:清热化痰,软坚散结,制酸止痛;外用收湿敛疮。主治痰火咳嗽、胸胁疼痛、痰中带血、瘰疬瘿瘤、胃痛吞酸,外用治湿疹、烫伤。
用量用法:6~15克,先煎,蛤粉包煎。外用:适量,研极细粉撒布或油调后敷患处。
使用禁忌:畏狗胆、甘遂、芫花。

配伍应用

热痰咳喘、痰稠色黄: 常与栝楼、海浮石等同用。
痰火内郁、灼伤肺络所致之胸胁疼痛咯吐痰血: 常配青黛同用,即黛蛤散(《卫生鸿宝》)。
痰核: 常与海藻、昆布等同用,如含化丸(《证治准绳》)。

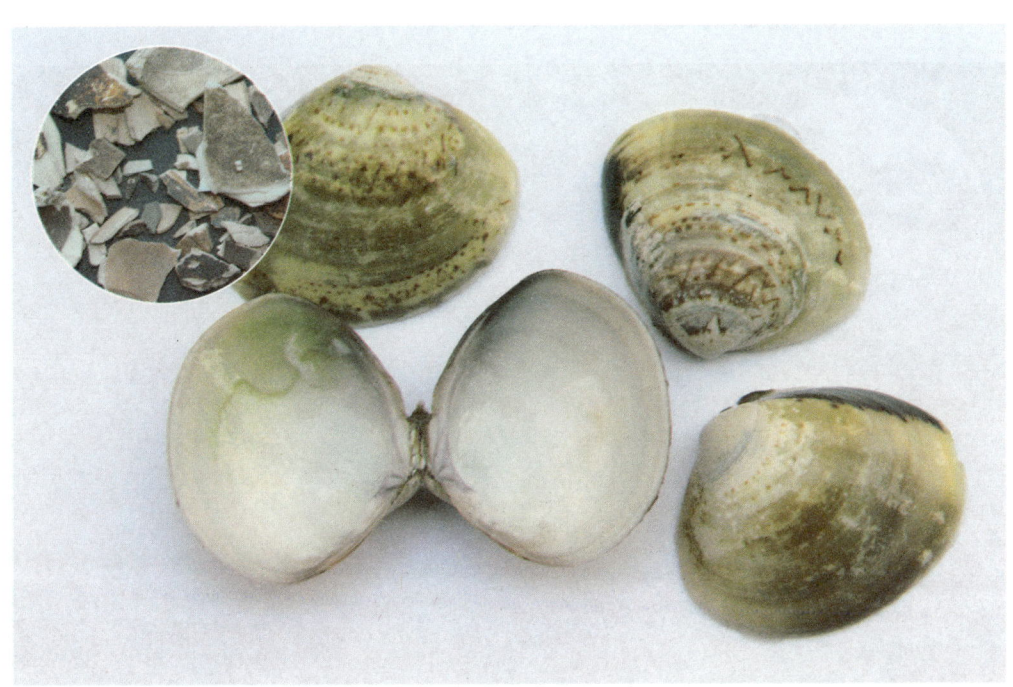

龟甲

GUI JIA

原文

味咸，平。主漏下赤白，破症瘕、痎疟、五痔、阴蚀，湿痹，四肢重弱，小儿囟不合。久服轻身，不饥。一名神屋。生池泽。

今释

别　　名： 龟板、下甲、血板、烫板、乌龟壳。
来　　源： 本品为龟科动物乌龟的背甲及腹甲。
采收加工： 全年均可捕捉，以秋、冬二季为多，捕捉后杀死，或用沸水烫死，剥取背甲及腹甲，除去残肉。晒干。
性味归经： 咸、甘，微寒。归肝、肾、心经。
功效主治： 滋阴潜阳，益肾强骨，养血补心，固经止崩。主治阴虚潮热、骨蒸盗汗、头晕目眩、虚风内动、筋骨痿软、心虚健忘、崩漏经多。
用量用法： 9～24克，先煎。
使用禁忌： 脾胃虚寒、内有寒湿者及孕妇禁服。

配伍应用

阴虚阳亢、头目眩晕： 常与天门冬、芍药、牡蛎等同用，如镇肝息风汤（《医学衷中参西录》）。

阴虚内热、骨蒸潮热、盗汗遗精： 常与滋阴降火之熟地黄、知母、黄柏等同用，如大补阴丸（《丹溪心法》）。

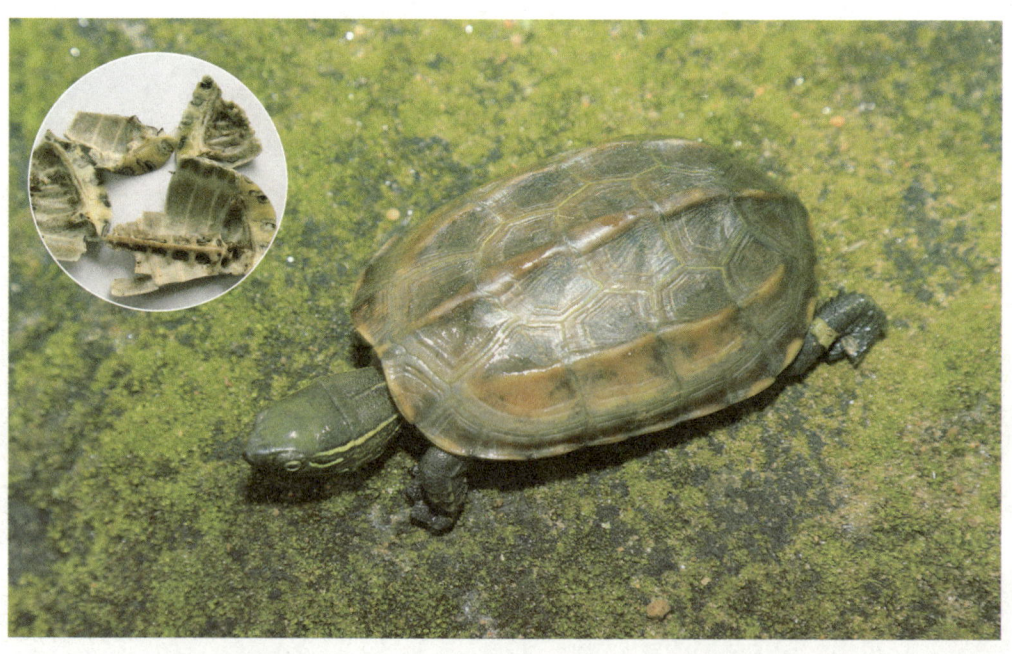

鳖甲

BIE JIA

原文

味咸,平。主心腹症瘕,坚积寒热,去痞、息肉、阴蚀、痔、恶肉。生池泽。

今释

别　　名：鳖壳、团甲鱼、鳖盖子。
来　　源：本品为鳖科动物鳖的背甲。
采收加工：全年均可捕捉,以秋、冬二季为多,捕捉后杀死,置沸水中烫至背甲上的硬皮能剥落时,取出,剥取背甲,除去残肉,晒干。
性味归经：咸,微寒。归肝、肾经。
功效主治：滋阴潜阳,退热除蒸,软坚散结。主治阴虚发热、骨蒸劳热、阴虚阳亢、头晕目眩、虚风内动、经闭、症瘕、久疟疟母。
用量用法：9~24克,先煎。
使用禁忌：虚而无热者忌用。

配伍应用

温病后期、阴液耗伤、邪伏阴分、夜热早凉、热退无汗：常与丹皮、生地黄、青蒿等同用,如青蒿鳖甲汤(《温病条辨》)。
阴血亏虚、骨蒸潮热：常与秦艽、地骨皮等同用。
阴虚阳亢、头晕目眩：配生地黄、牡蛎、菊花等同用。
阴虚风动、手足瘈瘲：常与阿胶、生地黄、麦门冬等同用。

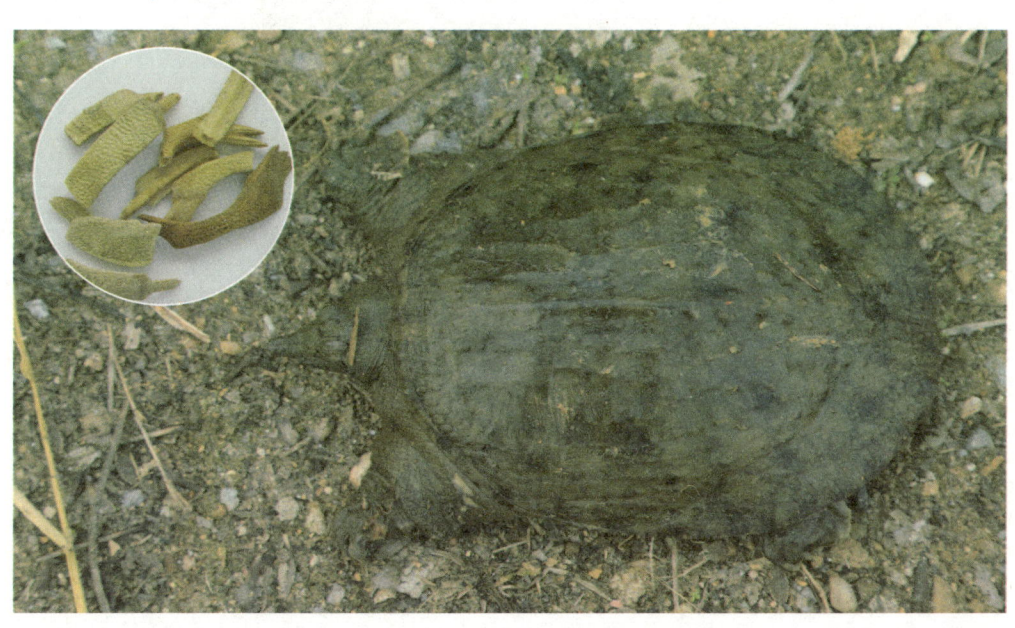

乌贼鱼骨 WU ZEI YU GU

原文

味咸，微温。主女子漏下赤白经汁，血闭，阴蚀肿痛寒热，症瘕，无子。生池泽。

今释

别　　名： 海螵蛸。
来　　源： 本品为乌贼科动物无针乌贼或金乌贼的内壳。
采收加工： 收集从乌贼鱼中剥下之内壳；或于4—8月间，捞取漂浮在海边的乌贼内壳，漂净，晒干。
性味归经： 咸、涩，温。归脾、肾经。
功效主治： 收敛止血，涩精止带，制酸止痛，收湿敛疮。主治吐血衄血、崩漏便血、遗精滑精、赤白带下、胃痛吞酸，外用治损伤出血、湿疹湿疮、溃疡不敛。
用量用法： 5～10克，煎服。外用：适量，研末敷患处。
使用禁忌： 阴虚多热者慎服，恶白蔹、白及。

配伍应用

肾失固藏所致之遗精、滑精： 常与山茱萸、菟丝子、沙苑子等同用。
肾虚带脉不固所致之带下清稀： 常与薯蓣、鸡头等同用。
赤白带下： 与白芷、血余炭同用，如白芷散（《校注妇人良方》）。
崩漏： 常与茜草、棕榈炭、五倍子等同用，如固冲汤（《医学衷中参西录》）。

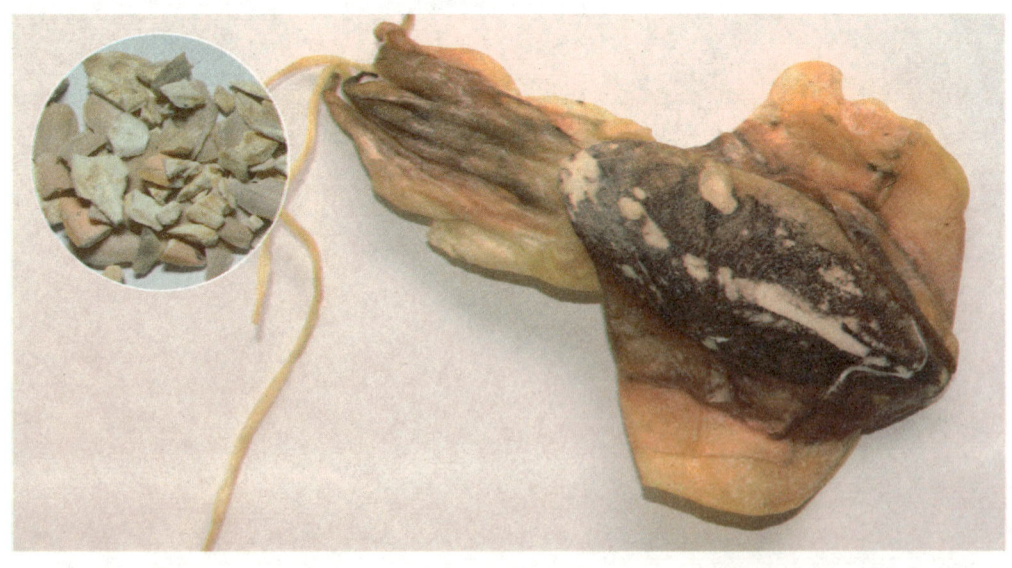

梅实

MEI SHI

原文

味酸,平。主下气,除热烦满,安心,肢体痛,偏枯不仁死肌,去青黑志、恶疾。生川谷。

今释

别　　名: 乌梅。
来　　源: 本品为蔷薇科植物梅近成熟果实经熏焙加工而成。
采收加工: 11—12月间采收,低温烘干后闷至色变黑。
性味归经: 酸、涩,平。归肝、脾、肺、大肠经。
功效主治: 敛肺,涩肠,生津,安蛔。主治肺虚久咳、久泻久痢、虚热消渴、蛔厥呕吐腹痛。
用量用法: 6~12克,煎服,大剂量可用至30克。外用:适量,捣烂或炒炭研末外敷。止泻止血宜炒炭用。
使用禁忌: 表邪未解者禁服,内有实邪者慎用。不宜多食。

配伍应用

肺虚久咳少痰或干咳无痰: 可与罂粟壳、杏仁等同用,如一服散(《世医得效方》)。

久泻、久痢: 可与罂粟壳、诃子等同用,如固肠丸(《证治准绳》)。

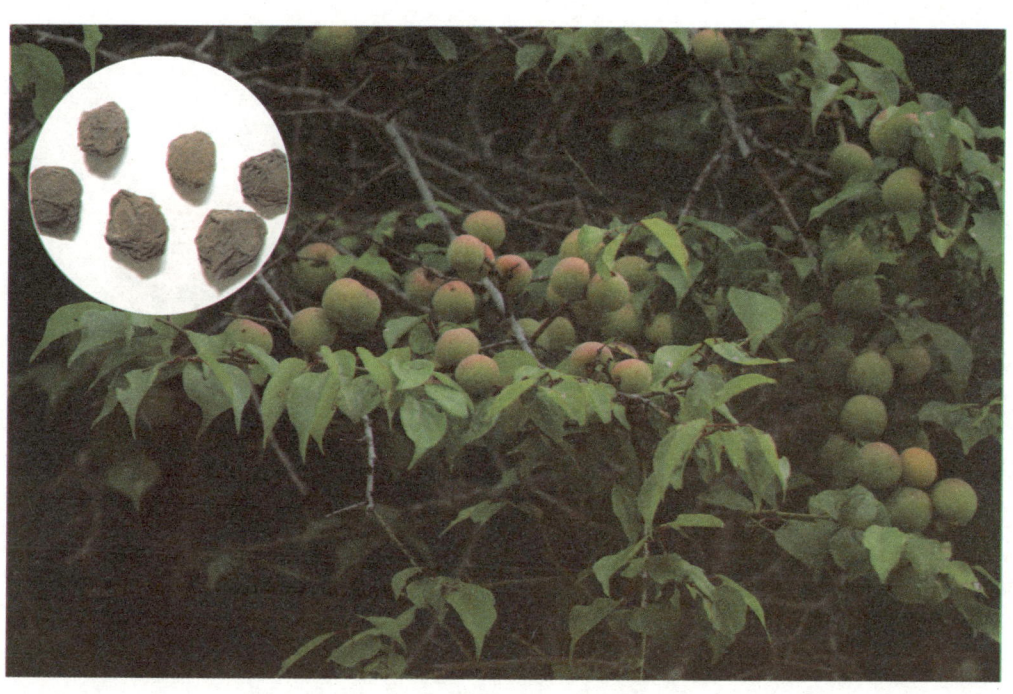

代赭石

DAI ZHE SHI

原文
味苦，寒。主鬼疰，贼风，蛊毒，杀精物恶鬼，腹中毒邪气，女子赤沃漏下。一名须丸。生山谷。

今释
别　　名： 须丸、血师、土朱、铁朱。
来　　源： 本品为氧化物类矿物赤铁矿的矿石。
采收加工： 挖出后去净泥土杂质。
性味归经： 苦，寒。归肝、心经。
功效主治： 平肝潜阳，重镇降逆，凉血止血。主治肝阳上亢、头晕目眩、呕吐、呃逆、噫气、喘息、吐血、衄血、崩漏。
用量用法： 10～30克，先煎。
使用禁忌： 孕妇慎用。

配伍应用
肝阳上亢所致之头目眩晕、目胀耳鸣等： 常与怀牛膝、生龙骨、生牡蛎、生芍药等同用，如建瓴汤（《医学衷中参西录》）。
肝阳上亢、肝火上炎所致之头晕头痛、心烦难寐： 可配珍珠母、磁石、猪胆膏、冰片、半夏等。

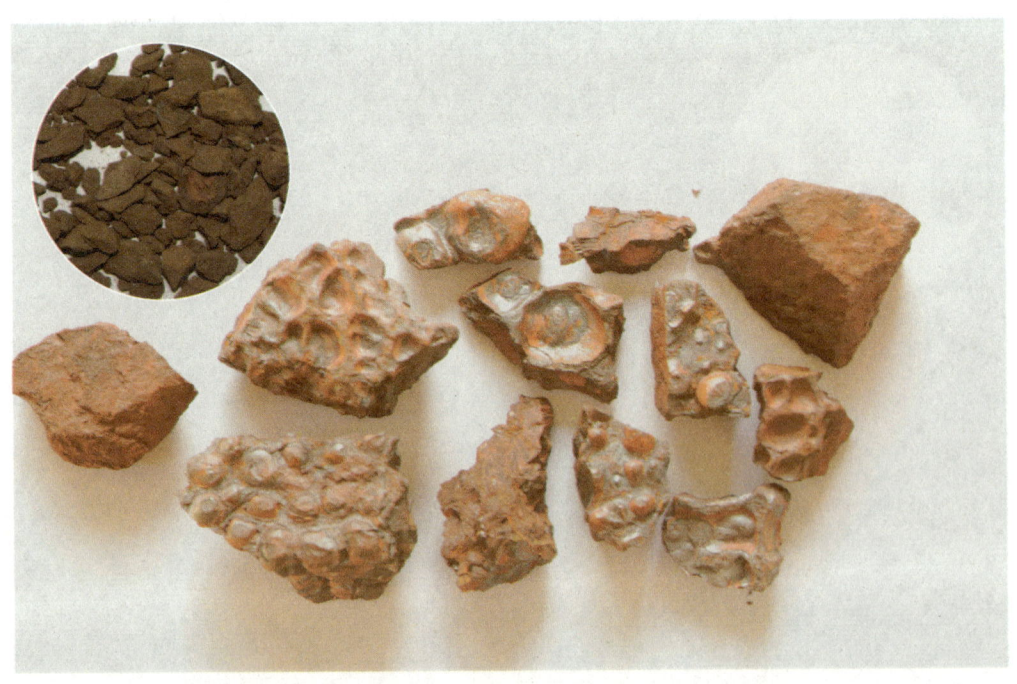

大黄

DA HUANG

原文

味苦，寒。主下瘀血，血闭，寒热，破症瘕积聚，留饮宿食，荡涤肠胃，推陈致新，通利水谷，调中化食，安和五脏。生山谷。

今释

别　　名： 黄良、将军、肤如、川军、锦纹大黄。
来　　源： 本品为蓼科植物掌叶大黄、唐古特大黄或药用大黄的干燥根及根茎。
采收加工： 秋末茎叶枯萎或次春发芽前采挖，除去细根，刮去外皮，切瓣或段，绳穿成串干燥或直接干燥。
性味归经： 苦，寒。归脾、胃、大肠、肝、心包经。
功效主治： 泻下攻积，清热泻火，凉血解毒，逐瘀通经，利湿退黄。主治实热积滞便秘、血热吐衄、目赤咽肿、痈肿疔疮、肠痈腹痛、瘀血经闭、产后瘀阻、跌打损伤、湿热痢疾、黄疸尿赤、淋证、水肿，外用治烧、烫伤。
用量用法： 3～15克，煎服；用于泻下不宜久煎。外用：适量，研末调敷患处。
使用禁忌： 孕妇及月经期、哺乳期妇女慎用。

配伍应用

阳明腑实证： 常与芒硝、厚朴、枳实配伍，如大承气汤（《伤寒论》）。
热结津伤： 配麦门冬、生地黄、玄参等，如增液承气汤（《温病条辨》）。
湿热黄疸： 常配茵陈蒿、栀子，如茵陈蒿汤（《伤寒论》）。
湿热淋证： 常配木通、车前子、栀子等，如八正散（《太平惠民和剂局方》）。

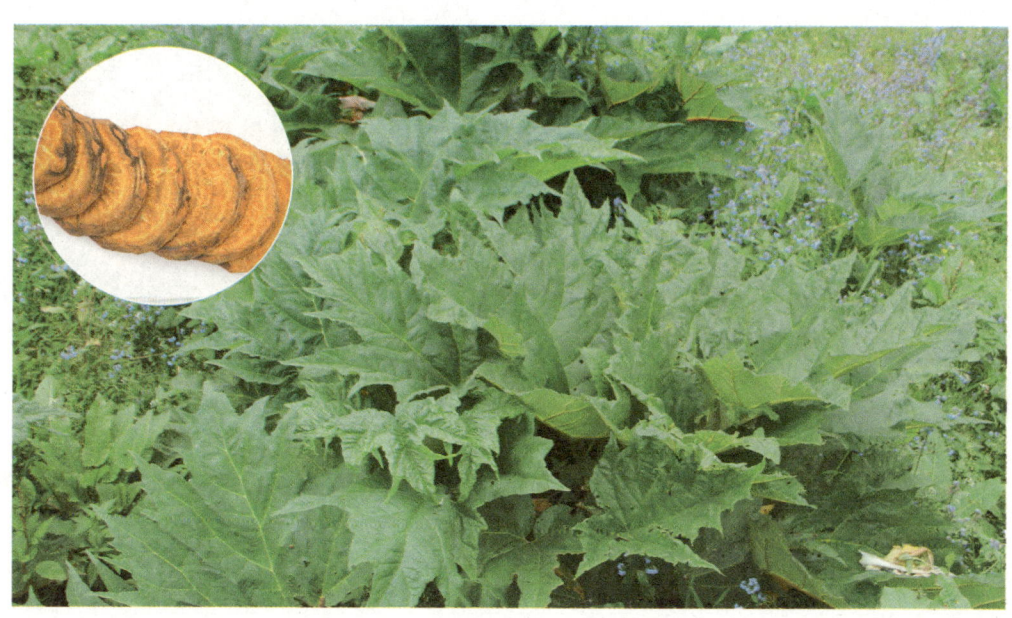

当归 DANG GUI

 原文

味甘，温。主咳逆上气，温疟寒热洗在皮肤中，妇人漏下绝子，诸恶疮疡、金疮。煮饮之。一名乾归。生川谷。

 今释

别　　名：云归、秦归、岷当归、西当归。
来　　源：本品为伞形科植物当归的干燥根。
采收加工：秋末采挖，除去须根及泥沙，待水分稍蒸发后，捆成小把，上棚，用烟火慢慢熏干。
性味归经：甘、辛，温。归肝、心、脾经。
功效主治：补血活血，调经止痛，润肠通便。主治血虚萎黄、眩晕心悸、月经不调、经闭痛经、虚寒腹痛、风湿痹痛、跌扑损伤、痈疽疮疡、肠燥便秘。酒当归活血通经。
用量用法：6～12克，煎服。
使用禁忌：热盛出血患者禁服，湿盛中满及大便溏泄者慎服。

配伍应用

气血两虚：常配黄芪、人参补气生血，如当归补血汤（《兰室秘藏》）、人参养荣汤（《温疫论》）。
血虚萎黄、心悸失眠：常与熟地黄、芍药、川芎配伍，如四物汤（《太平惠民和剂局方》）。

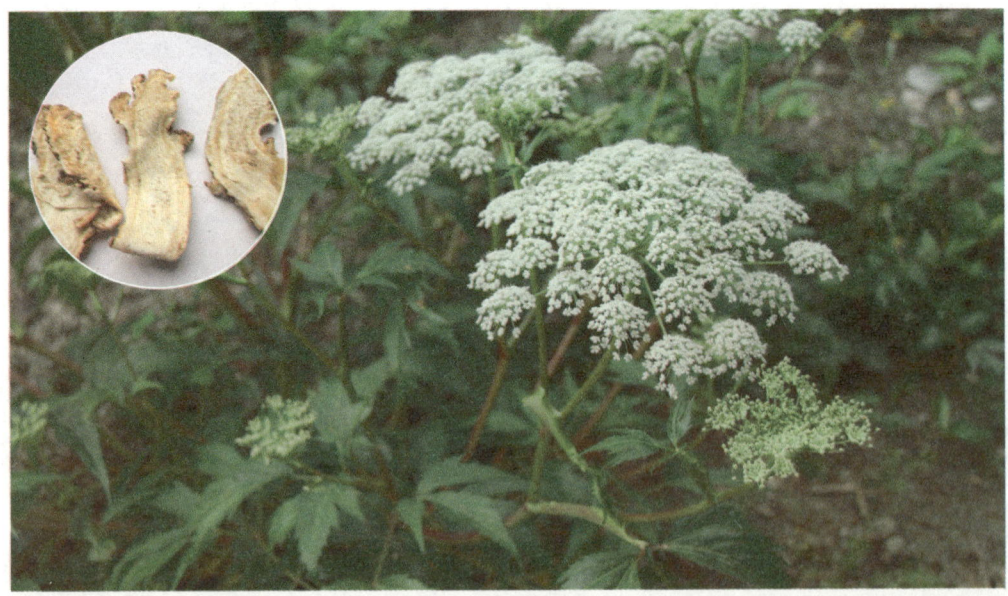

蔓椒 MAN JIAO

原文
味苦,温。主风寒湿痹,历节疼,除四肢厥气,膝痛。一名豕椒。生川谷及丘冢间。

今释
别　　名：两面针、入地金牛。
来　　源：本品为芸香科植物两面针的根或枝叶。
采收加工：全年均可采收,洗净,切片,晒干或鲜用。
性味归经：苦,辛,平;有小毒。归肝、胃经。
功效主治：活血化瘀,行气止痛,祛风通络,解毒消肿。主治跌扑损伤、胃痛、牙痛、风湿痹痛、毒蛇咬伤,外治烧、烫伤。
用量用法：5～10克。外用：适量,研末调敷或煎水洗患处。
使用禁忌：不能过量服用,忌与酸味食物同服。

配伍应用
风寒湿痹：常与麻黄等同用。
跌扑闪挫、伤经动脉、瘀血停蓄、经气不利：可与牛膝同用。
风水为病、肺失宣发、头面浮肿、小便不利：可与浮萍等同用。
脾胃不健、客邪乘虚而入、寒热错杂、升降失调、清浊混淆、剋胃脘痞满、嗳气呕恶、肠鸣下利、舌苔薄黄、脉来弦数：可与黄连同用。

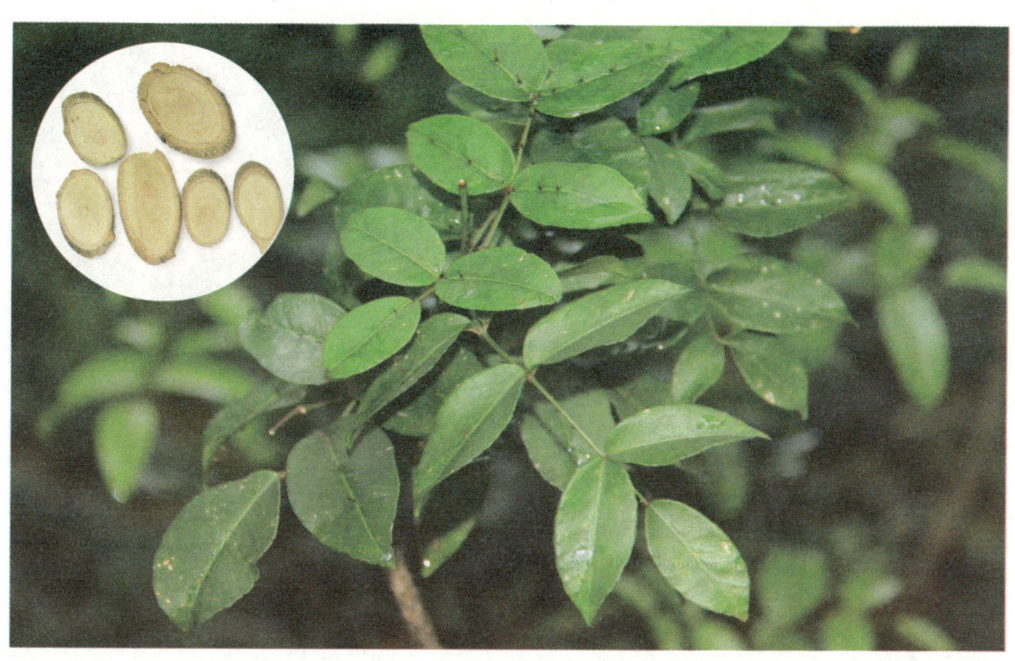

葶苈

TING LI

 原文

味辛，寒。主症瘕积聚结气，饮食寒热，破坚。一名大室，一名大适。生平泽及田野。

 今释

别　　名：北葶苈子、甜葶苈子、辣辣菜。
来　　源：本品为十字花科植物独行菜或播娘蒿的干燥成熟种子。前者习称"北葶苈子"，后者习称"南葶苈子"。
采收加工：夏季果实成熟时采割植株，晒干，搓出种子，除去杂质。
性味归经：辛、苦，大寒。归肺、膀胱经。
功效主治：泻肺平喘，行水消肿。主治痰涎壅肺、喘咳痰多、胸胁胀满、不得平卧、胸腹水肿、小便不利。
用量用法：3～10克，包煎。
使用禁忌：葶苈子遇水发黏，不宜用水淘洗。肺虚咳喘、脾虚肿满、肾虚水肿者慎服。不宜久服。

 **配伍应用**

腹水肿满，属湿热蕴阻者： 配防己、椒目、大黄，即己椒苈黄丸（《金匮要略》）。
结胸、胸水、腹水肿满： 配杏仁、大黄、芒硝，即大陷胸丸（《伤寒论》）。

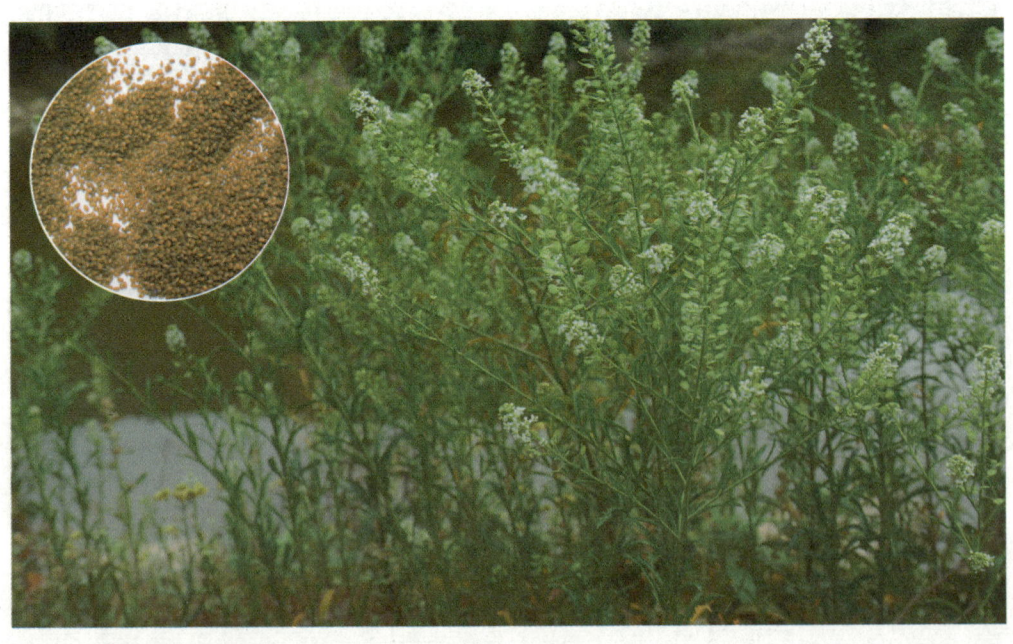

泽漆

ZE QI

味苦,微寒。主皮肤热,大腹水气,四肢面目浮肿,丈夫阴气不足。生川泽。

别　　名:五朵云、猫儿眼草、奶浆草。
来　　源:本品为大戟科植物泽漆的干燥全草。
采收加工:春、夏采集全草,晒干入药。
性味归经:辛、苦,微寒;有毒。归大肠、小肠、肺经。
功效主治:利水消肿,化痰止咳,解毒散结。主治水肿、臌水、痰饮喘咳、肺热咳嗽、瘰疬痰核。外用可治癣疮瘙痒。
用量用法:5~10克,煎服。外用:适量,捣汁或研末。
使用禁忌:本品有毒,不宜过量或长期使用。

配伍应用

通身浮肿、腹水胀满:可与赤小豆、茯苓等同用。
痰饮喘咳:与半夏、生姜、桂枝等同用,如泽漆汤(《金匮要略》)。
肺热咳喘:可与桑白皮、地骨皮等同用。
瘰疬:单味熬成膏,以椒、葱、槐枝煎汤洗净患处,再搽此膏;亦可配浙贝母、夏枯草、牡蛎等,如泽漆膏(《便民图纂》)。

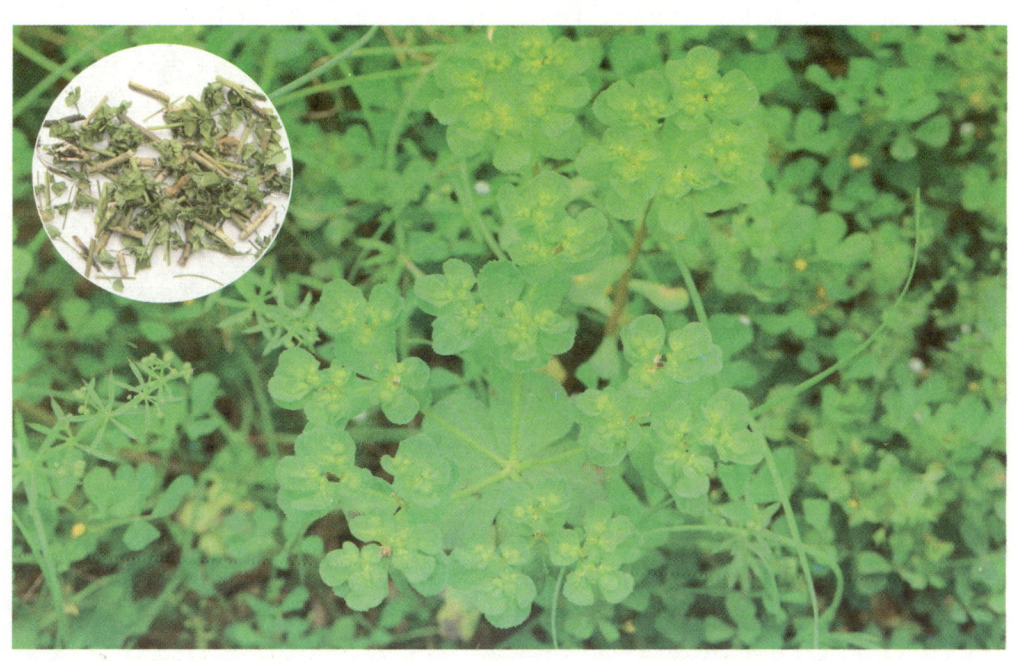

旋覆花

原文

味咸，温。主结气胁下满，惊悸，除水，去五脏间寒热，补中，下气。一名金沸草，一名盛椹。生川谷。

今释

别　　名： 艾菊、金钱花、野油花、六月菊、金盏花、猫耳朵花。
来　　源： 本品为菊科植物旋覆花或欧亚旋覆花的干燥头状花序。
采收加工： 夏、秋二季花开放时采收，除去杂质，阴干或晒干。
性味归经： 苦、辛、咸，微温。归肺、脾、胃、大肠经。
功效主治： 降气，消痰，行水，止呕。主治风寒咳嗽、痰饮蓄结、胸膈痞闷、喘咳痰多、呕吐噫气、心下痞硬。
用量用法： 3～9克，包煎。
使用禁忌： 阴虚劳嗽，风热燥咳者禁服。

配伍应用

寒痰咳喘： 常配紫苏子、半夏。
痰热： 须配桑白皮、栝楼以清热化痰。
顽痰胶结、胸中满闷： 配海浮石、海蛤壳等以化痰软坚。
痰浊中阻、胃气上逆而噫气呕吐、胃脘痞鞕： 配代赭石、半夏、生姜等，如旋覆代赭汤（《伤寒论》）。

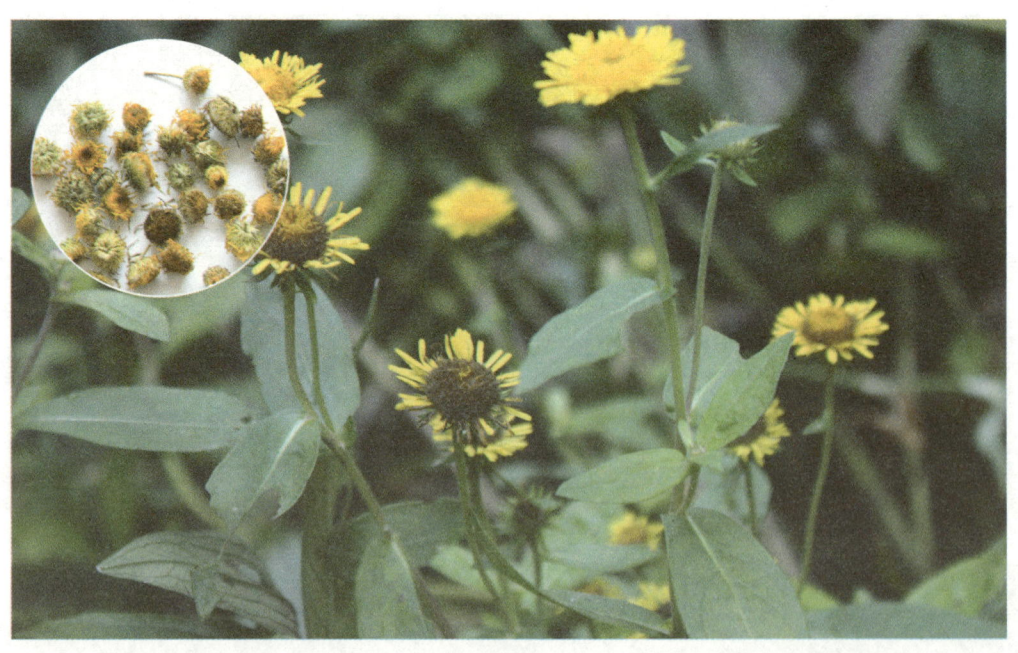

蚤休

ZAO XIU

原文

味苦，微寒。主惊痫，摇头弄舌，热气在腹中，癫疾，痈疮，阴蚀，下三虫，去蛇毒。一名蚩休。生川谷。

今释

别　　名： 草河车、重台草、白甘遂、金钱重楼、土三七。
来　　源： 本品为百合科植物化重楼、云南重楼或七叶一枝花的根茎。
采收加工： 秋季，挖起根茎，晒干或炕干后，撞去粗皮、须根。
性味归经： 苦，微寒；有小毒。归肝经。
功效主治： 清热解毒，消肿止痛，凉肝定惊。主治疔疮痈肿、咽喉肿痛、蛇虫咬伤、跌扑伤痛、惊风抽搐。
用量用法： 3~9克。外用：适量，研末调敷。
使用禁忌： 虚寒证、阴证外疡者及孕妇禁服。

配伍应用

急性咽喉炎、扁桃体炎、白喉： 均可用蚤休研末吞服，也可配牛胆、苦瓜、冰片，研末吹喉。

毒蛇咬伤轻症： 可单用蚤休内服外涂，或与半边莲、半枝莲、白花蛇舌草等同用；火毒旺者可加配大黄、紫花地丁、野菊花等。

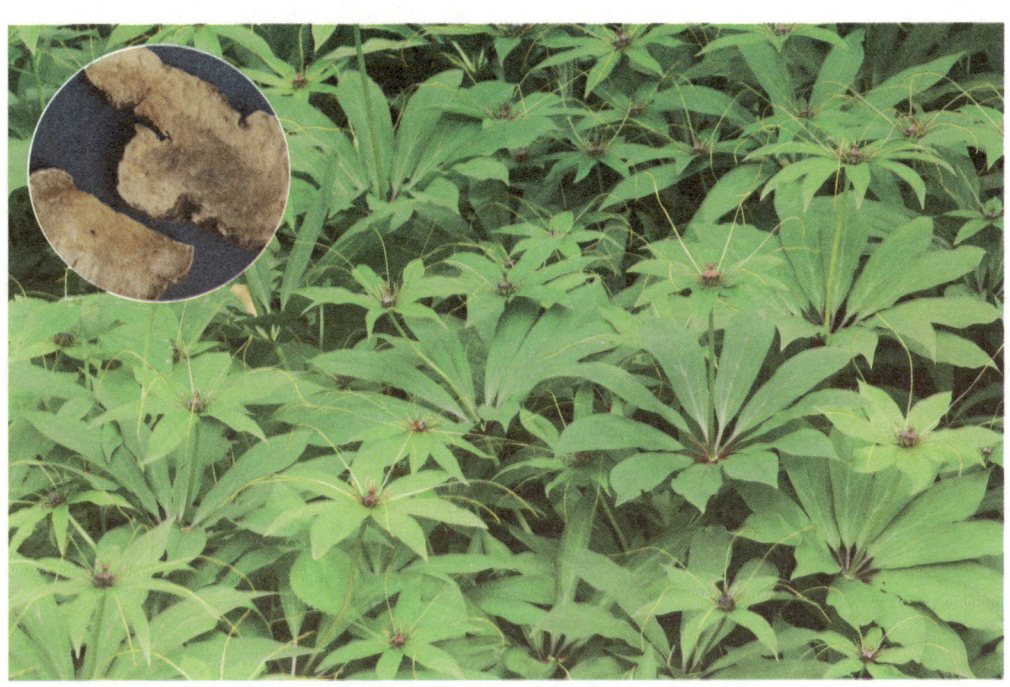

狼毒

LANG DU

原文

味辛，平。主咳逆上气，破积聚，饮食寒热，水气，恶疮，鼠瘘，疽蚀，鬼精蛊毒。杀飞鸟走兽。一名续毒。生山谷。

今释

别　　名：红狼毒、绵大戟、一把香、山萝卜、断肠草、红火柴头花。
来　　源：本品为瑞香科狼毒属植物瑞香狼毒的根。
采收加工：秋季采挖，洗净，切片，晒干。
性味归经：辛，平；有毒。归肝、脾经。
功效主治：散结，杀虫。外用治疗淋巴结结核、皮癣、灭蛆。
用量用法：熬膏外敷。
使用禁忌：不宜与密陀僧同用。

配伍应用

睾丸结核：狼毒、核桃、白矾各等量，烧存性，共研细末，每日1次，每次6.5克，开水送服。
皮肤病：取狼毒洗净，剥去老皮，切碎，加水煎煮，直至用手一捻即成粉末为止，然后用纱布过滤，药液继续煎煮浓缩至一定黏度，冷后搽布患处，每日或隔日1次。

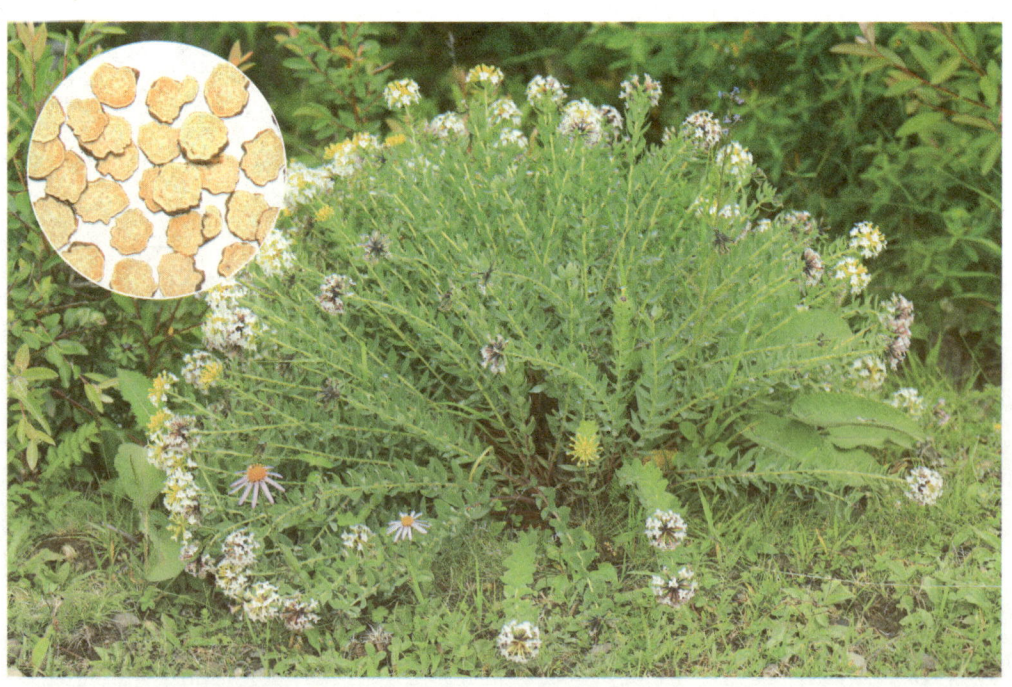

萹蓄

BIAN XU

原文
味辛，平。主浸淫、疥瘙、疽痔，杀三虫。生山谷。

今释
别　　名： 扁竹、竹节草、乌蓼、蚂蚁草。
来　　源： 本品为蓼科植物萹蓄的地上部分。
采收加工： 夏季采收，晒干，切碎，生用。
性味归经： 苦，微寒。归膀胱经。
功效主治： 利尿通淋，杀虫，止痒。主治热淋涩痛、小便短赤、虫积腹痛、皮肤湿疹、阴痒带下。
用量用法： 9~15克，煎服，鲜品加倍。外用：适量，煎洗患处。
使用禁忌： 无湿热水肿者、体弱津亏者不宜服用。

配伍应用
热淋、石淋： 常与木通、瞿麦、车前子同用，如八正散（《太平惠民和剂局方》）。
血淋： 与大蓟、小蓟、白茅根等同用。
小儿蛲虫、下部痒： 单味水煎，空腹饮之，如萹蓄汤（《食医心鉴》），还可用本品煎汤，熏洗肛门。
湿疹、湿疮、阴痒等： 可单味煎水外洗，亦可配地肤子、蛇床子、荆芥等煎水外洗。

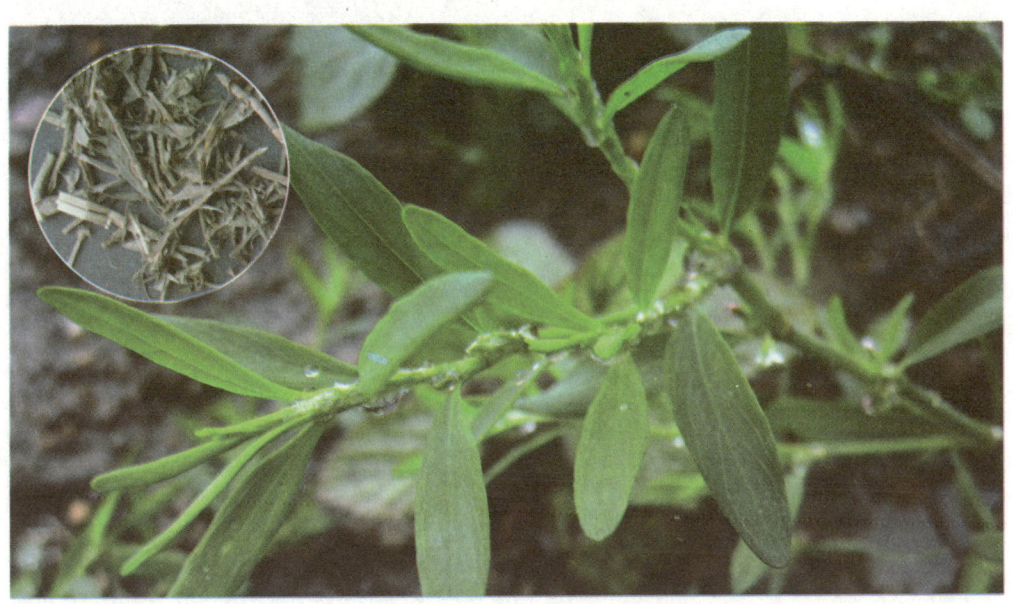

商陆

SHANG LU

原文

味辛，平。主水胀，疝瘕，痹，熨除痈肿，杀鬼精物。一名荡根，一名夜呼。生川谷。

今释

别　　名：山萝卜、水萝卜。
来　　源：本品为商陆科植物商陆或垂序商陆的干燥根。
采收加工：秋季至次春采挖，除去须根及泥沙，切成块或片，晒干或阴干。
性味归经：苦，寒；有毒。归肺、脾、肾、大肠经。
功效主治：逐水消肿，通利二便；外用解毒散结。主治水肿胀满、二便不通，外治痈肿疮毒。
用量用法：3~9克，煎服。醋制以降低毒性。外用：适量，煎汤熏洗。
使用禁忌：孕妇禁用。

配伍应用

水肿臌胀、大便秘结、小便不利的水湿肿满实证：单用有效；或与鲤鱼、赤小豆煮食；或与泽泻、茯苓皮等同用，如疏凿饮子（《济生方》）；亦可将本品捣烂，入麝香少许，贴于脐上，以利水消肿。

疮疡肿毒、痈肿初起：可用鲜商陆根，酌加食盐，捣烂外敷。

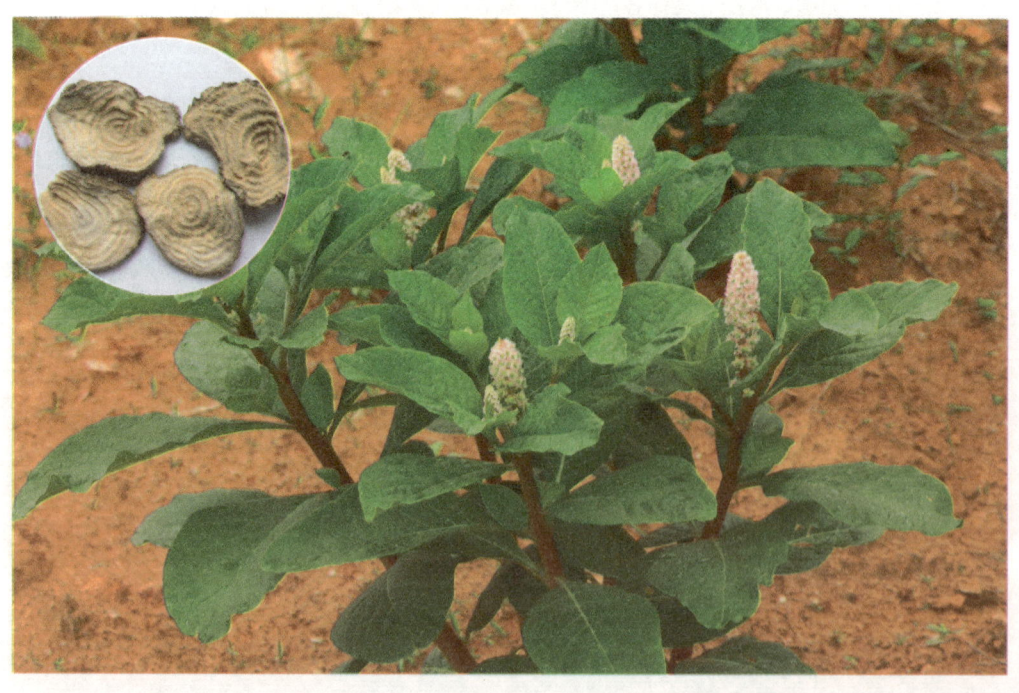

射干

SHE GAN

原文

味苦，平。主咳逆上气，喉痹，咽痛，不得消息，散急气，腹中邪逆，食饮大热。一名乌扇，一名乌蒲。生川谷。

今释

别　　名：黄远、乌扇、扁竹、剪刀草。
来　　源：本品为鸢尾科植物射干的干燥根茎。
采收加工：春初刚发芽或秋末茎叶枯萎时采挖，除去须根及泥沙，干燥。
性味归经：苦，寒。归肺经。
功效主治：清热解毒，消痰，利咽。主治热毒痰火郁结、咽喉肿痛、痰涎壅盛、咳嗽气喘。
用量用法：3～10克，煎服。
使用禁忌：病无实热、脾虚便溏及孕妇禁服。

配伍应用

热毒痰火郁结、咽喉肿痛： 可单用本品，如射干汤（《圣济总录》）；或与升麻、甘草等同用。
外感风热、咽痛音哑： 常与荆芥、连翘、牛蒡子同用。
肺热咳喘、痰多而黄： 常与桑白皮、马兜铃、桔梗等同用。

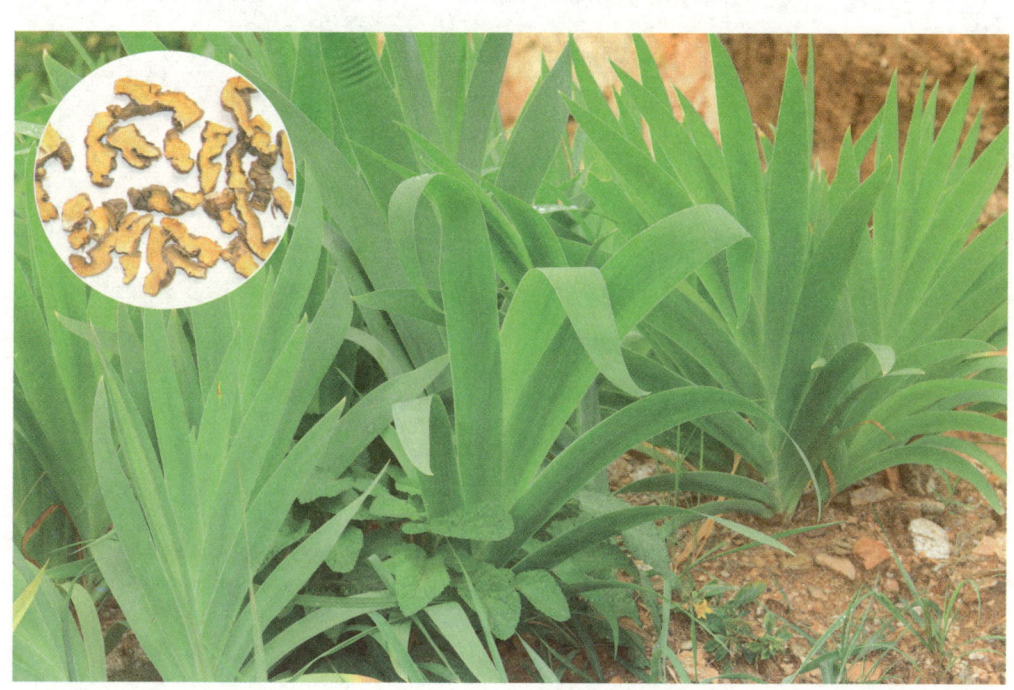

假苏 JIA SU

原文

味辛,温。主寒热,鼠瘘、瘰疬,生疮,破结聚气,下瘀血,除湿痹。一名鼠。生川泽。

今释

别　　名: 荆芥。
来　　源: 本品为唇形科植物荆芥的干燥地上部分。
采收加工: 夏、秋二季花开到顶、穗绿时采割,除去杂质,晒干。
性味归经: 辛,微温。归肺、肝经。
功效主治: 解表散风,透疹,消疮。主治感冒、头痛、麻疹、风疹、疮疡初起。
用量用法: 5~10克,煎服。
使用禁忌: 表虚自汗、阴虚头痛者忌服。

配伍应用

风寒感冒、恶寒发热、头痛无汗者: 常与防风、羌活、独活等同用,如荆防败毒散(《摄生众妙方》)。

风热感冒、发热头痛: 每与辛凉解表药银花、连翘、薄荷等配伍,如银翘散(《温病条辨》)。

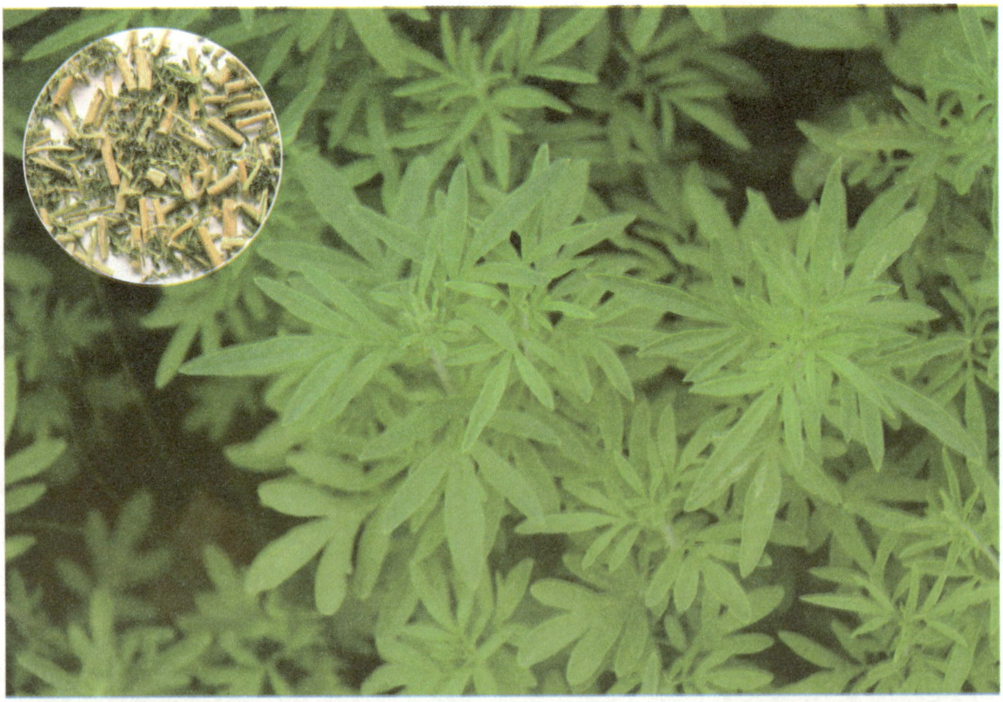

积雪草

JI XUE CAO

原文
味苦，寒。主大热，恶疮，痈疽，浸淫，赤嘌，皮肤赤，身热。生川谷。

今释
别　　名： 落得打、崩大碗。
来　　源： 本品为伞形科植物积雪草的干燥全草。
采收加工： 夏、秋二季采收，除去泥沙，晒干。
性味归经： 苦、辛，寒。归肝、脾、肾经。
功效主治： 清热利湿，解毒消肿。主治湿热黄疸、中暑腹泻、石淋血淋、痈肿疮毒、跌扑损伤。
用量用法： 15～30克，鲜品加倍。
使用禁忌： 虚寒者不宜服。

配伍应用
扁桃腺炎： 鲜积雪草30克，捣烂，绞取自然汁，频频含漱。
带状疱疹： 鲜积雪草捣烂，绞取自然汁，和适量生糯米擂如糊状，涂抹患处。
尿道结石： 积雪草适量，煎水服。
小儿暑疖： 鲜积雪草30～60克，水煎，加冰糖代茶饮。

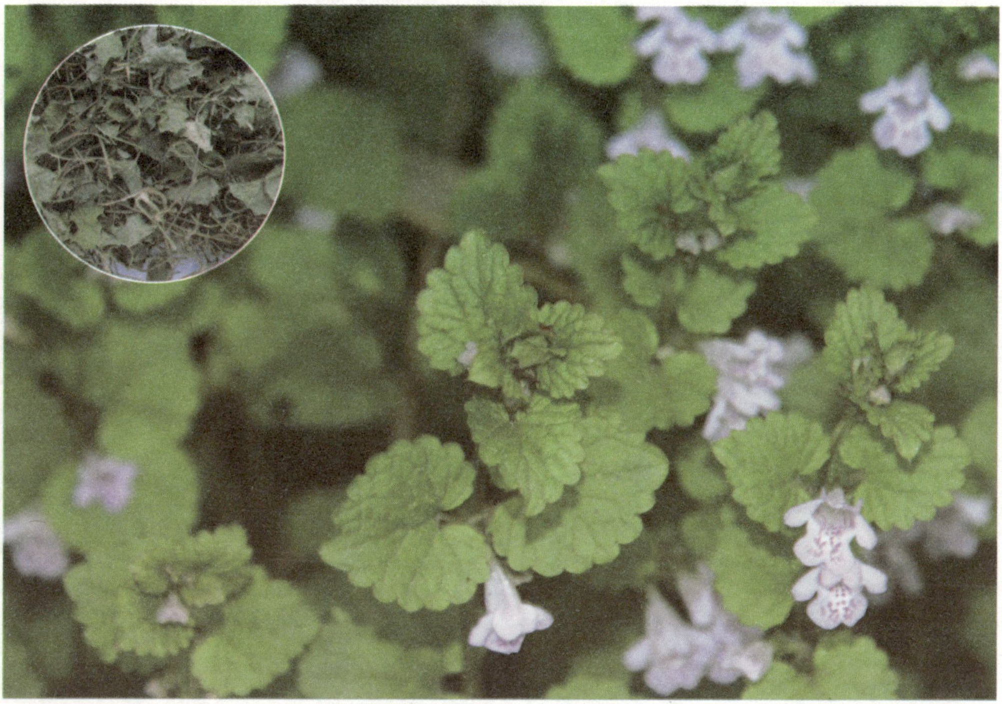

皂荚

ZAO JIA

原文

味辛、咸，温。主风痹死肌，邪气风头，泪出，利九窍，杀精物。生川谷。

今释

别　　名： 皂角、猪牙皂。
来　　源： 本品为豆科植物皂荚的果实或不育果实。前者称皂荚，后者称猪牙皂。
采收加工： 全年可用刀砍下棘刺或切片晒干。
性味归经： 辛、咸，温。有小毒。归肺、大肠经。
功效主治： 祛顽痰，通窍开闭，祛风杀虫。主治顽痰阻肺、咳喘痰多、中风、痰厥、癫痫、喉痹痰盛。
用量用法： 1～1.5克，研末服；亦可入汤剂，1.5～5克。外用：适量。
使用禁忌： 孕妇、气虚阴亏及有出血倾向者忌用。

配伍应用

咳喘痰多： 配麻黄、猪胆汁制成片剂服用。
中风、痰厥、癫痫、喉痹等痰涎壅盛、关窍阻闭： 配细辛共研为散，吹鼻取嚏，即通关散（《丹溪心法附余》）；或配明矾为散，温水调服，涌吐痰涎，而达豁痰开窍醒神之效，即稀涎散（《传家秘宝》）。

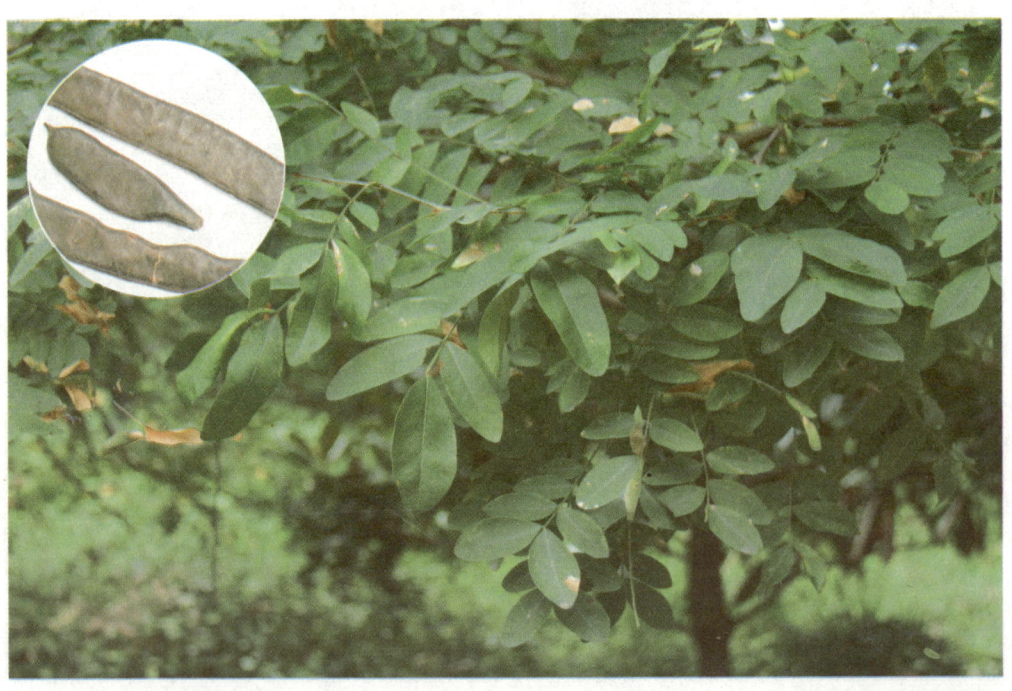

麻黄

MA HUANG

原文

味苦，温。主中风、伤寒头痛，瘟疟，发表出汗，去邪热气，止咳逆上气，除寒热，破症坚积聚。一名龙沙。

今释

别　　名：龙沙、狗骨、卑相、卑盐。
来　　源：本品为麻黄科植物草麻黄、中麻黄或木贼麻黄的干燥草质茎。
采收加工：秋季采割绿色的草质茎，晒干。
性味归经：辛，微苦，温。归肺、膀胱经。
功效主治：发汗散寒，宣肺平喘，利水消肿。主治风寒感冒、胸闷喘咳、风水浮肿。蜜麻黄润肺止咳，多用于表证已解，气喘咳嗽。
用量用法：2～10克，煎服。发汗解表宜生用，止咳平喘多炙用。
使用禁忌：本品发汗力较强，故表虚自汗及阴虚盗汗，由于肾不纳气的虚喘者均应慎用。

配伍应用

风寒外郁、腠理闭密无汗的外感风寒表实证：每与桂枝相须为用，如麻黄汤（《伤寒论》）。

风寒外束、肺气壅遏的喘咳实证：常配杏仁、甘草，如三拗汤（《太平惠民和剂局方》）。

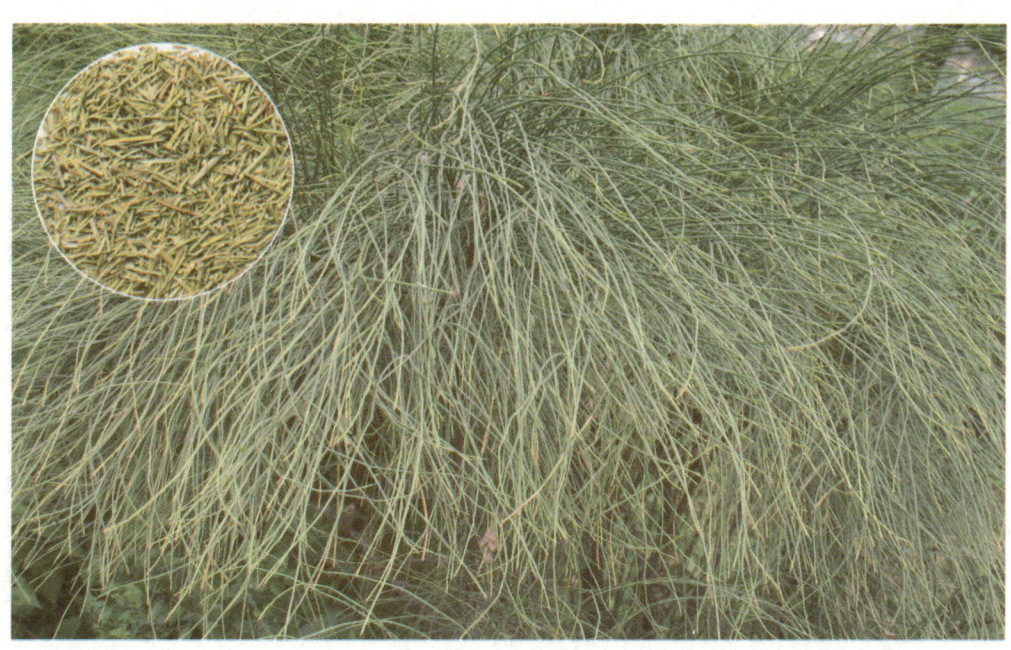

棟实

LIAN SHI

原文
味苦，寒。主温疾，伤寒大热，烦狂，杀三虫，疥疡，利小便水道。生山谷。

今释
别　　名： 川楝子、金铃子。
来　　源： 本品为楝科植物川楝的果实。
采收加工： 冬季果实成熟、果皮黄色时采收，晒干。
性味归经： 苦，寒；有小毒。归肝、小肠、膀胱经。
功效主治： 舒肝泄热，行气止痛，杀虫。主治肝郁化火，胸胁、脘腹胀痛，疝气疼痛，虫积腹痛。
用量用法： 5～10克，煎服。外用：适量，研末调涂。
使用禁忌： 脾胃虚寒者忌服。

配伍应用
肝郁气滞或肝郁化火胸腹诸痛： 每与延胡索配伍，如金铃子散（《素问病机气宜保命集》）。
肝胃气痛： 与延胡索同用，或以金铃子散与四逆散合用。
热疝： 可配延胡索、香附、橘核等；治疗寒疝腹痛，则宜配暖肝散寒之品小茴香、木香、吴茱萸等，如导气汤（《医方简义》）。

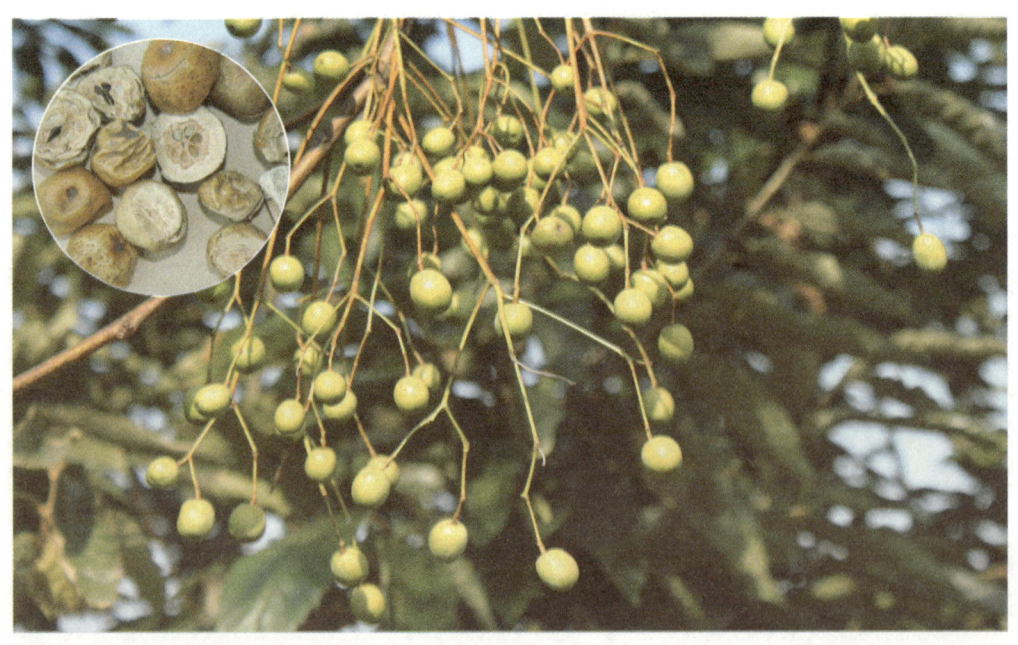

桐叶

TONG YE

原文
味苦，寒。主恶蚀，疮著阴。皮，主五痔，杀三虫。花，主傅猪疮。饲猪肥大三倍。生山谷。

今释
别　　名： 白桐叶。
来　　源： 本品为玄参科植物泡桐或毛泡桐的叶。
采收加工： 夏、秋叶繁茂时采收，多鲜用。
性味归经： 苦，寒。归心、肝经。
功效主治： 清热解毒，化瘀止血。主治痈疽、疔疮、创伤出血。
用量用法： 15～30克，煎服。外用：适量，以醋蒸贴、捣敷或捣汁涂。

配伍应用
无名肿毒： 单用本品，捣敷。
流行性腮腺炎： 泡桐花12克，水煎去渣，冲白糖服。

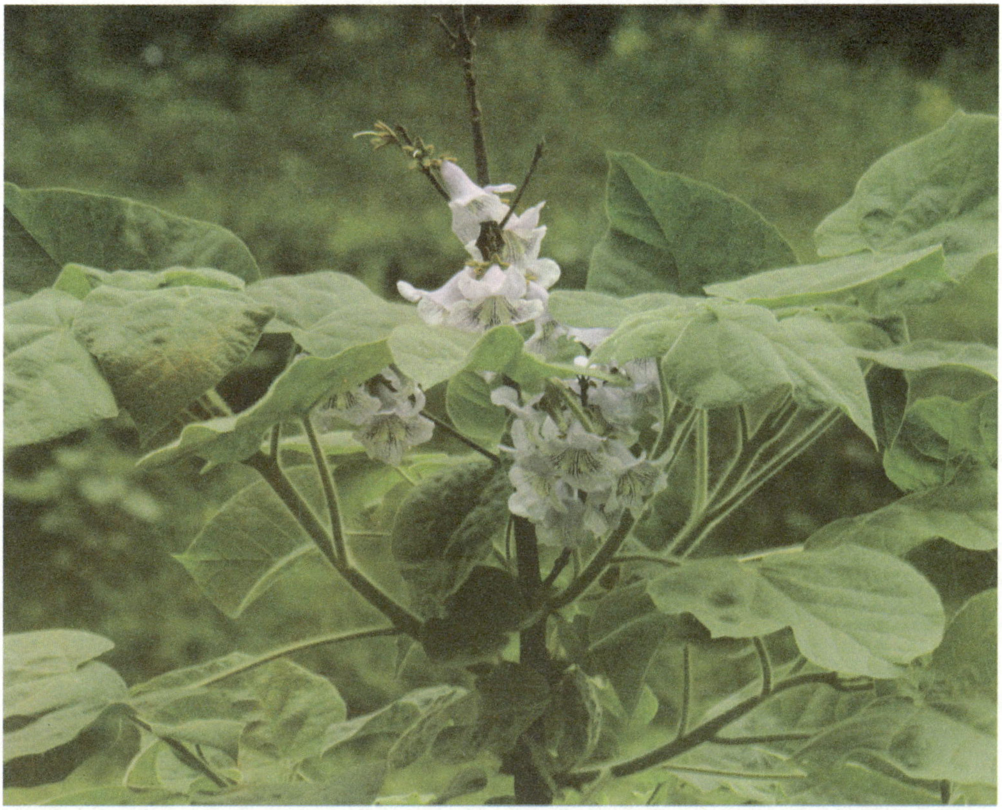

半夏

BAN XIA

原文

味辛，平。主伤寒寒热，心下坚，下气，喉咽肿痛，头眩，胸胀，咳逆，肠鸣，止汗。一名地文，一名水玉。生川谷。

今释

别　　名： 地文、守田、水玉、示姑。
来　　源： 本品为天南星科植物半夏的干燥块茎。
采收加工： 夏、秋二季采挖，洗净，除去外皮及须根，晒干。
性味归经： 辛、温；有毒。归脾、胃、肺经。
功效主治： 燥湿化痰，降逆止呕，消痞散结。主治湿痰寒痰、咳喘痰多、痰饮眩悸、风痰眩晕、痰厥头痛、呕吐反胃、胸脘痞闷、梅核气，外用治痈肿痰核。
用量用法： 3~9克，内服一般炮制后使用。外用：适量，磨汁涂或研末以酒调敷患处。
使用禁忌： 不宜与川乌、制川乌、草乌、制草乌、附子同用，生品内服宜慎。

配伍应用

痰湿壅滞所致之咳喘声重、痰白质稀： 常与陈皮、茯苓同用，如二陈汤（《太平惠民和剂局方》）。

湿痰上犯清阳所致之头痛、眩晕，甚则呕吐痰涎： 配天麻、白术以化痰息风，如半夏白术天麻汤（《古今医鉴》）。

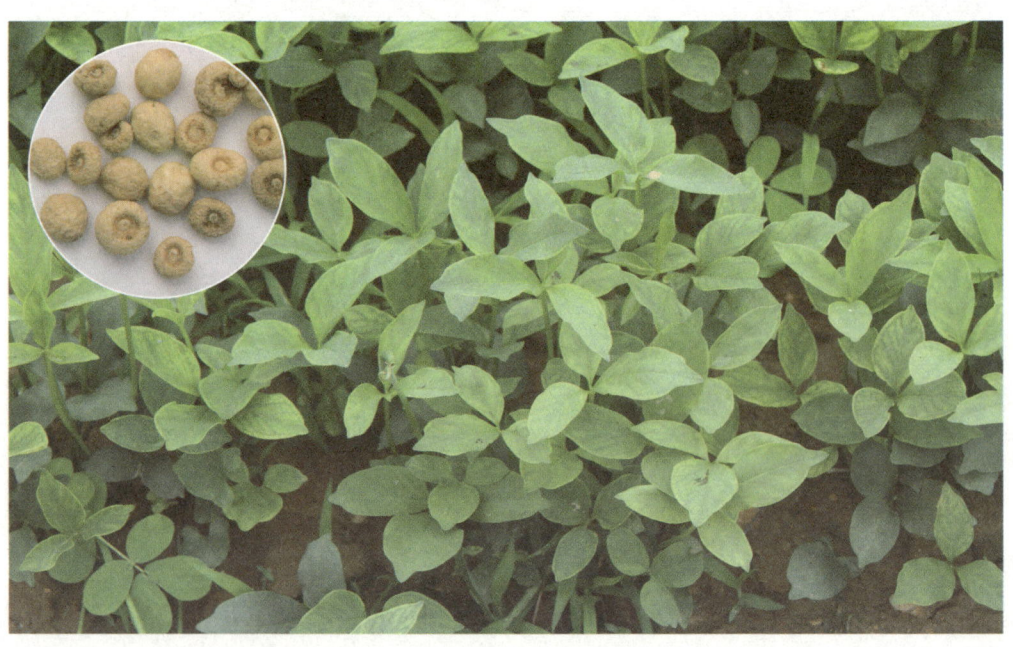

款冬

KUAN DONG

 原文

味辛，温。主咳逆上气，善喘，喉痹，诸惊痫，寒热邪气。一名橐吾，一名颗冻，一名虎须，一名兔奚。生山谷。

 今释

别　　名： 冬花、款冬花。
来　　源： 本品为菊科植物款冬的干燥花蕾。
采收加工： 12月或地冻前当花尚未出土时采挖，除去花梗及泥沙，阴干。
性味归经： 辛、微苦，温。归肺经。
功效主治： 润肺下气，止咳化痰。主治新久咳嗽、喘咳痰多、劳嗽咳血。
用量用法： 5～10克，煎服。外感暴咳宜生用，内伤久咳宜炙用。
使用禁忌： 忌与恶皂角、硝石、玄参，畏贝母、辛夷、麻黄、黄芪、黄芩、黄连、青葙同用。肺火盛者慎服。

 **配伍应用**

咳嗽偏寒： 可与干姜、紫菀、五味子同用，如款冬煎（《千金方》）。
肺热咳喘： 可与知母、桑叶、川贝母同用，如款冬花汤（《圣济总录》）。
肺气虚弱、咳嗽不已： 与人参、黄芪同用。
阴虚燥咳： 与沙参、麦门冬同用。

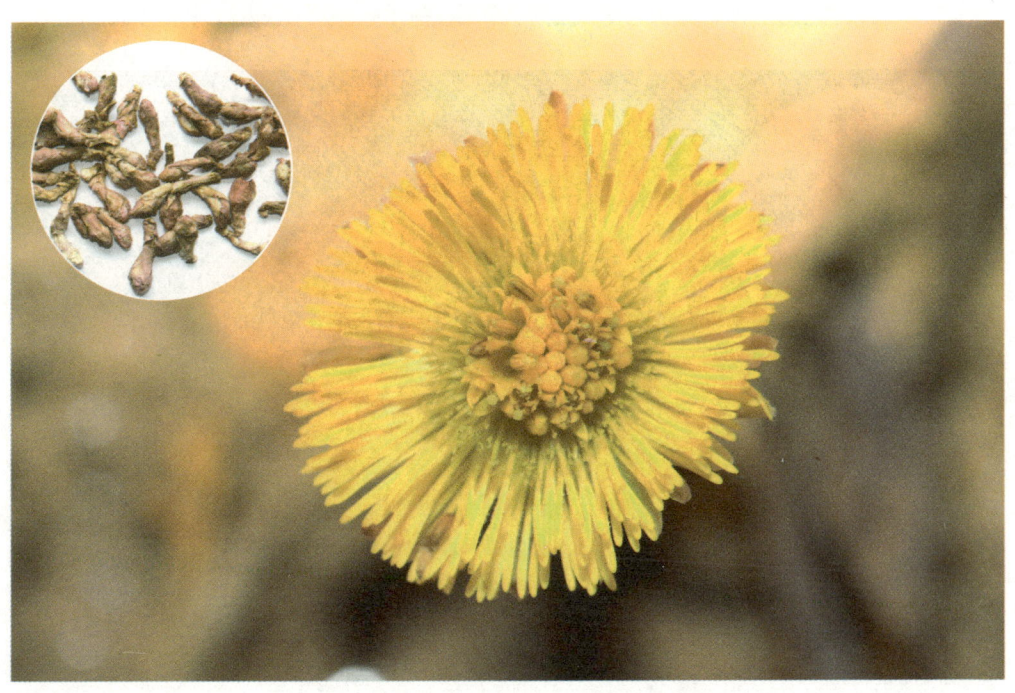

牡丹皮

MU DAN PI

原文

味辛，寒。主寒热，中风，瘈疭，痉，惊痫邪气，除症坚，瘀血留舍肠胃，安五脏，疗痈疮。一名鹿韭，一名鼠姑。生山谷。

今释

别　　名： 丹皮、木芍药、粉丹皮、条丹皮、洛阳花。
来　　源： 本品为毛茛科双子叶植物牡丹的干燥根皮。
采收加工： 秋季采挖根部，除去细根，剥取根皮，迅速洗净，润后切薄片，晒干，置通风干燥处。
性味归经： 苦、辛，微寒。归心、肝、肾经。
功效主治： 清热凉血，活血化瘀。主治热入营血、温毒发斑、吐血衄血、夜热早凉、无汗骨蒸、经闭痛经、跌扑伤痛、痈肿疮毒。
用量用法： 6～12克，煎服。清热凉血宜生用，活血祛瘀宜酒炙用。
使用禁忌： 孕妇慎用。

配伍应用

温病热入营血、迫血妄行所致发斑、吐血、衄血： 可与水牛角、生地黄、赤芍等同用。
温毒发斑： 可与栀子、大黄、黄芩等同用，如牡丹汤（《圣济总录》）。
血热吐衄： 可与生地黄、大蓟、茜草根等同用，如十灰散（《十药神书》）。

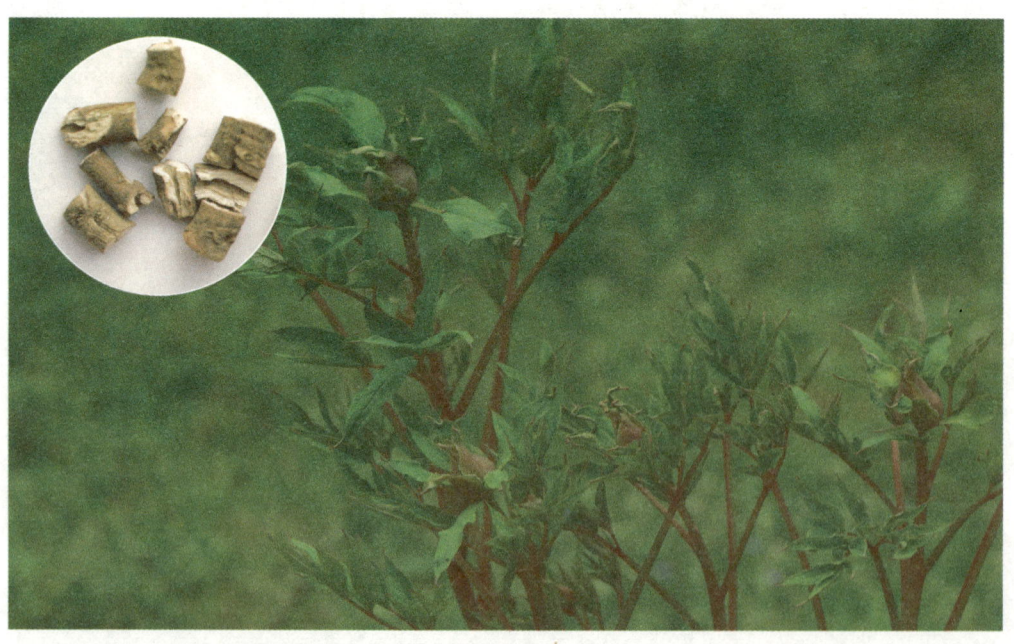

防己 FANG JI

原文

味辛，平。主风寒温疟，热气诸痫，除邪，利大小便。一名解离。生川谷。

今释

别　　名： 粉防己、汉防己、粉寸己、土防己。
来　　源： 本品为防己科植物粉防己的干燥根。
采收加工： 秋季采挖，洗净，除去粗皮，晒至半干，切段，个大者再纵切，干燥。
性味归经： 苦，寒。归膀胱、肺经。
功效主治： 祛风止痛，利水消肿。主治风湿痹痛、水肿脚气、小便不利、湿疹疮毒。
用量用法： 5～10克，煎服。
使用禁忌： 阴虚而无湿热者慎服。

配伍应用

风湿痹证湿热偏盛、肢体酸重、关节红肿疼痛及湿热身痛： 常与滑石、薏苡仁、蚕沙、栀子等配伍，如宣痹汤（《温病条辨》）。
风寒湿痹、四肢挛急： 与麻黄、肉桂、茯苓等同用，如防己饮（《圣济总录》）。

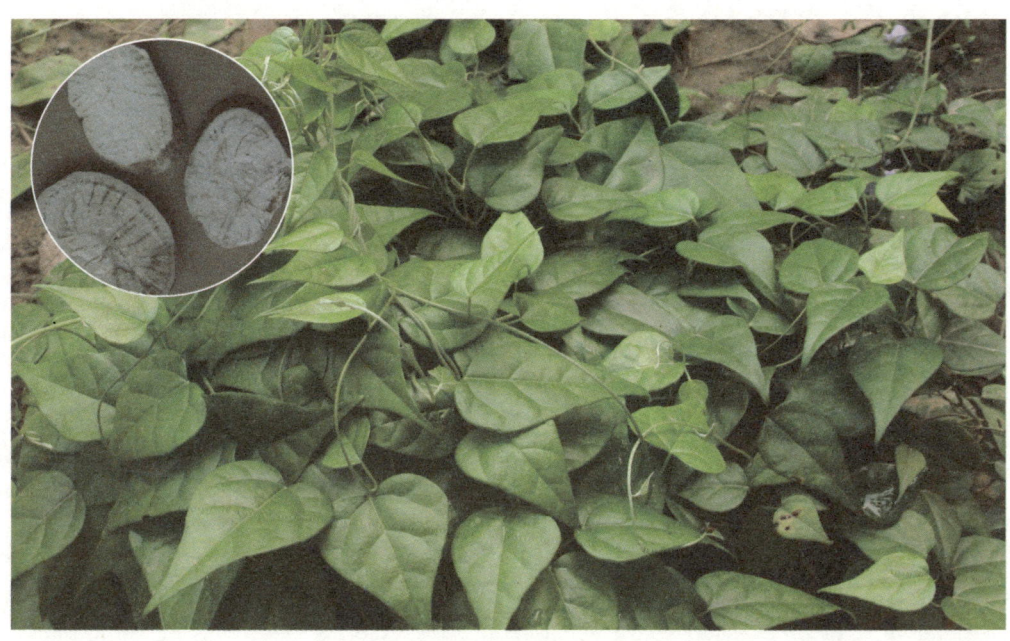

黄芩

HUANG QIN

原文

味苦，平。主诸热，黄疸，肠澼泄痢，逐水，下血闭，恶疮疽蚀，火疡。一名腐肠。生川谷。

今释

别　　名： 条芩、山麻子、黄金条、山菜根、香水水草、黄金条根。
来　　源： 本品为唇形科植物黄芩的干燥根。
采收加工： 春、秋二季采挖，除去须根及泥沙，晒后撞去外皮，晒干。
性味归经： 苦，寒。归肺、胆、脾、大肠、小肠经。
功效主治： 清热燥湿，泻火解毒，止血，安胎。主治湿温、暑湿、胸闷呕恶、湿热痞满、泻痢、黄疸、肺热咳嗽、高热烦渴、血热吐衄、痈肿疮毒、胎动不安。
用量用法： 3～10克，煎服。清热多生用，安胎多炒用，清上焦热可酒炙用，止血可炒炭用。
使用禁忌： 脾肺虚热者忌之。

配伍应用

湿温、暑湿证、湿热阻遏气机所致之胸闷恶心呕吐、身热不扬、舌苔黄腻： 常与滑石、白豆蔻、通草等同用，如黄芩滑石汤（《温病条辨》）。
湿热中阻、痞满呕吐： 配黄连、干姜、半夏等，如半夏泻心汤（《伤寒论》）。

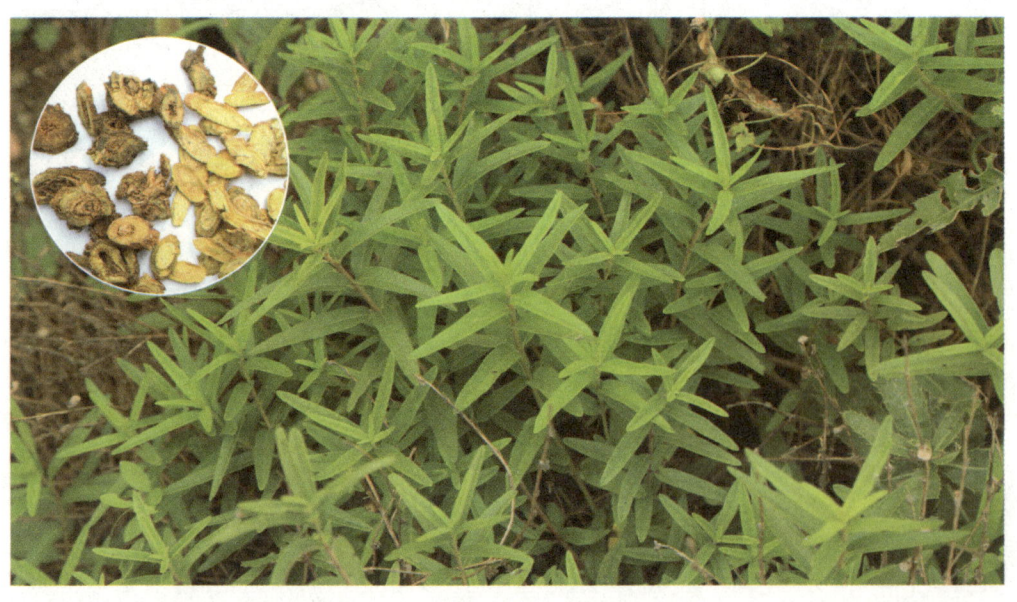

地榆

DI YU

 原文

味苦,微寒。主妇人乳痓痛,七伤,带下病,止痛,除恶肉,止汗,疗金疮。生山谷。

 今释

别　　名： 玉豉、酸赭。

来　　源： 本品为蔷薇科植物地榆的根。

采收加工： 春、秋季采挖,除去须根,洗净,干燥;或趁鲜切片,干燥。生用或炒炭用。

性味归经： 苦、酸、涩,微寒。归肝、大肠经。

功效主治： 凉血止血,解毒敛疮。主治便血、痔血、血痢、崩漏、水火烫伤,痈肿疮毒。

用量用法： 9～15克,煎服。外用:适量,研末涂敷患处。

使用禁忌： 本品性寒酸涩,凡虚寒性便血、下痢、崩漏及出血有瘀者慎用。

配伍应用

便血因于热甚者： 常配生地黄、芍药、黄芩、槐花等,如约营煎(《景岳全书》)。

痔疮出血、血色鲜红： 常与槐角、防风、黄芩、枳壳等配伍,如槐角丸(《太平惠民和剂局方》)。

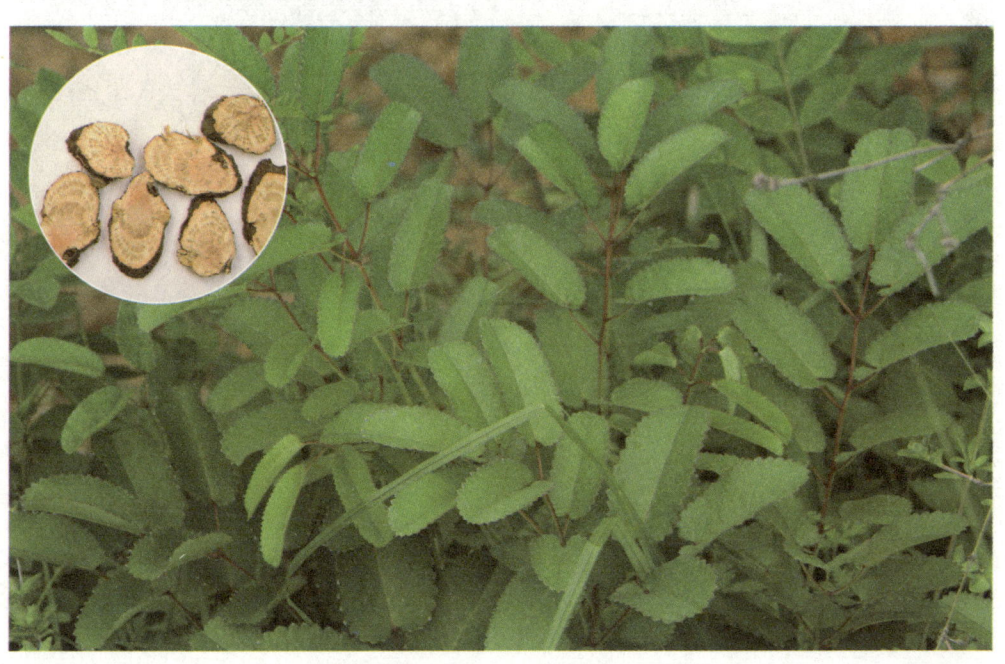

蜀羊泉

SHU YANG QUAN

原文

味苦，微寒。主头秃，恶疮，热气，疥瘙痂，癣虫，疗龋齿。生川谷。

今释

别　　名： 白英、白毛藤、鬼目菜、漆姑草。
来　　源： 本品为茄科植物青杞的全草或果实。
采收加工： 夏、秋季割取全草，洗净，切段，鲜用或晒干。
性味归经： 苦、甘、凉；有小毒。归肺、肝、胃、膀胱经。
功效主治： 清热解毒。主治咽喉肿痛、目昏赤、乳腺炎、腮腺炎、疥癣、疥癣瘙痒。
用量用法： 15～30克，煎服。外用：适量，捣敷；或煎水熏洗。

配伍应用

肺癌： 可配半枝莲、白花蛇舌草等使用。
咽喉肿痛： 常与大青叶、冬凌草同用。
食管癌： 可与龙葵、蛇莓、藤梨根等同用。
宫颈癌： 与半枝莲、土茯苓、苦参、薏米、莪术配伍使用。

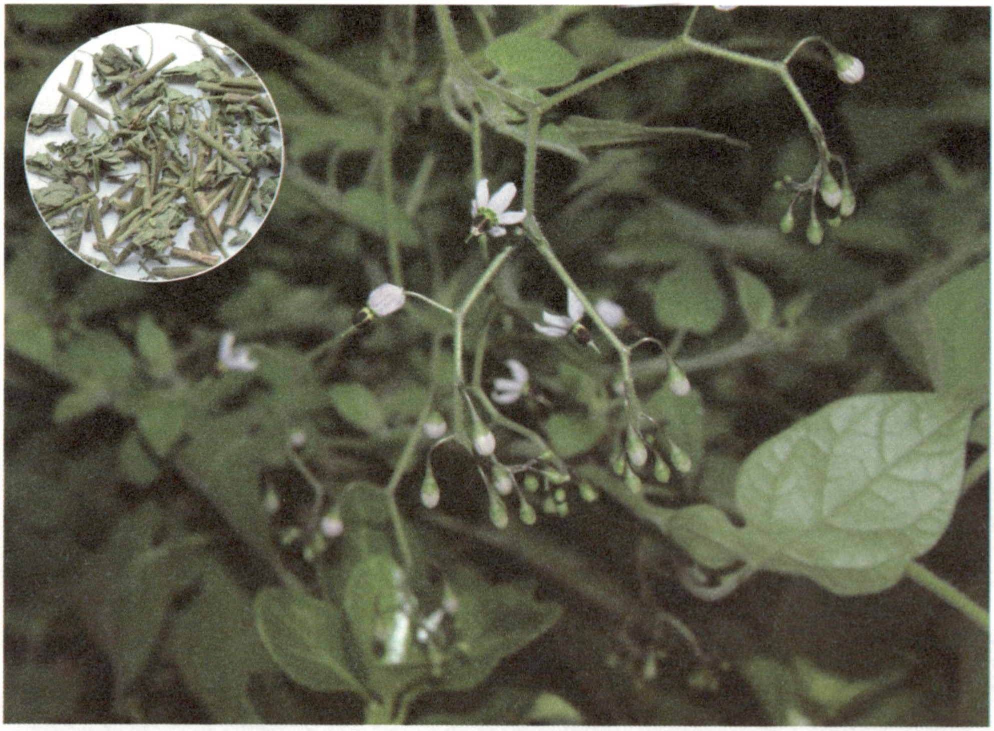

泽兰 ZE LAN

原文

味苦，微温。主乳妇内衄，中风馀疾，大腹水肿，身面、四肢浮肿，骨节中水，金疮痈肿疮脓。一名虎兰，一名龙枣。生大泽傍。

今释

别　　名： 地石蚕、蛇王草、地瓜儿苗。
来　　源： 本品为唇形科植物毛叶地瓜儿苗的干燥地上部分。
采收加工： 夏、秋季茎叶茂盛时采割，晒干。
性味归经： 苦、辛，微温。归肝、脾经。
功效主治： 活血调经，祛瘀消痈，利水消肿。主治月经不调、经闭、痛经、产后瘀血腹痛、疮痈肿毒、水肿腹水。
用量用法： 6～12克，煎服。外用：适量。
使用禁忌： 孕妇忌用。

配伍应用

妇科经产瘀血病证： 常配当归、川芎、香附等，如泽兰汤（《医学心悟》）。
血瘀而兼血虚者： 与当归、白芍等同用以活血补血，如泽兰汤（《济阴纲目》）。

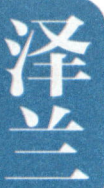

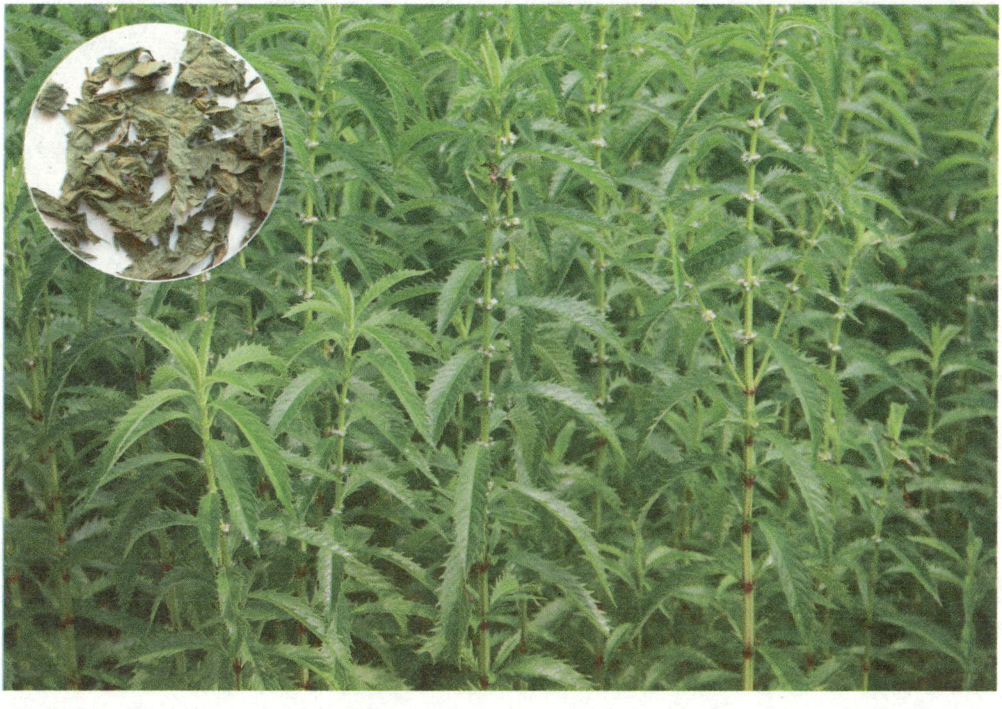

紫参 ZI SHEN

原文

味苦，辛寒。主心腹积聚，寒热邪气，通九窍，利大小便。一名牡蒙。生山谷。

今释

别　　名：石见穿、石打穿、月下红。
来　　源：本品为唇形科植物华鼠尾的全草。
采收加工：秋季开花时采收，晒干。
性味归经：苦、辛，平。归肝、脾经。
功效主治：活血化瘀，清热利湿，散结消肿。主治月经不调、痛经、经闭、崩漏、便血、湿热黄疸、热毒血痢、淋痛、带下、风湿骨痛、瘰疬、疮肿、乳痈、带状疱疹、麻风、跌打伤肿。
用量用法：6～15克，煎汤，或绞汁。外用：适量，捣敷。
使用禁忌：畏辛夷。

配伍应用

带状疱疹：可与大青叶、紫草、甘草、紫花地丁等同用。
肠癌：与山慈菇、浙贝母、地龙、夏枯草、生薏苡仁等配伍。

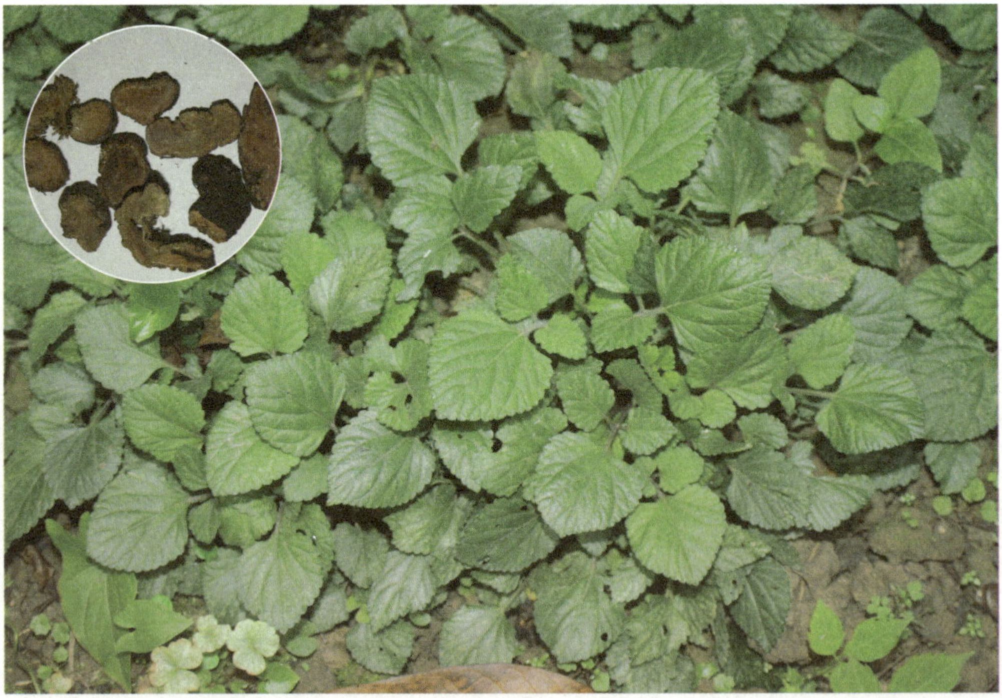

贯众

GUAN ZHONG

原文

味苦，微寒。主腹中邪热气，诸毒，杀三虫。一名贯节，一名贯渠，一名白头，一名虎卷，一名扁符。生山谷。

今释

别　　名： 百头、虎卷。
来　　源： 本品为鳞毛蕨科植物粗茎鳞毛蕨的干燥根茎及叶柄残基。
采收加工： 秋季采挖，削去叶柄，须根，除去泥沙，晒干。
性味归经： 苦，微寒；有小毒。归肝、脾经。
功效主治： 清热解毒，凉血止血，杀虫。主治风热感冒、温毒发斑、血热出血、虫疾。
用量用法： 4.5~9克，煎服。外用：适量。
使用禁忌： 脾胃虚寒者及孕妇慎用。

配伍应用

温热毒邪所致之证： 常与黄连、甘草等同用，如贯众散（《普济方》）。
痄腮、温毒发斑、发疹等： 与板蓝根、大青叶、紫草等配伍。
衄血： 可单味药研末调服，如贯众丸（《本草图经》）。
吐血： 与黄连配伍，研末糯米饮调服，如贯众散（《圣济总录》）。

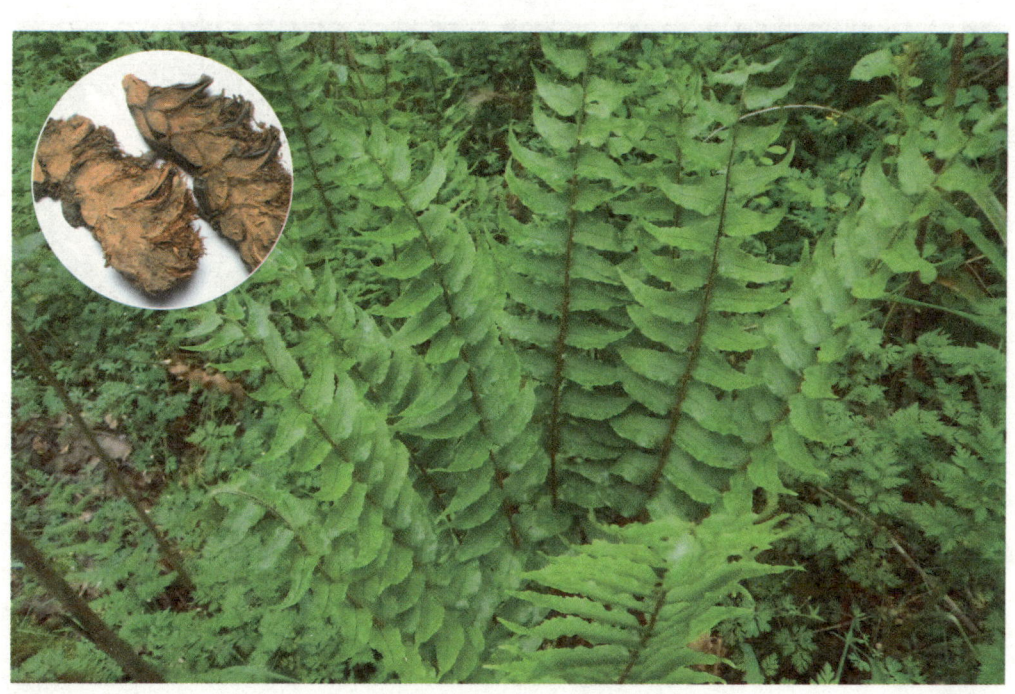

青葙子

QING XIANG ZI

原文

味苦，微寒。主邪气皮肤中热，风瘙身痒，杀三虫。子，名草决明，疗唇口青。一名草蒿，一名萋蒿。生平谷。

今释

别　　名：草蒿、牛尾花子、野鸡冠花子。
来　　源：本品为苋科植物青葙的干燥成熟种子。
采收加工：秋季果实成熟时采割植株或摘取果穗，晒干，收集种子，除去杂质。
性味归经：苦，微寒。归肝经。
功效主治：清肝泻火，明目退翳。主治肝热目赤、目生翳膜、视物昏花、肝火眩晕。
用量用法：9～15克，煎服。
使用禁忌：本品有扩散瞳孔作用，青光眼患者禁用。

配伍应用

肝火上炎所致之目赤肿痛、眼生翳膜、视物昏花等： 可配决明子、茺蔚子、羚羊角等用，如青葙丸（《证治准绳》）。

肝虚血热之视物昏花： 配生地黄、玄参、车前子，如青葙丸（《医宗金鉴》）。

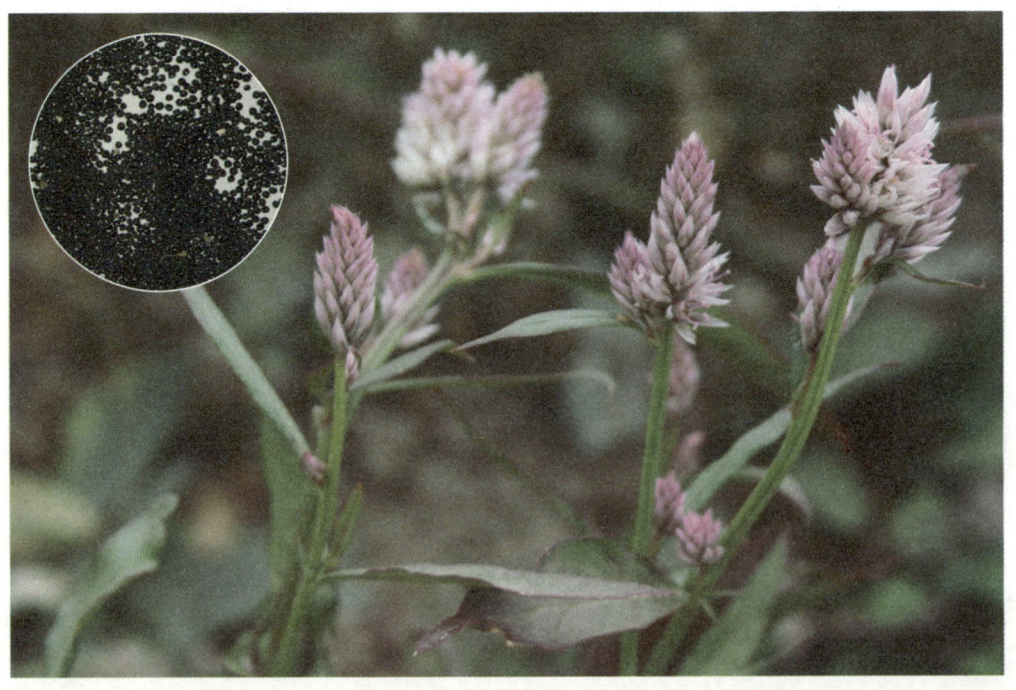

藜芦

LILU

原文

味辛，寒。主蛊毒，咳逆，泄痢，肠澼，头疡，疥疮，恶疮，杀诸蛊毒，去死肌。一名葱苒。生山谷。

今释

别　　名： 山葱、黑藜芦、棕包头、七厘丹、人头发、大叶藜芦。
来　　源： 本品为百合科藜芦属植物藜芦，以根部或带根全草入药。
采收加工： 5—6月末抽花茎前采挖根部，除去地上部分，洗净晒干。
性味归经： 辛、苦，寒；有毒。归肺、胃、肝经。
功效主治： 涌吐风痰，杀虫疗疮。主治中风不语、风痰壅盛、疥癣秃疮。
用量用法： 0.3～0.9克，宜作丸、散。外用：适量，研末油调涂。
使用禁忌： 本品毒性强烈，内服宜慎，体弱、失血患者及孕妇忌服。不宜与人参、沙参、丹参、玄参、苦参、细辛、芍药同用。

配伍应用

疥疮： 与大风子、硫黄、川椒同用，水煎外洗。
皮肤湿痒： 单用本品煎水，洗患处。

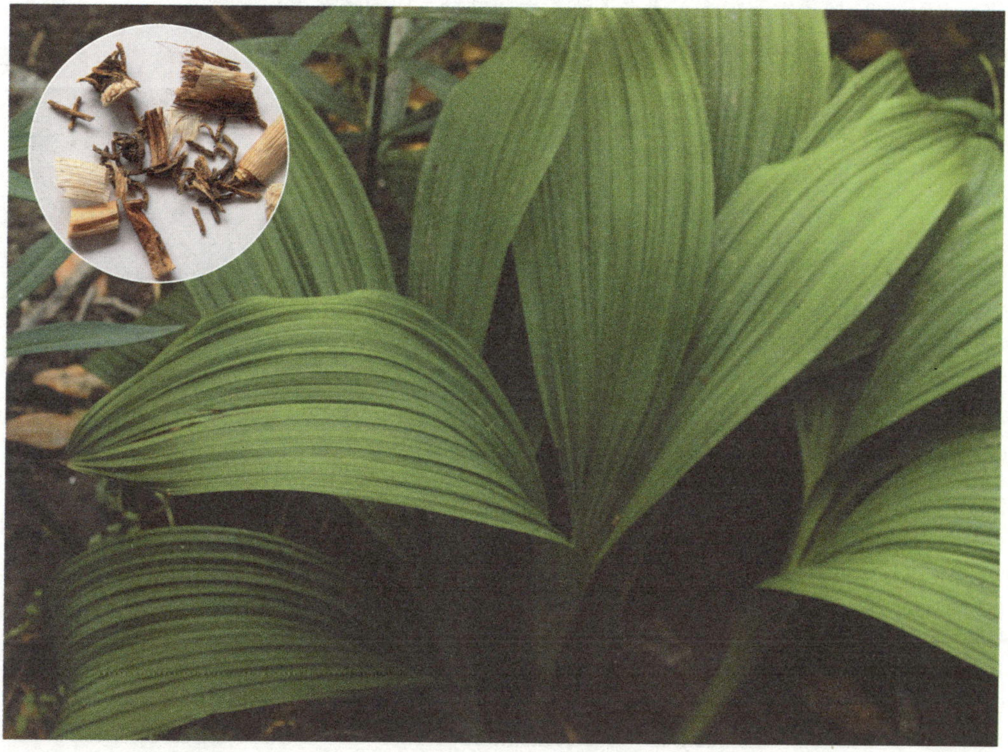

虎掌

HU ZHANG

原文

味苦，温。主心痛寒热，结气，积聚，伏梁，伤筋痿，拘缓，利水道。生山谷。

今释

别　　名：半夏精。
来　　源：本品为天南星科植物天南星、异叶天南星或东北天南星的干燥块茎。
采收加工：秋、冬二季茎叶枯萎时采挖，除去须根及外皮，干燥。
性味归经：苦、辛，温；有毒。归肺、肝、脾经。
功效主治：散结消肿。外用治痈肿、蛇虫咬伤。
用量用法：3～10克，煎服。外用：生品适量，研末以醋或酒调敷患处。
使用禁忌：孕妇忌用；生品内服宜慎。

配伍应用

湿痰阻肺、咳喘痰多、胸膈胀闷：常与半夏相须为用，并配枳实、橘红，如导痰汤（《传信适用方》）。
热痰咳嗽：配黄芩等，如小黄丸（《洁古家诊》）。
风痰留滞经络、半身不遂、手足顽麻、口眼㖞斜等：配半夏、川乌、白附子等，如青州白丸子（《太平惠民和剂局方》）。

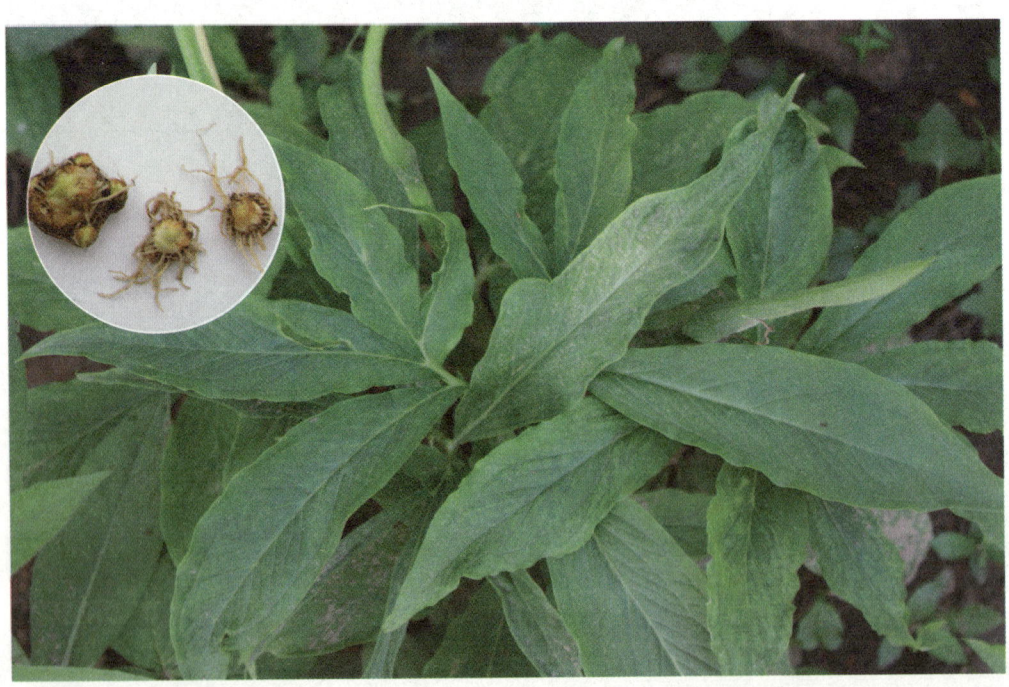

连翘

LIAN QIAO

原文
味苦，平。主寒热，鼠瘘，瘰疬，痈肿，恶疮，瘿瘤，结热，蛊毒。一名异翘，一名兰华，一名轵，一名三廉。生山谷。

今释
别　　名：落翘、黄花条。
来　　源：本品为木犀科植物连翘的干燥果实。
采收加工：秋季果实初熟尚带绿色时采收，除去杂质，蒸熟，晒干，习称"青翘"；果实熟透时采收，晒干，除去杂质，习称"老翘"。
性味归经：苦，微寒。归肺、心、小肠经。
功效主治：清热解毒，消肿散结，疏散风热。主治痈疽、瘰疬、乳痈、丹毒、风热感冒、温病初起、温热入营、高热烦渴、神昏发斑、热淋涩痛。
用量用法：6～15克，煎服。
使用禁忌：脾胃虚弱、气虚发热、痈疽已溃、脓稀色淡者忌服。

配伍应用
痈肿疮毒：常与金银花、蒲公英、野菊花等同用。
疮痈红肿未溃：常与穿山甲、皂角刺配伍，如加减消毒饮（《外科真诠》）。
疮疡脓出、红肿溃烂：常与牡丹皮、天花粉同用，如连翘解毒汤（《疡医大全》）。

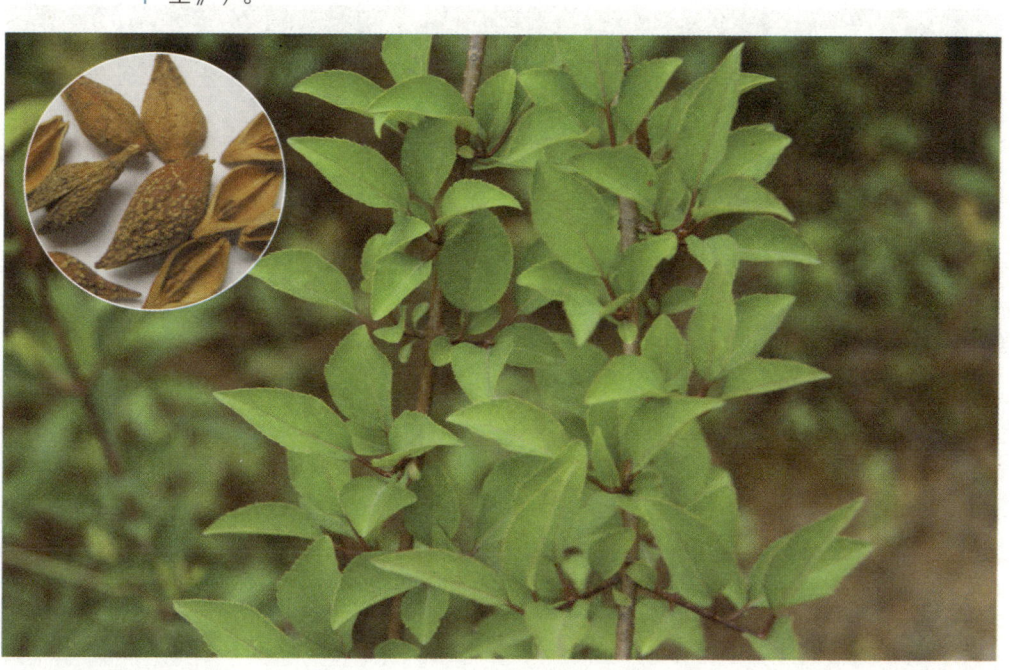

白蔹

BAI LIAN

原文
味苦，平。主痈肿、疽疮，散结气，止痛，除热，目中赤，小儿惊痫，温疟，女子阴中肿痛。一名兔核，一名白草。生山谷。

今释
别　　名： 猫儿卵、山地瓜。
来　　源： 本品为葡萄科植物白蔹的干燥块根。
采收加工： 春、秋二季采挖，除去泥沙及细根，切成纵瓣或斜片，晒干。
性味归经： 苦，微寒。归心、胃经。
功效主治： 清热解毒，消痈散结，敛疮生肌。主治痈疽发背，疔疮，瘰疬，烧、烫伤。
用量用法： 5～10克，煎服。外用：适量，煎汤洗或研成极细粉敷患处。
使用禁忌： 不宜与川乌、制川乌、草乌、制草乌、附子同用。

配伍应用
痈热毒壅聚、痈疮初起、红肿硬痛： 可单用研末水调涂敷患处，或与金银花、连翘、蒲公英等同煎内服，以消肿散结；若疮痈脓成不溃者，亦可与苦参、天南星、皂角等制作膏药外贴；若疮疡溃后不敛，可与白及、络石藤共研细末，干撒疮口，如白蔹散（《鸡峰普济方》）。

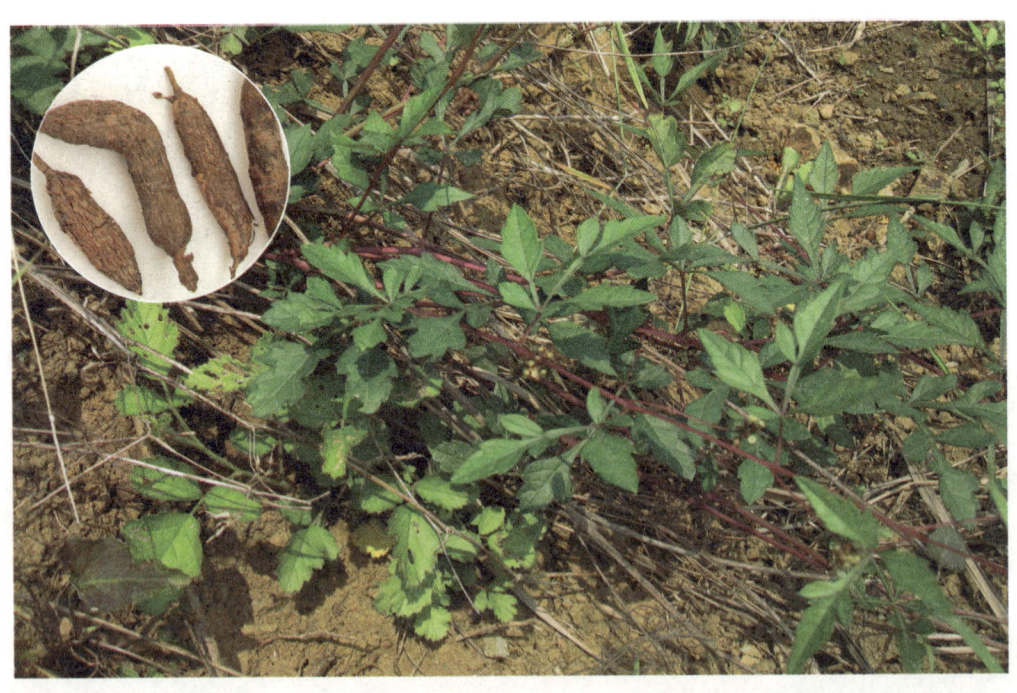

白头翁

BAI TOU WENG

原文

味苦,温。主温疟,狂易寒热,症瘕积聚,瘿气,逐血止痛,疗金疮。一名野丈人,一名胡王使者。生山谷。

今释

别　　名: 翁草、野丈人、白头公、老翁花、犄角花、胡王使者。
来　　源: 本品为毛茛科植物白头翁的干燥根。
采收加工: 春、秋二季采挖,除去泥沙,干燥。
性味归经: 苦,寒。归胃、大肠经。
功效主治: 清热解毒,凉血止痢。主治热毒血痢、阴痒带下。
用量用法: 9～15克,煎服,鲜品15～30克。外用:适量。
使用禁忌: 虚寒泻痢者慎服。

配伍应用

热痢腹痛、里急后重、下痢脓血: 可单用;或配黄连、黄柏、秦皮同用,如白头翁汤(《伤寒论》)。

赤痢下血、日久不愈、腹内冷痛: 与阿胶、干姜、赤石脂等同用,如白头翁汤(《千金方》)。

痄腮、瘰疬、疮痈肿痛等: 可与蒲公英、连翘等同用。

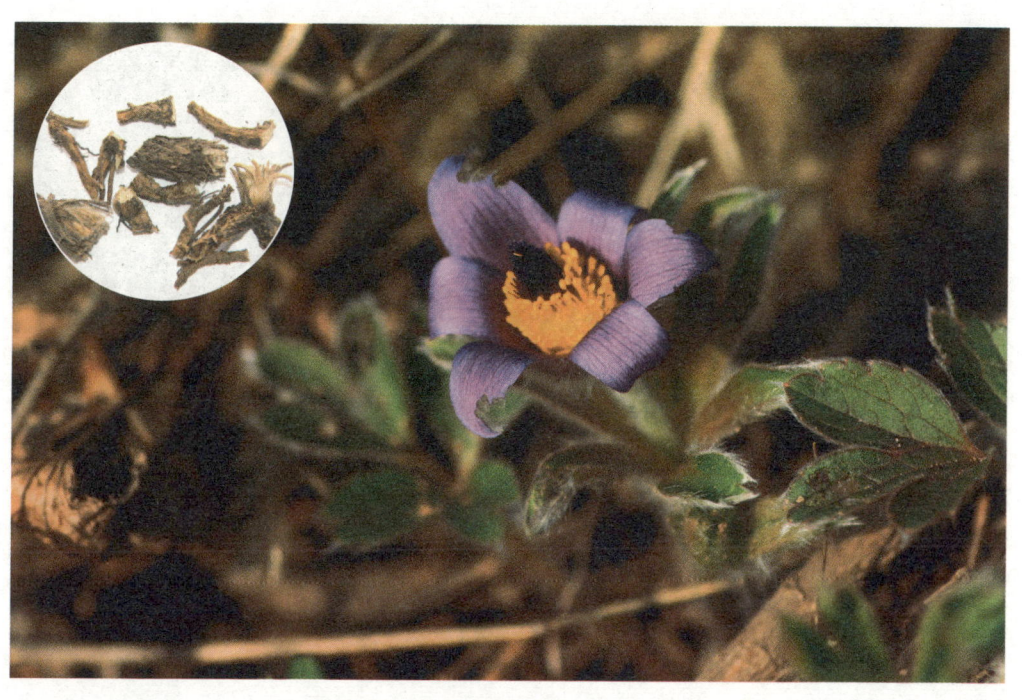

白及

BAI JI

原文

味苦，平。主痈肿、恶疮、败疽、伤阴死肌，胃中邪气，贼风鬼击，痱缓不收。一名甘草，一名连及草。生川谷。

今释

别　　名： 白根、羊角七。
来　　源： 本品为兰科植物白及的干燥块茎。
采收加工： 夏、秋二季采挖，除去须根，洗净，置沸水中煮或蒸至无白心，晒至半干，除去外皮，晒干。
性味归经： 苦、甘、涩，微寒。归肺、肝、胃经。
功效主治： 收敛止血，消肿生肌。主治咯血、吐血、外伤出血、疮疡肿毒、皮肤皲裂。
用量用法： 6～15克，煎服；研末吞服3～6克。外用：适量。
使用禁忌： 不宜与川乌、制川乌、草乌、制草乌、附子同用。

配伍应用

咯血： 可配枇杷叶、阿胶等，如白及枇杷丸（《证治准绳》）。
吐血： 可与茜草、生地黄、牡丹皮、牛膝等煎服，如白及汤（《古今医彻》）。

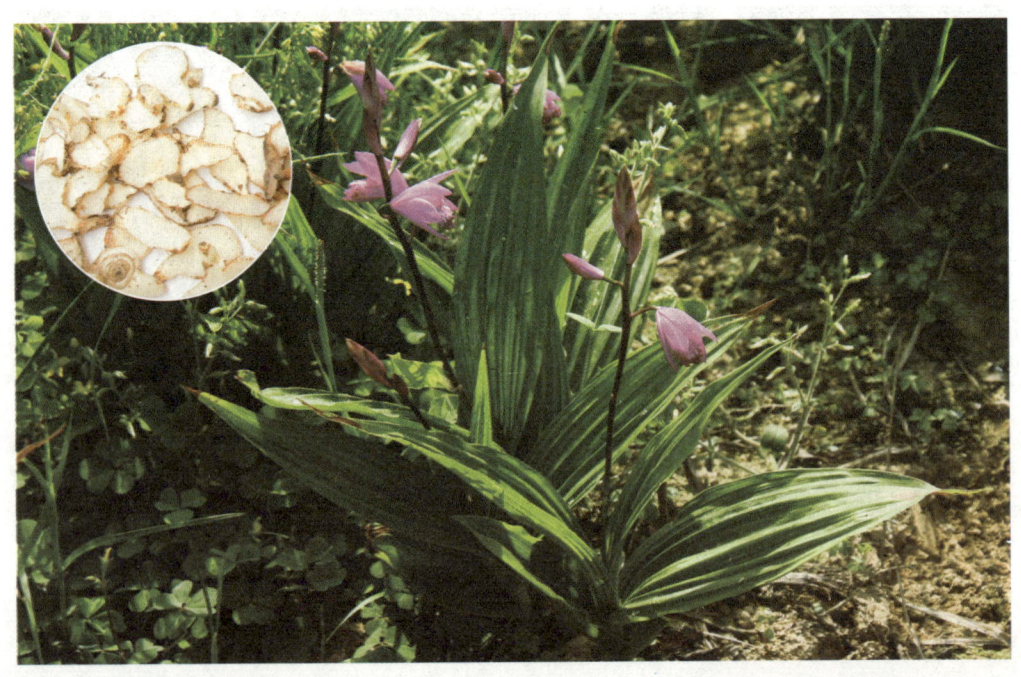

海藻

HAI ZAO

原文

味苦，寒。主瘿瘤气、颈下核，破散结气，痈肿，症瘕，坚气腹中上下鸣，下十二水肿。一名落首。生池泽。

今释

别　　名：落首。
来　　源：本品为马尾藻科植物海蒿子或羊栖菜的干燥藻体。前者习称"大叶海藻"，后者习称"小叶海藻"。
采收加工：夏、秋二季采捞，除去杂质，洗净，晒干。
性味归经：苦、咸，寒。归肝、胃、肾经。
功效主治：消痰软坚散结，利水消肿。主治瘿瘤、瘰疬、睾丸肿痛、痰饮水肿。
用量用法：6~12克，煎服。
使用禁忌：不宜与甘草同用。

配伍应用

瘿瘤：常与昆布、贝母等同用，如海藻玉壶汤（《外科正宗》）。
瘰疬：常与夏枯草、玄参、连翘等同用，如内消瘰疬丸（《疡医大全》）。
睾丸肿胀疼痛：配橘核、昆布、川楝子等，如橘核丸（《济生方》）。

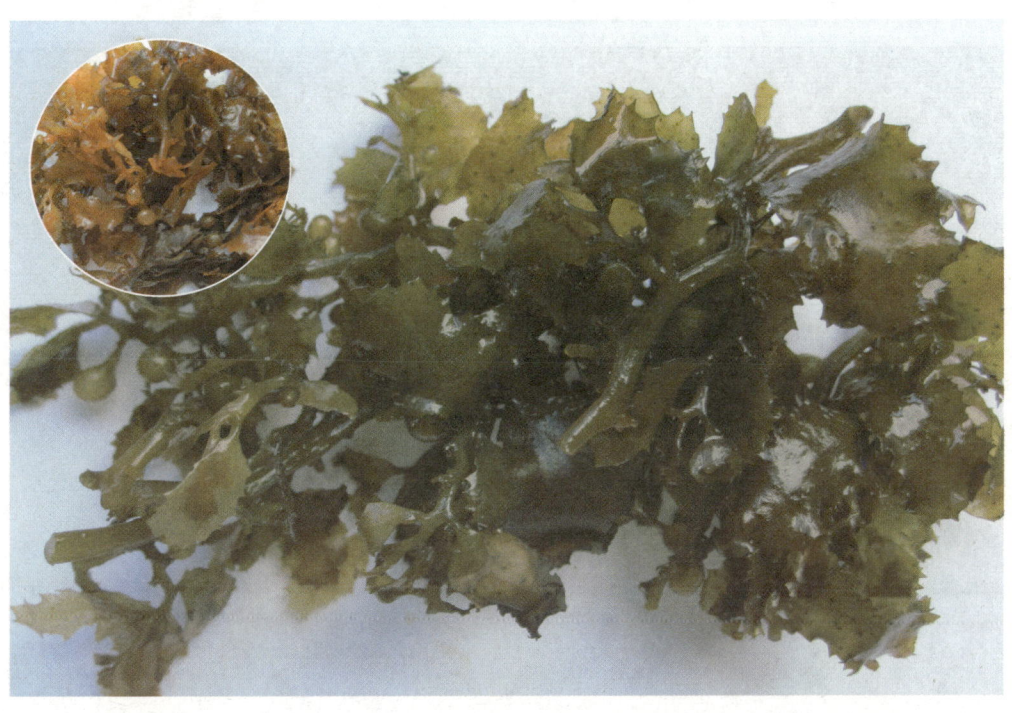

败酱

BAI JIANG

原文

味苦，平。主暴热，火疮赤气，疥瘙、疽、痔、马鞍热气。一名鹿肠。生川谷。

今释

别　　名： 败酱草。
来　　源： 本品为败酱草科植物黄花龙芽、白花败酱的干燥带根全草。
采收加工： 根春、秋季节采挖，去掉茎叶洗净，晒干。全草夏秋采割，洗净晒干。
性味归经： 辛、苦，微寒。归胃、大肠、肝经。
功效主治： 清热解毒，消痈排脓，祛瘀止痛。主治肠痈肺痈、疮痈肿毒、产后瘀阻腹痛。
用量用法： 6～15克，煎服。外用：适量。
使用禁忌： 脾胃虚弱、食少泄泻者忌服。

配伍应用

肠痈初起、腹痛便秘、未化脓者： 常与金银花、蒲公英、牡丹皮、桃仁等同用。
肠痈脓已成者： 常与薏苡仁、附子同用，如薏苡附子败酱散（《金匮要略》）。

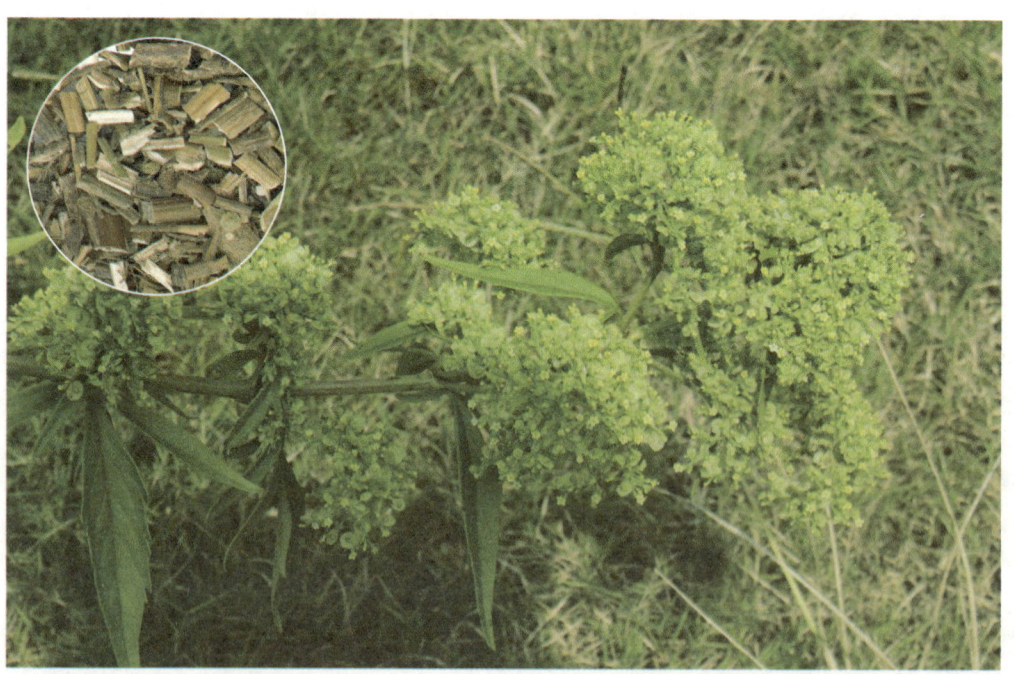

羊桃

YANG TAO

 原文

味苦,寒。主熛热,身暴赤色,风水积聚,恶疡,除小儿热。一名鬼桃,一名羊肠。生川谷。

 今释

别　　名：杨桃、鬼桃、洋桃、五敛子、五棱子、蜜桃杨。
来　　源：本品为酢浆草科植物阳桃的果实。
采收加工：秋季采收成熟果实,鲜用或晒干用。
性味归经：酸、甘、寒。归脾、胃经。
功效主治：清热生津,利水解毒,下气和中,利尿通淋。主治风热咳嗽、咽痛、烦渴、石淋、口糜、牙痛、疟母、小便不通等。
用量用法：30～60克,煎服；鲜果生食,或饮。外用：适量,绞汁滴耳。
使用禁忌：多吃容易腹泻,会影响食欲及消化吸收力。如果用来制作健康料理,切忌冰凉食用。肾脏病患者尽量别吃。

 **配伍应用**

风湿痹痛、腰膝酸软等：与独活、牛膝等配伍应用。
肝肾不足、腰膝酸痛、脚膝痿弱无力等：与杜仲、续断等配伍应用。

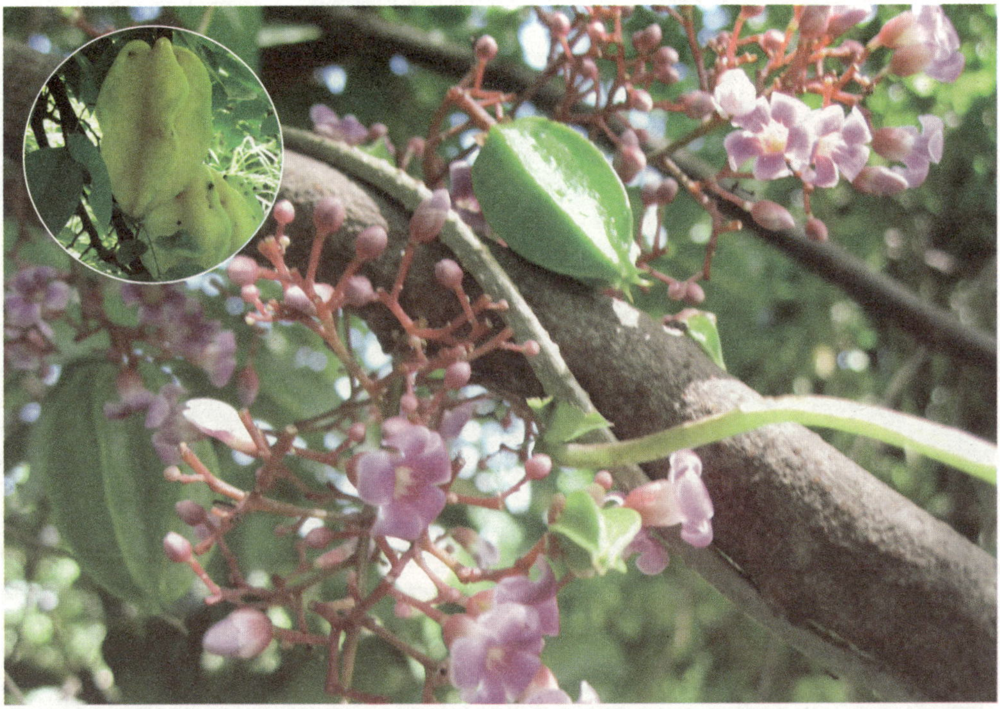

羊蹄

YANG TI

 原文

味苦,寒。主头秃、疥瘙,除热,女子阴蚀。一名东方宿,一名连虫陆,一名鬼目。生川泽。

 今释

别　　名： 鬼目、土大黄、牛舌头、鸡脚大黄。
来　　源： 本品为蓼科植物羊蹄的根。
采收加工： 全草全年可采,或秋季采割,晒干。
性味归经： 苦、涩,寒。归心、肝、大肠经。
功效主治： 凉血止血,解毒杀虫,泻下。主治血热出血证、疥癣、疮疡、烫伤、大便秘结。
用量用法： 10～15克,煎服,鲜品30～45克。外用:适量。
使用禁忌： 脾胃虚寒、泄泻不食者切勿入口。

配伍应用

热郁吐血： 与麦门冬煎汤饮。
大便下血： 常与连皮老姜同用。
疥疮： 多以鲜品捣敷患处。
癣： 常与枯矾同用,共研末,醋调敷,如羊蹄根散(《医宗金鉴》)。

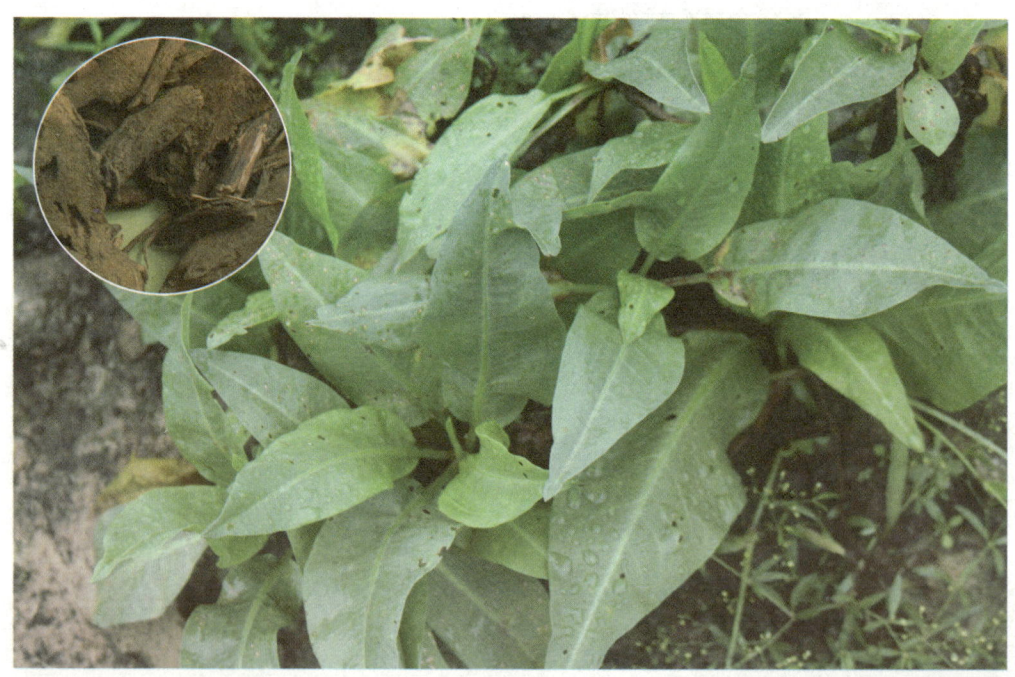

陆英 LU YING

原文

味苦，寒。主骨间诸痹，四肢拘挛疼酸，膝寒痛，阴痿，短气不足，脚肿。生川谷。

今释

别　　名： 接骨草、排风藤、七叶莲。
来　　源： 本品为忍冬科植物陆英的茎叶。
采收加工： 夏、秋季采收，切段，鲜用或晒干。
性味归经： 甘、微苦，平。
功效主治： 祛风，利湿，舒筋，活血。主治风湿痹痛、腰腿痛、水肿、黄疸、跌打损伤、产后恶露不行、风疹瘙痒、丹毒、疮肿。
用量用法： 9～15克，鲜品60～120克，煎服。外用：适量，捣敷，或煎水洗，或研末调敷。
使用禁忌： 孕妇忌服。

配伍应用

荨麻疹： 陆英30克煎汤，洗浴或涂擦。
水肿： 单用本品，煎服。
外伤吐血： 配侧柏叶、地榆，煎服。

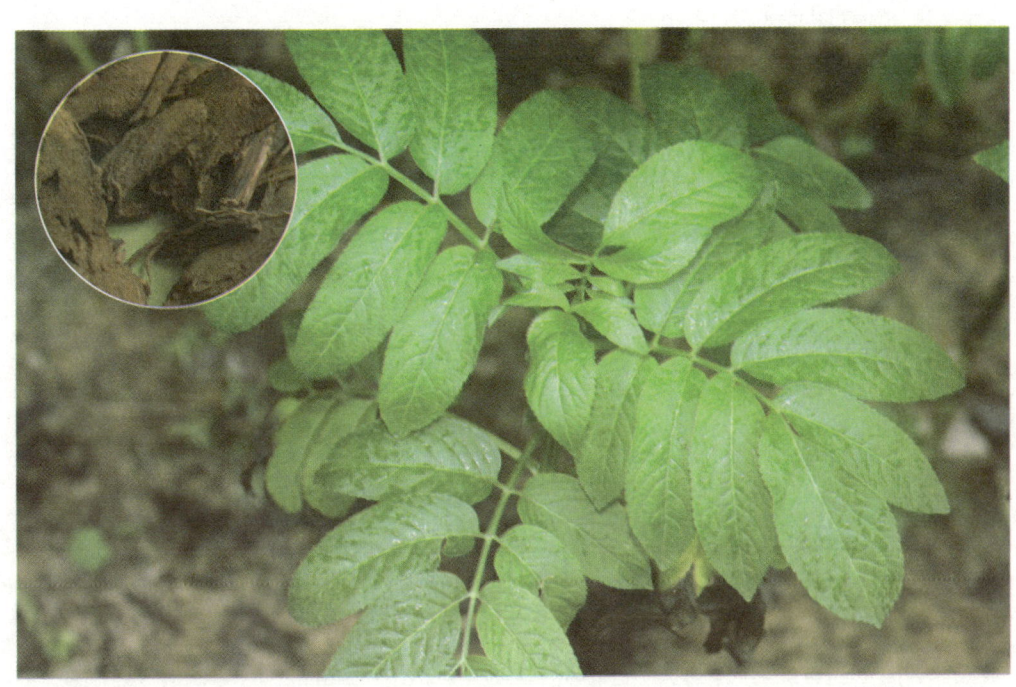

夏枯草

XIA KU CAO

原文

味苦、辛，寒。热瘰疬，鼠瘘，头疮，破症，散瘿结气，脚肿湿痹，轻身。一名夕句，一名乃东。生川谷。

今释

别　　名：铁色草、羊肠菜、白花草。
来　　源：本品为唇形科植物夏枯草的干燥果穗。
采收加工：夏季果穗呈棕红色时采收，除去杂质，晒干。
性味归经：辛、苦，寒。归肝、胆经。
功效主治：清肝泻火，明目，散结消肿。主治目赤肿痛、目珠夜痛、头痛眩晕、瘰疬、瘿瘤、乳痈、乳癖、乳房胀痛。
用量用法：9～15克，煎服。或熬膏服。
使用禁忌：脾胃虚弱者慎服。

配伍应用

肝火上炎、目赤肿痛：可与桑叶、菊花、决明子等同用。
肝阴不足、目珠疼痛，至夜尤甚者：配当归、枸杞子；亦可配香附、甘草用，如夏枯草散（《张氏医通》）。
肝郁化火、痰火凝聚所致之瘰疬：常与贝母、香附等同用，如夏枯草汤（《外科正宗》）。

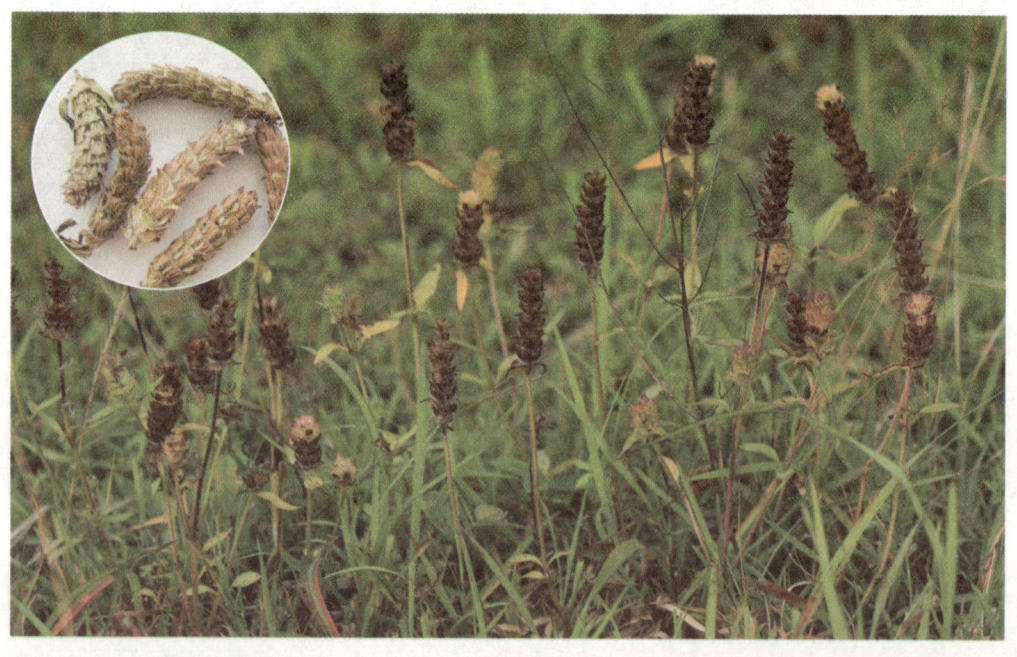

蛇蜕

SHE TUI

原文

味咸，平。主小儿百二十种惊痫、瘛疭、癫疾、寒热、肠痔、虫毒、蛇痫。火熬之良。一名龙子衣，一名蛇符，一名龙子单衣，一名弓皮。生川谷及田野。

今释

别　　名： 蛇皮。
来　　源： 本品为游蛇科动物黑眉锦蛇、锦蛇或乌梢蛇等蜕下的干燥表皮膜。
采收加工： 春末夏初或冬初采集，除去泥沙，干燥。
性味归经： 咸、甘，平。归肝经。
功效主治： 祛风，定惊，退翳，解毒。主治小儿惊风、抽搐痉挛、翳障、喉痹、疔肿、皮肤瘙痒。
用量用法： 2～3克，煎汤；研末吞服0.3～0.6克。
使用禁忌： 孕妇忌服，畏慈石。

配伍应用

风痹、手足缓弱、麻木拘挛、不能伸举： 常配全蝎、天南星、防风等，如乌蛇丸（《太平圣惠方》）。
小儿急慢惊风： 可与麝香、皂荚等同用，如乌蛇散（《卫生家宝》）。
破伤风之抽搐痉挛： 多与蕲蛇、蜈蚣配伍，如定命散（《圣济总录》）。

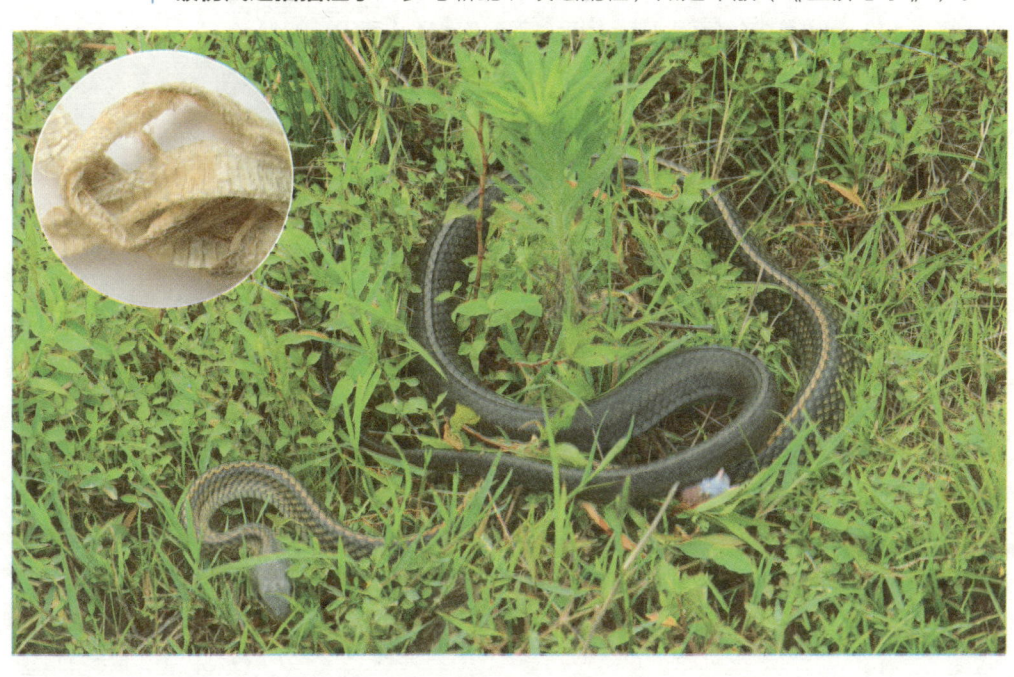

蜈蚣

WU GONG

原文

味辛，温。主鬼疰，蛊毒，啖诸蛇、虫、鱼毒，杀鬼物老精，温疟，去三虫。生川谷。

今释

别　　名：且龙、百足虫、千足虫。
来　　源：本品为蜈蚣科动物少棘巨蜈蚣的干燥体。
采收加工：春、夏二季捕捉，用竹片插入头尾，绷直，干燥。
性味归经：辛，温；有毒。归肝经。
功效主治：息风镇痉，通络止痛，攻毒散结。主治肝风内动、痉挛抽搐、小儿惊风、中风口㖞、半身不遂、破伤风、风湿顽痹、偏正头痛、疮疡、瘰疬、蛇虫咬伤。
用量用法：3～5克，煎服；研末冲服，每次0.6～1克。外用：适量。
使用禁忌：孕妇禁用。

配伍应用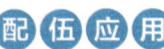

小儿急惊风：可配丹砂、轻粉等份研末，乳汁送服，如万金散（《太平圣惠方》）。
破伤风、角弓反张：配南星、防风等，如蜈蚣星风散（《医宗金鉴》）。
恶疮肿毒：同雄黄、猪胆汁配伍制膏，如不二散（《济生拔萃》）。
瘰疬溃烂：与茶叶共研细末，如蜈蚣散（《枕中方》）。

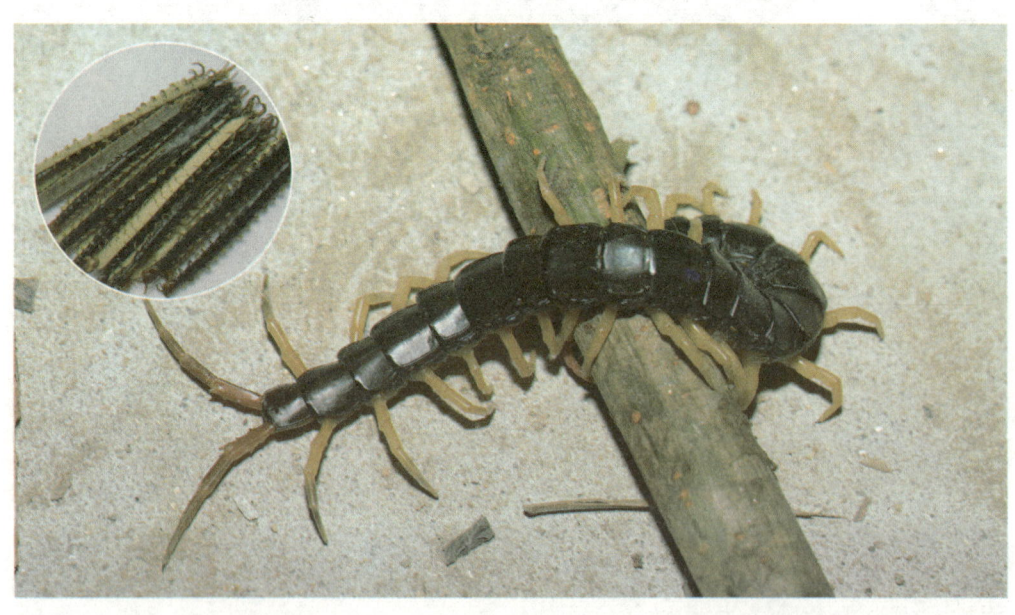

白颈蚯蚓

BAI JING QIU YIN

原文

味咸，寒。主蛇瘕症，去三虫、伏尸、鬼疰、蛊毒，杀长虫，仍自化作水。生平土。

今释

别　　名： 坚蚕、蠖蚓、地龙。
来　　源： 本品为巨蚓科动物参环毛蚓或正蚓科动物背暗异唇蚓等的全体。
采收加工： 春季至秋季捕捉，沪地龙夏季捕捉，及时剖开腹部，除去内脏及泥沙，洗净。晒干或低温干燥。
性味归经： 咸，寒。归肝、脾、膀胱经。
功效主治： 清热定惊，通络，平喘，利尿。主治高热神昏、惊痫抽搐、关节痹痛、肢体麻木、半身不遂、肺热喘咳、水肿尿少。
用量用法： 5～10克，煎服。
使用禁忌： 脾胃虚寒者不宜服，孕妇禁服。

配伍应用

高热抽搐惊痫： 多与钩藤、牛黄、白僵蚕、全蝎等同用。
中风后气虚血滞、经络不利、半身不遂、口眼㖞斜等： 常与黄芪、当归、川芎等配伍，如补阳还五汤（《医林改错》）。
关节红肿疼痛、屈伸不利所致之热痹： 常与防己、秦艽、忍冬藤、桑枝等配伍。
热结膀胱、小便不通： 常配车前子、木通、冬葵子等。

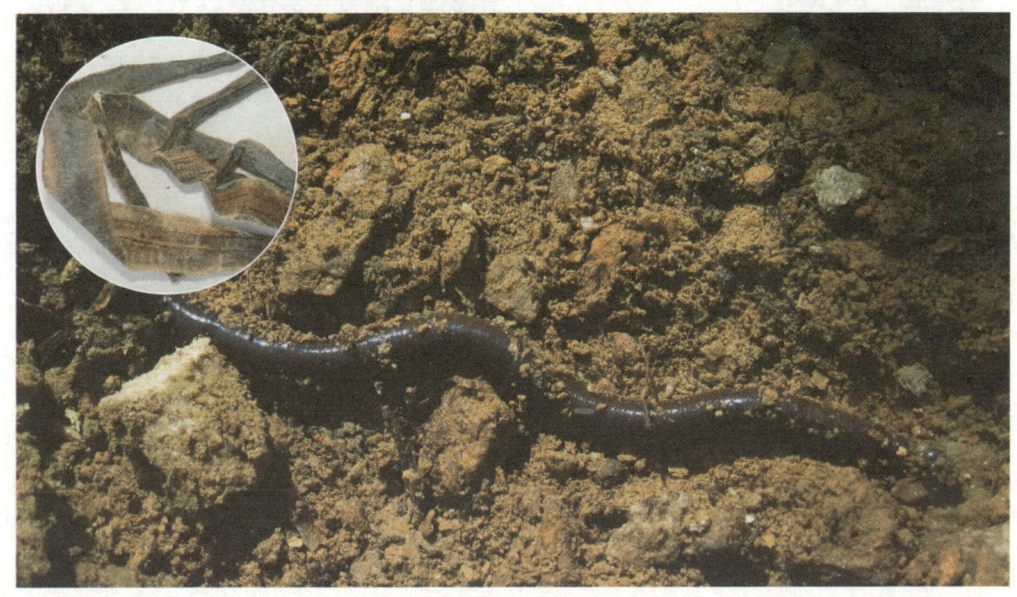

蜣螂

QIANG LANG

原文

味咸，寒。主小儿惊痫，瘛疭，腹张，寒热，大人癫疾，狂易。一名蛣蜣。火熬之良。生池泽。

今释

别　　名： 屎壳郎、铁甲将军、推丸。
来　　源： 本品为金龟子科动物屎壳郎的全虫。
采收加工： 6—8月间晚上利用灯光诱捕，沸水烫死，晒干或烘干。
性味归经： 咸，寒；有小毒。归肝、胃、大肠经。
功效主治： 破瘀镇惊，泻下攻毒。主治症瘕、惊痫癫狂、热毒疮痈、热结便秘。
用量用法： 1.5~3克，煎服；或入丸、散。外用研末，调敷或捣敷。
使用禁忌： 孕妇忌服。

配伍应用

久疟结为疟母： 可与大黄、桃仁、酒虫等同用。
噎嗝、臌胀： 可配儿茶、明矾、麝香研末内服。

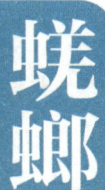

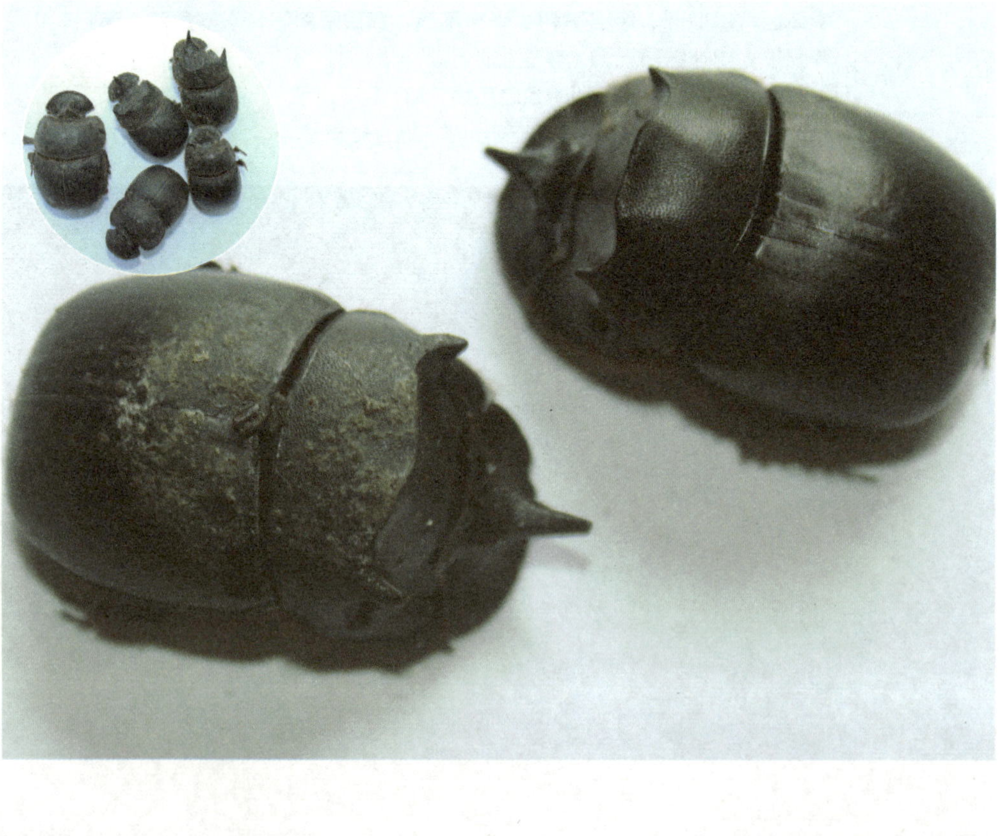

斑蝥

BAN MAO

原文

味辛，寒。主寒热，鬼疰，蛊毒，鼠瘘，恶疮，疽蚀，死肌，破石癃。一名龙尾。生川谷。

今释

别　　名：花斑蝥、花壳虫。
来　　源：本品为芫青科昆虫南方大斑蝥或黄黑小斑蝥的干燥体。
采收加工：夏、秋二季捕捉，闷死或烫死，晒干。
性味归经：辛，热；有大毒。归肝、胃、肾经。
功效主治：破血逐瘀，散结消，攻毒蚀疮。主治症瘕、经闭、顽癣、瘰疬、赘疣、痈疽不溃、恶疮死肌。
用量用法：0.03～0.06克，炮制后多入丸散用。外用：适量，研末或浸酒醋，或制油膏涂敷患处，不宜大面积用。
使用禁忌：本品有大毒，内服慎用，孕妇禁用。

配伍应用

痈疽肿硬不破：用本品研末，和蒜捣膏贴之，可攻毒拔脓，如斑蝥膏（《仁斋直指方》）。
顽癣：以本品微炒研末，蜂蜜调敷，如斑蝥散（《外台秘要》）。
瘰疬、瘘疮：配白矾、白砒、青黛等，研末外掺，如生肌干脓散（《证治准绳》）。

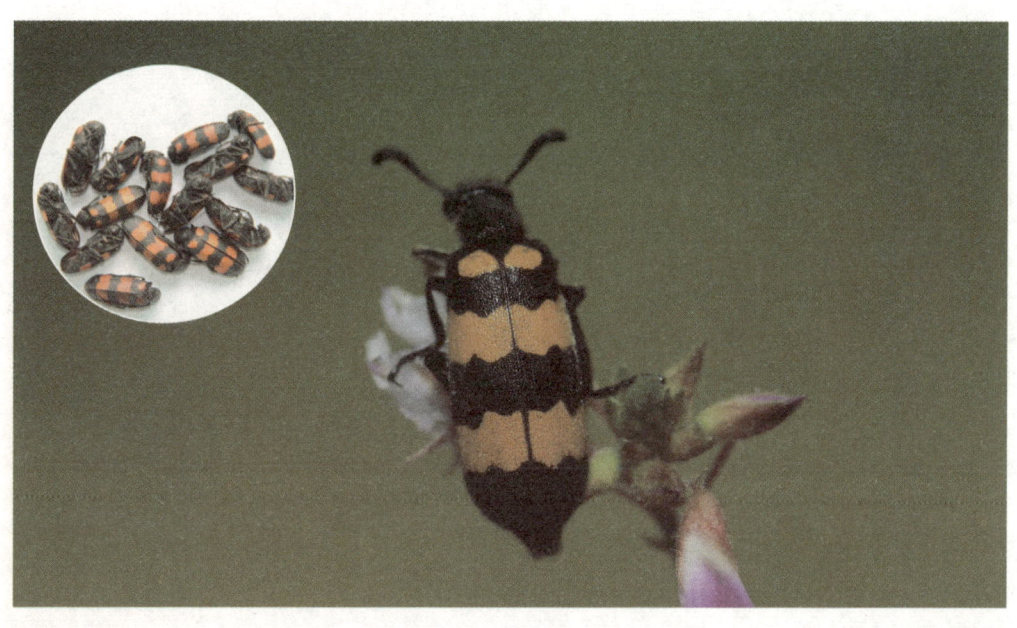

水蛭

SHUI ZHI

原文

味咸，平。主逐恶血，瘀血月闭，破血瘕积聚，无子，利水道。生池泽。

今释

别　　名： 马蟥、红蛭、蚂蟥、肉钻子。
来　　源： 本品为水蛭科动物蚂蟥、水蛭或柳叶蚂蟥的干燥全体。
采收加工： 夏、秋二季捕捉，用沸水烫死，晒干或低温干燥。
性味归经： 咸、苦，平；有小毒。归肝经。
功效主治： 破血通经，逐瘀消癥。主治血瘀经闭，癥瘕痞块，中风偏瘫，跌扑损伤。
用量用法： 1～3克，煎服；研末服，0.3～0.5克，以入丸、散或研末服为宜。或以鲜活者放置于瘀肿局部以吸血消瘀。
使用禁忌： 孕妇禁用。

配伍应用

血滞经闭、癥瘕积聚等： 常与䗪虫相须为用，也常配三棱、莪术、桃仁、红花等，如抵当汤（《伤寒论》）；兼体虚者可配人参、当归等，如化回生丹（《温病条辨》）。
跌打损伤： 可配苏木、自然铜等，如接骨火龙丹（《普济方》）。
瘀血内阻、心腹疼痛、大便不通： 配大黄、牵牛子，如夺命散（《济生方》）。

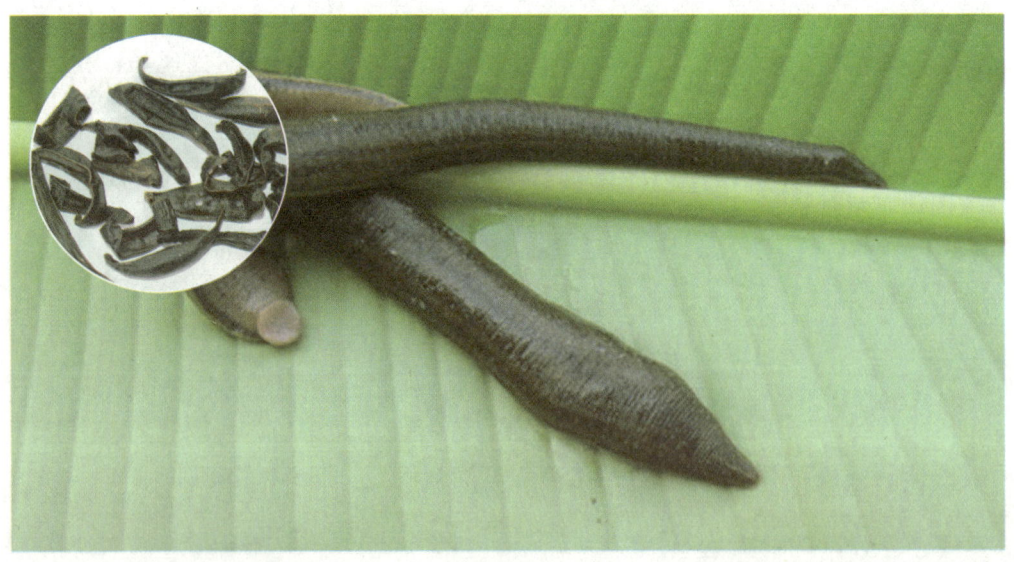

郁核 YU HE

原文
味酸，平。主大腹水肿，面目、四肢浮肿，利小便水道。根，主齿肿，龋齿，齿坚。一名爵李。生高山、川谷及丘陵上。

今释
别　　名： 郁李仁。
来　　源： 本品为蔷薇科植物欧李、郁李或长柄扁桃的干燥成熟种子。前二种习称"小李仁"。后一种习称"大李仁"。
采收加工： 夏、秋二季采收成熟果实，除去果肉及核壳，取出种子，干燥。
性味归经： 辛、苦、甘，平。归脾、大肠、小肠经。
功效主治： 润肠通便，下气利水。主治津枯肠燥、食积气滞、腹胀便秘、水肿、脚气、小便不利。
用量用法： 6～10克，煎服，打碎入煎。
使用禁忌： 孕妇慎用。

配伍应用
大肠气滞、肠燥便秘： 常与火麻仁、柏子仁、杏仁等同用，如五仁丸（《世医得效方》）。
产后肠胃燥热、大便秘滞： 可与朴硝、当归、生地黄配伍，如郁李仁饮（《圣济总录》）。
水肿胀满、脚气浮肿： 可与桑白皮、赤小豆等同用，如郁李仁汤（《圣济总录》）。

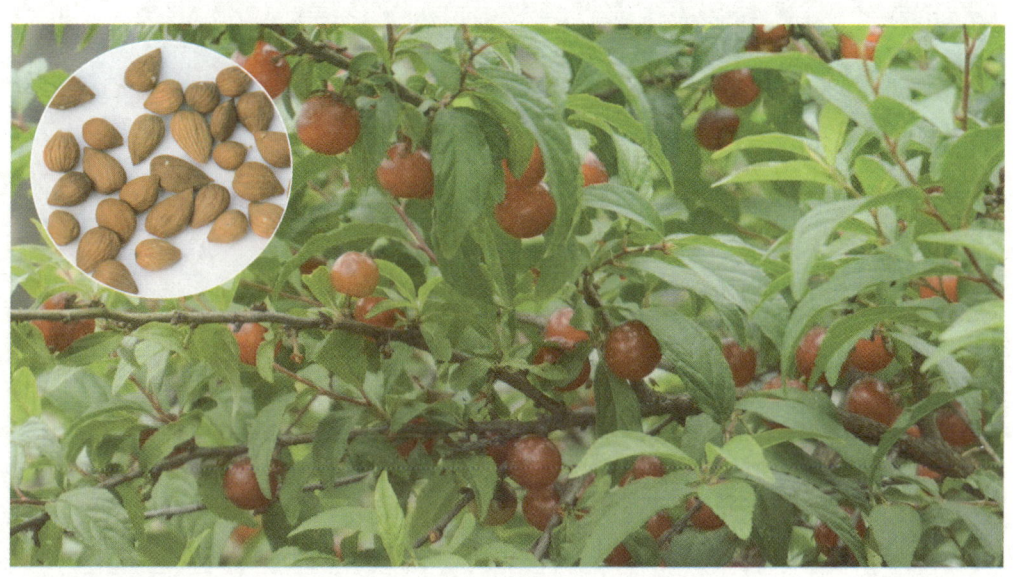

杏核仁

XING HE REN

原文
味甘，温。主咳逆上气，雷鸣，喉痹下气，产乳，金疮，寒心贲豚。生川谷。

今释
别　　名： 杏仁、木落子。
来　　源： 本品为蔷薇科植物杏或山杏等的味苦的干燥种子。
采收加工： 夏季果实成熟时采摘，除去果肉及核壳，取种仁，晾干。置阴凉干燥处，防虫蛀。
性味归经： 苦，微温；有小毒。归肺、大肠经。
功效主治： 降气止咳平喘，润肠通便。主治咳嗽气喘、胸满痰多、肠燥便秘。
用量用法： 5～10克，煎服。生品入煎剂后下。
使用禁忌： 内服不宜过量，以免中毒。

配伍应用
风寒咳喘、胸闷气逆： 配麻黄、甘草，以散风寒宣肺平喘，如三拗汤（《伤寒论》）。
风热咳嗽、发热汗出： 配桑叶、菊花，以散风热宣肺止咳，如桑菊饮（《温病条辨》）。
燥热咳嗽、痰少难咯： 配桑叶、贝母、沙参，以清肺润燥止咳，如桑杏汤（《温病条辨》）、清燥救肺汤（《医门法律》）。

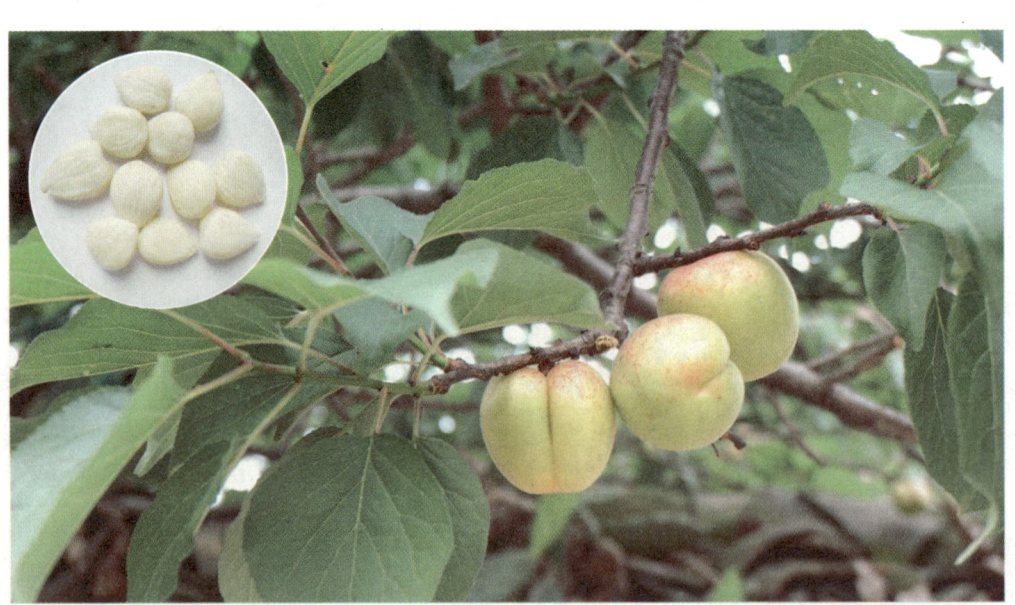

桃核仁

TAO HE REN

原文

味苦，平。主瘀血、血闭、瘕邪，杀小虫、桃花，杀疰恶鬼，令人好颜色。桃枭，微温，主杀百鬼精物。桃毛，主下血瘕寒热，积寒无子。桃蠹，杀鬼邪恶不祥。生川谷。

今释

别　　名： 核仁。
来　　源： 本品为蔷薇科植物桃或山桃的干燥成熟种子。
采收加工： 果实成熟后收集果核，除去果肉及核壳，取出种子，晒干。
性味归经： 苦、甘、平。归心、肝、大肠经。
功效主治： 活血祛瘀，润肠通便，止咳平喘。主治经闭痛经、症瘕痞块、肺痈肠痈、跌扑损伤、肠燥便秘、咳嗽气喘。
用量用法： 5～10克，煎服。捣碎用。桃仁霜入汤剂宜包煎。
使用禁忌： 孕妇慎用。

配伍应用

瘀血经闭、痛经： 常与红花相须为用，并配当归、川芎、赤芍等，如桃红四物汤（《医宗金鉴》）。

产后瘀滞腹痛： 常配炮姜、川芎等，如生化汤（《傅青主女科》）。

瘀血日久之症瘕痞块： 常配桂枝、丹皮、赤芍等，如桂枝茯苓丸（《金匮要略》）；或配三棱、莪术等。

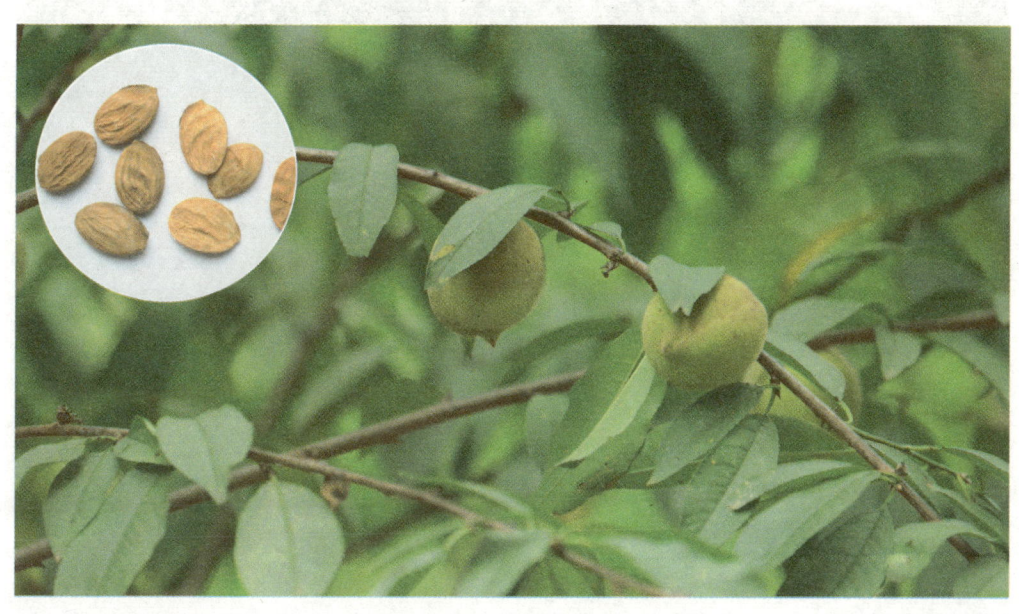

瓜蒂

GUA DI

 原文

味苦，寒。主大水，身面四肢浮肿，下水，杀蛊毒，咳逆上气及食诸果病在胸腹中，皆吐、下之。生平泽。

 今释

别　　名：苦丁香。
来　　源：本品为葫芦科甜瓜属植物甜瓜的果梗。
采收加工：甜瓜盛产期，剪取青绿色瓜蒂阴干即可。
性味归经：苦，寒；有毒。归胃经。
功效主治：涌吐痰食，祛湿退黄。主治痰热、宿食、湿热黄疸。
用量用法：2.5～5克，煎服；入丸、散服，每次0.3～1克。外用小量，研末吹鼻，待鼻中流出黄水即停药。
使用禁忌：体虚、吐血、咯血、胃弱、上部无实邪者及孕妇忌用。

 **配伍应用**

宿食停滞胃脘、胸脘痞鞕，气逆上冲者或误食毒物不久，尚停留于胃者：皆可单用本品取吐；或与赤小豆为散，用香豉煎汁和服，如瓜蒂散（《伤寒论》）。

风痰内扰、上蒙清窍、发为癫痫、发狂欲走者或痰涎涌喉、喉痹喘息者：亦可单用本品为末取吐。

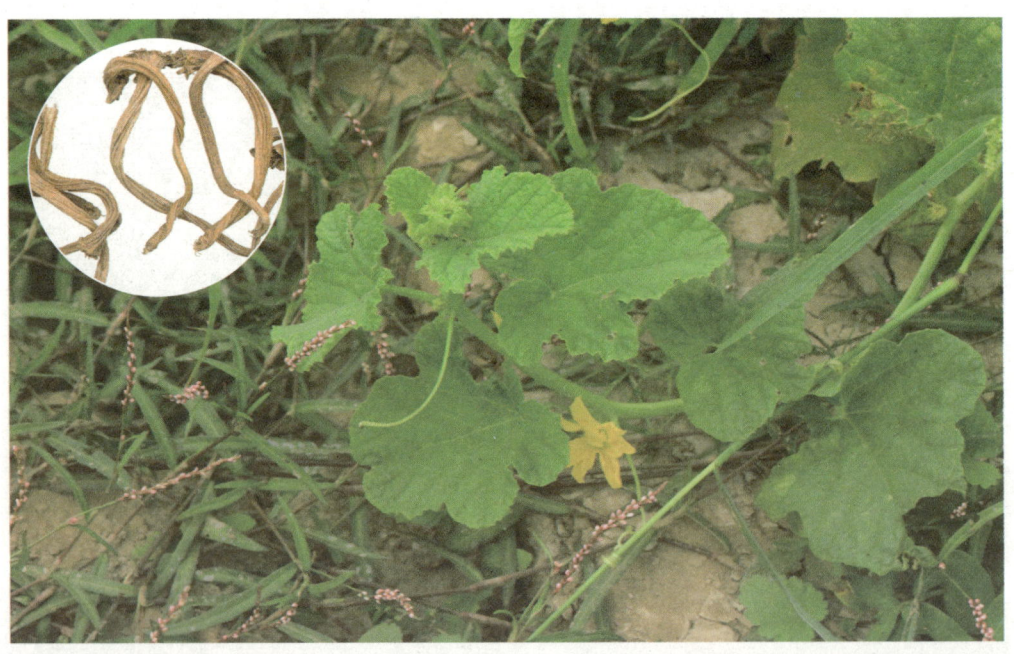

苦瓠

KU HU

原文

味苦，寒。主大水，面目、四肢浮肿，下水，令人吐。生川泽。

今释

来　　源：本品为葫芦科葫芦属植物葫芦的果实。
采收加工：立冬前后，摘下果实，剖开，掏出种子，分别晒干。
别　　名：葫芦，胡芦。
性味归经：酸、涩，温。归肺、胃、肾经。
功效主治：止泻，引吐，利水消肿，散结。主治热痢、肺病、皮疹、重症水肿及腹水、颈淋巴结结核。
用量用法：25～50克，煎汤、绞汁，或煮食等。
使用禁忌：脾胃虚寒者，不宜服食。

配伍应用

面目浮肿、大腹水肿等： 与茯苓、猪苓、泽泻等药同用。

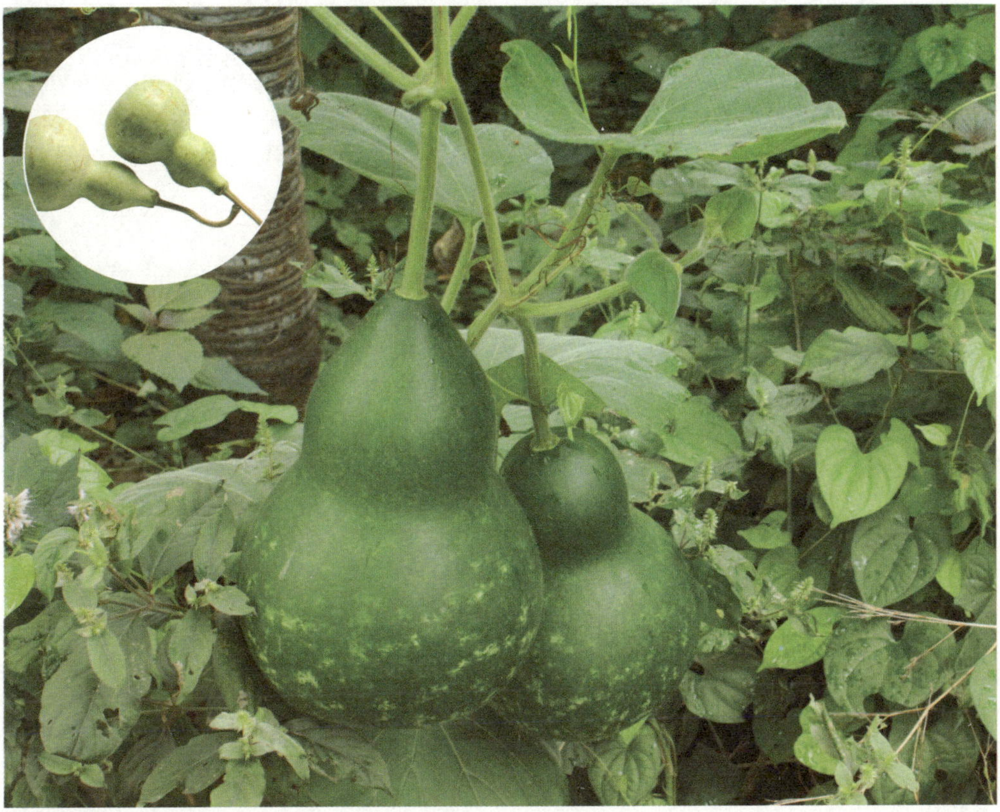

拼音顺序索引

B

巴戟天	064
白瓜子	055
白及	158
白僵蚕	115
白颈蚯蚓	167
白薇	156
白术	012
白头翁	157
白薇	092
白鲜	104
白芷	091
百合	096
柏实	009
败酱	160
斑蝥	169
半夏	142
贝母	074
萹蓄	131
鳖甲	119

C

苍耳	094
柴胡	028
菖蒲	014
车前子	033
赤箭	002
川芎	071
慈石	058

D

大黄	123
大枣	052
代赭石	122
丹参	076
当归	124
地肤子	036
地榆	147
冬葵子	056
独活	027
杜仲	025

E

阿胶	049

F

防风	061
防己	145
茯苓	008
附子	134

G

甘草	019
干地黄	013
干姜	107
葛根	072
狗脊	085
枸杞	031

瓜蒂	174
栝楼	075
贯众	151
龟甲	118

H

海蛤	117
海藻	159
合欢	001
胡麻	057
虎掌	154
滑石	004
槐实	030
黄连	066
黄芪	063
黄芩	146

J

鸡头	054
积雪草	137
蒺藜子	037
假苏	136
桔梗	070
菊花	018
卷柏	024
决明子	068

K

苦参	080
苦瓠	175
款冬	143

L

狼毒	130
藜芦	153
连翘	155
楝实	140
凌霄花	101
羚羊角	110
龙眼	003
漏芦	040
陆英	163
鹿茸	113
露蜂房	114
龙胆	022

M

麻黄	139
麦门冬	011
蔓椒	125
蔓荆实	045
茅根	095
梅实	121
牡丹皮	144
木香	108

N

凝水石	059
牛黄	112
牛角	111
牛膝	023
女贞实	046

O

藕实茎	053

P

蓬蘽	051
葡萄	050
蒲黄	042

Q

茜根	038
蜣蜋	168
秦艽	062
秦皮	089
青葙子	152
瞿麦	088

R

人参	020
肉苁蓉	043

S

桑根白皮	084
桑螵蛸	116
桑上寄生	047
沙参	079
山茱萸	083
商陆	132
芍药	069
蛇床子	034
蛇蜕	165
射干	135
麝香	109
升麻	093
石膏	060
石斛	021
石韦	086

蜀椒	090
蜀羊泉	148
薯蓣	017
水萍	106
水蛭	170
酸酱	097
酸枣	029

T

桃核仁	173
天门冬	010
葶苈	126
通草	087
桐叶	141
菟丝子	035

W

王不留行	041
卫矛	100
乌头	133
乌贼鱼骨	120
吴茱萸	065
蜈蚣	166
五加皮	105
五色石脂	005
五味子	067

X

徐长卿	044
细辛	026
夏枯草	164
辛夷	048
杏核仁	172

笔画顺序索引

续断	081
玄参	078
旋覆花	128

Y

羊桃	161
羊蹄	162
薏苡仁	032
茵陈蒿	039
淫羊藿	098
禹余粮	006
郁核	171
远志	015

Z

蚤休	129
皂荚	138
泽兰	149
泽漆	127
泽泻	016
知母	073
栀子	099
枳实	082
猪苓	007
竹叶	077
紫参	150
紫草	102
紫菀	103

二画

人参	020

三画

干地黄	013
干姜	107
大枣	052
大黄	123
山茱萸	083
川芎	071
卫矛	100
女贞实	046

四画

王不留行	041
天门冬	010
木香	108
五加皮	105
五色石脂	005
五味子	067
车前子	033
水萍	106
水蛭	170
贝母	074
牛角	111
牛黄	112
牛膝	023
升麻	093

丹参	076		地榆	147
乌头	133		芍药	069
乌贼鱼骨	120		百合	096
巴戟天	064		当归	124
			肉苁蓉	043
五画			竹叶	077
龙胆	022		合欢	001
甘草	019		决明子	068
石韦	086		羊桃	161
石斛	021		羊蹄	162
石膏	060		防己	145
龙眼	003		防风	061
代赭石	122			
白及	158		**七画**	
白术	012		麦门冬	011
白瓜子	055		远志	015
白头翁	157		赤箭	002
白芷	091		苍耳	094
白颈蚯蚓	167		杜仲	025
白蔹	156		杏核仁	172
白鲜	104		连翘	155
白僵蚕	115		吴茱萸	065
白薇	092		牡丹皮	144
瓜蒂	174		皂荚	138
冬葵子	056		龟甲	118
玄参	078		辛夷	048
半夏	142		沙参	079
			陆英	163
六画			阿胶	049
地肤子	036		附子	134

鸡头	054		蚤休	129

八画

十画

青葙子	152		徐长卿	044
苦参	080		秦艽	062
苦瓠	175		秦皮	089
茅根	095		桔梗	070
郁核	171		桐叶	141
虎掌	154		栝楼	075
败酱	160		桃核仁	173
知母	073		夏枯草	164
狗脊	085		柴胡	028
卷柏	024		积雪草	137
泽兰	149		射干	135
泽泻	016		狼毒	130
泽漆	127		凌霄花	101
细辛	026		海蛤	117
贯众	151		海藻	159
			通草	087
			桑上寄生	047

九画

茜根	038		桑根白皮	084
茵陈蒿	039		桑螵蛸	116
茯苓	008			
胡麻	057			

十一画

枳实	082		黄芩	146
柏实	009		黄芪	063
栀子	099		黄连	066
枸杞	031		菖蒲	014
禹余粮	006		菟丝子	035
独活	027		菊花	018

梅实	121
蛇床子	034
蛇蜕	165
假苏	136
猪苓	007
麻黄	139
鹿茸	113
商陆	132
旋覆花	128
羚羊角	110
淫羊藿	098
续断	081

十二画

斑蝥	169
款冬	143
葛根	072
葡萄	050
葶苈	126
萹蓄	131
紫参	150
紫草	102
紫菀	103
滑石	004

十三画

蓬蘽	051
蒺藜子	037
蒲黄	042
楝实	140

槐实	030
蜈蚣	166
蜣螂	168
蜀羊泉	148
蜀椒	090
慈石	058

十四画及以上

蔓荆实	045
蔓椒	125
酸枣	029
酸酱	097
漏芦	040
薯蓣	017
薏苡仁	032
凝水石	059
藕实茎	053
藜芦	153
瞿麦	088
鳖甲	119
露蜂房	114
麝香	109